全国高等医药院校医学检验技术专业特色教材

供医学检验技术专业用

临床基础检验学实验指导

（第2版）

主　审　龚道元

主　编　岳保红　高海燕

副主编　陈海生　毛红丽　张式鸿　李云慧

编　者　（以姓氏笔画为序）

毛红丽　郑州大学第一附属医院（兼任编写秘书）

乔凤伶　成都中医药大学

华　星　安康市中心医院

刘　旻　石河子大学医学院第一附属医院

刘　艳　吉首大学医学院

孙玉鸿　佳木斯大学附属第一医院

李　锐　湖南医药学院第一附属医院（兼任编写秘书）

李云慧　北部战区总医院

李轶勋　昆明医科大学第一附属医院

杨　超　湖北中医药大学

何永建　南方医科大学南方医院

邹安庆　温州医科大学附属第一医院

张　娟　四川省人民医院

张　霞　广州医科大学

张式鸿　中山大学附属第一医院

张丽霞　南京医科大学第一附属医院

陈　宇　湖南师范大学医学院

陈海生　佛山大学医学院

罗小娟　汕头大学深圳儿科临床学院

岳保红　郑州大学第一附属医院

郝艳梅　蚌埠医科大学

袁长巍　北京美中宜和北三环妇儿医院

莫喜明　中南大学湘雅二医院

高　勇　阜阳师范大学医学院

高莉莉　牡丹江医科大学附属红旗医院

高海燕　哈尔滨医科大学附属第六医院

唐　敏　重庆医科大学

曹　喻　遵义医科大学附属医院（兼任编写秘书）

章海斌　南昌大学第二附属医院

梁指荣　佛山市第一人民医院

彭克军　成都医学院

廖生俊　武汉大学中南医院

人民卫生出版社

·北　京·

图书在版编目（CIP）数据

临床基础检验学实验指导 / 岳保红, 高海燕主编.
2 版 . -- 北京：人民卫生出版社, 2024.7. --ISBN
978-7-117-36531-4

Ⅰ. R446.1

中国国家版本馆 CIP 数据核字第 2024EF5123 号

人卫智网	www.ipmph.com	医学教育、学术、考试、健康，
		购书智慧智能综合服务平台
人卫官网	www.pmph.com	人卫官方资讯发布平台

临床基础检验学实验指导

Linchuang Jichu Jianyanxue Shiyan Zhidao

第 2 版

主　　编：岳保红　　高海燕
出版发行：人民卫生出版社（中继线 010-59780011）
地　　址：北京市朝阳区潘家园南里 19 号
邮　　编：100021
E - mail：pmph @ pmph.com
购书热线：010-59787592　010-59787584　010-65264830
印　　刷：北京瑞禾彩色印刷有限公司
经　　销：新华书店
开　　本：889 × 1194　1/16　印张：13
字　　数：376 千字
版　　次：2017 年 9 月第 1 版　　2024 年 7 月第 2 版
印　　次：2024 年 8 月第 1 次印刷
标准书号：ISBN 978-7-117-36531-4
定　　价：79.00 元

打击盗版举报电话：010-59787491　E-mail：WQ @ pmph.com
质量问题联系电话：010-59787234　E-mail：zhiliang @ pmph.com
数字融合服务电话：4001118166　E-mail：zengzhi @ pmph.com

前 言

《临床基础检验学实验指导》是全国高等医药院校医学检验技术专业本科教材《临床基础检验学》的配套教材,供4年制医学检验技术专业本科学生使用,同时可作为卫生专业技术资格考试和临床检验工作者的参考用书。

本实验教材编写以医学检验技术专业本科培养目标为依据,参考国家标准、行业标准(WS/T;GB、GB/T;YY)、国家卫生健康委临床检验中心编纂的《全国临床检验操作规程》、专业组织学会(WHO、ICSH、CLSI)发布的实验诊断操作文件和《医疗机构临床实验室管理办法》等,结合医学检验技术专业特点和临床实验室的实际情况,力求反映医学检验基础发展的现状和趋势,内容编写以临床检验岗位需求和提高岗位胜任力为原则,注重实用性和应用性,加强和重视基本操作技能培养。

本实验教材共有17章,由79个独立实验及7个综合设计性实验组成,内容涉及血液学基础检验、血液分析仪的使用、血栓与止血基础检验、血型与输血的基础检验、尿液分析基础检验、尿液分析仪的使用、粪便与分泌物的基础检验、体腔液及浆膜腔积液的基础检验、临床脱落细胞与穿刺细胞学检验、综合及设计性实验等,由长期从事临床检验及教学科研工作的一线临床专家、教学经验丰富的教师编写,理论结合实际,贴近临床,便于师生"教"与"学",着重培养学生的动手能力和岗位胜任力。

尽管各位编者在编写过程中倾心尽力,但因编者对科学问题的认知和观点的差异,内容表述和文字表达难免有纰漏,恳请使用本书的教师、学生以及临床检验工作者提出宝贵意见,以便今后进一步修订和完善。

岳保红 高海燕 龚道元
2023年10月

目 录

第一章
血液一般检验基本技术

实验一　普通光学显微镜使用

【实验目的】

掌握普通光学显微镜的使用和维护方法。

【实验材料】

1. **器材**　双目电光源普通光学显微镜、擦镜纸等。
2. **试剂**　香柏油、清洁剂（无水乙醇：乙醚 =7：3）。
3. **标本**　瑞氏染色血涂片。

【实验操作】

1. 准备工作

（1）取镜和放置：从柜中取出显微镜，右手紧握住镜臂，左手托住镜座，以镜身直立的方式拿显微镜。将显微镜放置在自己左前方的实验台上，距桌边 2～4cm。调坐凳至适当高度。

（2）开电源：插电源插座，打开电源开关。

2. 调光　旋转粗调焦旋钮，使显微镜物镜头与载物台保持适当距离，握住物镜转换器，将10倍镜头（低倍镜）旋入光路；用目镜观察，调节聚光器和光亮度旋钮，使光亮度适宜。

3. 低倍视野调焦及观察

（1）放置血片：将有血膜的一面朝上放置在载物台标本夹中，将血片移入通光孔的中央。

（2）调焦：从侧面窥视血片，旋转粗调焦旋钮，使低倍物镜接近血片（略小于相应物镜的工作距离，一般工作距离为 1cm），观察目镜视野，同时缓慢转动粗调焦旋钮，使载物台缓慢下降（或物镜缓慢上升），待初见到物像后，再旋转细调焦旋钮至观察到清晰物像为止。

（3）调瞳孔距离：调节目镜瞳间孔距至适合自己眼睛的位置，视野中呈单一物像。

（4）调节屈光度：调节目镜屈光度调节环，使左右目镜中见到清晰物像。

（5）调节视野亮度：调节光阑至适当位置，使视野光亮度合适。

（6）观察10倍物镜：移动标本夹，微调焦的同时观察血片全貌，包括涂片、染色、细胞分布及尾部细胞情况。选择细胞分布均匀、染色良好的体尾交界部位供高倍视野、油镜视野观察。

4. 高倍视野调焦及观察

（1）转换高倍物镜：转动物镜转换器，将高倍物镜头旋入光路，旋转细调焦旋钮直至物像清晰为止。

（2）调聚光器及光阑：调节聚光器及光阑，使光亮度合适。

（3）观察高倍视野：移动标本夹，同时微调焦，观察血片中的血细胞。

5. **油镜视野调焦及观察**

（1）转换油浸物镜头：依次在低倍视野及高倍视野观察，选择血片上的适当区域，暂时移开物镜头，在目标位置加香柏油 1～2 滴，转动物镜转换器，将油浸物镜头旋入光路。观察油镜视野时，一般将光源聚光器上升至最高，调聚光器孔径、光阑至合适位置，调光亮度至合适。

（2）调节焦距：从侧面窥视血片，旋转粗调焦旋钮使油浸物镜头缓缓接近血片，直至油浸镜的前透镜浸没在香柏油中（但未接触玻片）。然后一边从目镜中观察，一边缓慢旋转细调焦旋钮，使载物台缓慢下降（或物镜头缓慢上升），待初见到物像后，再旋转细调焦旋钮至观察到清晰物像为止。

（3）观察油浸镜视野：移动标本夹，微调细调焦旋钮的同时仔细观察血片中各种细胞形态，绘图或记录。

6. **显微镜使用后收尾工作**

（1）调节粗调焦旋钮：使物镜头与血片保持适当位置，取下血片标本。

（2）关闭电源：先将光亮度调节旋钮调至最小；关掉电源开关，拔出电源插座。

（3）脱油

1）油浸镜脱油：先用拭镜纸直接擦拭油镜头 1～2 次，把大部分油擦掉。然后用清洁剂滴湿的拭镜纸擦 2 次，最后用干净的拭镜纸擦 1～2 次即可。

2）标本脱油：可用"拉纸法"擦净，即用 2～3 张干净的拭镜纸覆盖在玻片的香柏油上，纸上滴清洁剂，趁湿将纸平平拖着往外拉，连续 3～4 次即可擦净。

（4）清洁显微镜：先用绸布清洁显微镜机械部分，再用拭镜纸擦拭显微镜光学部分。

（5）收回显微镜：旋转物镜转换器，将物镜头移开光路，镜头呈"八"字形排列。使载物台、聚光器下降到最低处，标本夹回位，盖上绸布和外罩，最后将显微镜放回显微镜柜中，做好使用情况登记。

【注意事项】

1. **取放显微镜**　持镜时右手握镜臂、左手托镜座，不可单手提取，以免零件脱落或碰撞到其他地方，轻拿轻放。不可把显微镜放置在实验台的边缘，以免碰翻落地。

2. **开电源**　开电源开关前，最好将光亮度调节至最低；电源开关不要短时频繁开关；不观察显微镜的间歇要及时将光亮度调至最低，以保护灯泡。

3. **标本放置于载物台**　放置血片时，标本面朝上且放置在通光孔中央。高倍视野观察液体标本一般加盖玻片，否则液体容易接触高倍镜头并进入镜头内，使镜头受到污染和腐蚀。

4. **标本观察**　观察标本时应先在低倍视野观察涂片制备、染色情况及待查成分多少等，再选择适当区域检查，根据需要用低倍镜观察后直接转高倍镜和 / 或油镜；观察标本时，不断来回调节细调焦旋钮，使所观察物像清晰。用油镜观察时，要严格按照调焦程序来操作，防止压坏载玻片或碰坏物镜头；微调旋钮是显微镜机械装置中精细且容易被破坏的元件，旋到了限位后，不能再强行旋转。

5. **关电源**　将光亮度调节至最低，关电源，拔出电源插座。

6. **检查完后显微镜处理**　使用完后，用绸布擦拭显微镜机械部分，用擦镜纸擦拭显微镜光学部分，使用油镜后用擦镜纸及时擦拭干净，否则香柏油会变得黏稠和干涸，将显微镜聚光器降到最低位置，如使用自然光源的显微镜，收镜时竖放反光镜，下降聚光器，关闭光圈；物镜呈"八"字形，物镜、目镜镜筒降到最低位置。

7. **显微镜存放**　使用完显微镜后将其送回取镜的地方，并做好记录。显微镜室应注意防尘、防潮、防热、防腐蚀、防振动。

8. **标本检查完后处理**　不同标本采用不同处理方法，使用油镜检查的标本如需要保存该标本，需要对其进行脱油处理。

9. **其他**　显微镜种类很多，具体操作步骤和注意事项各异。

【实验讨论】

1. 普通光学显微镜在使用低倍视野、高倍视野及油镜视野时,如何调节焦距?
2. 显微镜有哪些基本结构和性能参数?

（张式鸿）

实验二　微量吸管及改良牛鲍计数板使用

【实验目的】

掌握微量吸管的使用方法和改良牛鲍计数板的结构及使用方法。

【实验原理】

采用微量吸管吸取一定量的血液或体液,经稀释液稀释一定倍数后,滴入具有固定体积和精密划分刻度的改良牛鲍计数板中,用显微镜观察并计数所选择区域中的细胞数,再乘以稀释倍数,即可换算成单位体积血液或体液中的细胞数。

【实验材料】

1. 器材

（1）改良牛鲍计数板及盖玻片:改良牛鲍计数板由"H"形凹槽分为2个相同的计数池(图1-2-1),计数池两侧各有一条支持柱,较计数池平面高出0.10mm。将专用盖玻片覆盖在其上,形成高0.10mm的计数池。计数池分为9个大方格,每个大方格边长为1.0mm,面积为1.0mm²,容积为0.1mm³(μl)。中央大方格用双线平均分成25个中方格,每个中方格分别用单线平均分成16个小方格(图1-2-2)。

（2）其他:微量吸管、带孔乳胶吸头、试管、试管架、刻度吸管、洗耳球、无菌干脱脂棉、玻璃棒、显微镜、绸布。

2. 试剂　白细胞稀释液、红细胞稀释液。

3. 标本　乙二胺四乙酸二钾(EDTA-K₂)抗凝血或末梢血。

【实验操作】

1. **准备吸管**　将带孔乳胶吸头套在微量吸管上,并检查严密性。

2. **加稀释液**　取试管2支,标明A、B,分别加白细胞稀释液0.38ml、红细胞稀释液2ml。

3. **持管吸血**　右手拇指和中指夹住吸管与吸头交接处,二指稍稍挤压吸头,排出适量气体,示指按住吸头(吸管内形成少许负压);将吸管尖插入末梢血或充分混匀的抗凝血标本中,右手拇指和中指慢慢松开,吸取血液,至液面比所需刻度稍高(白细胞计数取20μl,红细胞计数取10μl),吸管尖移离血液标本,示指松开后,右手拇指和中指轻轻松开,解除吸管内负压,右手拇指和中指夹住吸管并使吸管平放。

4. **拭净余血**　用无菌干脱脂棉沿微量吸管口方向拭净余血,并使血量达到规定刻度。

5. **释放血液**　将吸管插入含血细胞稀释液的试管底部,慢慢排出吸管内血液,再吸取

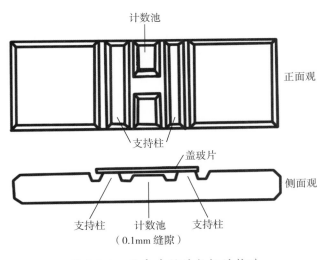

正面观

侧面观

计数池

支持柱

盖玻片

支持柱　　计数池　　支持柱
　　　　（0.1mm 缝隙）

图 1-2-1　改良牛鲍计数板的构造

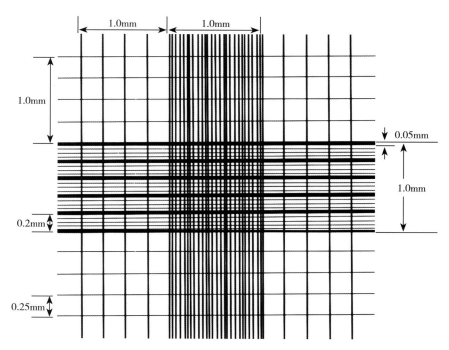

图 1-2-2　改良牛鲍计数板计数区域的划分

上清液冲洗吸管内余血 3 次后排尽液体,立即混匀成细胞悬液。

6. 充液　用微量吸管吸取或用玻璃棒蘸取已充分混匀的细胞悬液 A 液 1 滴,滴于计数板和盖玻片交界处,利用毛细吸附作用让液体顺其间隙充满计数池;以相同方法取 B 液充入另一侧计数池,静置 2 ~ 3min,待细胞下沉。

7. 显微镜对光与计数板放置　将显微镜对好光(降低聚光器、缩小光阑,使光线减弱),将计数板计数区域平移到显微镜光路中。

8. 显微镜计数　用低倍镜找到相应计数池,观察充池情况;在低倍视野下分别计数四角 4 个大方格的白细胞数并记录,或在高倍视野下分别计数中央大方格中四角及中央 5 个中方格的红细胞数并记录。计数须遵循一定的方向逐格进行,以免重复或遗漏。对压线的细胞采用数左不数右、数上不数下的原则(图 1-2-3)。

【注意事项】

1. 微量吸管和吸头连接处应严密不漏气,挤压吸头力度应适宜,防止血液吸入吸头内。

2. 血液流出后易凝固,采血动作要快,血液凹面达到吸管刻度线即可。吸血过程中管尖始终不能离开液面,以免吸入气泡。

3. 计数板在启用前要鉴定是否合格,以后每年都要鉴定 1 次,以防不合格或磨损而影响计数结果的准确性,其鉴定内容包括计数池深度和盖玻片检查。

(1) 计数池深度:将微米级千分尺尾部垂直架在计数板两堤上,移动微米级千分尺,多点测量计数池的高度,误差应在 ±2%(±2μm)以内。

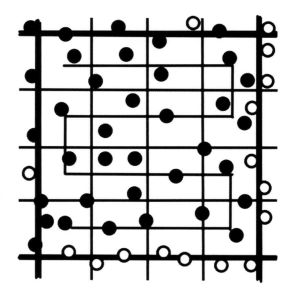

图 1-2-3　血细胞计数原则

（2）盖玻片检查：盖玻片要求厚度为 0.17mm，折射率为 1.522。新盖玻片启用前要检查厚度和平整度。使用千分尺对盖玻片的厚度进行多点测定，最少 9 个区，每个区测 2 点，要求区域间厚度差应小于 2μm；使用平面平晶仪检测盖玻片两表面的干涉条纹，其条纹细密均匀或微量弯曲即为符合要求。

4. 保证计数板和盖玻片清洁，操作过程中手指勿接触计数板表面，以防污染计数池，致使充液时产生气泡。如使用血液充液，计数板和盖玻片使用后应依次用 95% 乙醇、蒸馏水棉球擦拭，最后用清洁绸布拭净。

5. 加盖玻片时，WHO 推荐采用推式法，此法相比于盖式法更能保证充液的高度为 0.10mm。当盖玻片盖在计数板上时，若在两层玻璃之间出现彩色条带（牛顿环），说明计数板和盖玻片清洁良好，否则应重新清洁计数板和盖玻片。

6. 充液前要充分混匀细胞悬液，计数板应平放。要求一次完成充液，如充液出现满溢、不足或有气泡，应拭净计数板及盖玻片后重新充液。充液后不能移动或触碰盖玻片。

7. 白细胞和红细胞计数一般须静置 2 ～ 3min，让细胞充分下沉；血小板须静置 10 ～ 15min 才能充分下沉，注意保湿，防止因静置时间过长引起稀释液挥发而影响计数结果的准确性。

8. 稀释后血液冲池后应尽快完成计数，以免计数池液体挥发而影响结果；若细胞分布严重不均，则应重新充液计数。应遵循计数原则，计数过程中要注意识别非细胞成分。

【实验讨论】

1. 在改良牛鲍计数板中，红细胞、白细胞及血小板计数区域有什么不同？

2. 如何保证在计数池内计数血细胞或血小板结果的准确性？

3. 现有不知细胞浓度的细胞悬浮液样品，需要调整细胞浓度为（1 ～ 5）× 10^9/L，请设计实验方法和步骤调整细胞数到所需细胞浓度范围。

（张式鸿）

实验三　末梢血采集、血涂片制备与染色

◀ 一、末梢血采集

【实验目的】

掌握末梢血采集的操作方法，了解不同部位采血对检验结果的影响。

【实验原理】

采血针刺破末梢血管后血液自然流出，用微量吸管吸取所需的血量。

【实验材料】

1. 器材　一次性消毒采血针、75% 乙醇脱脂棉球、无菌干脱脂棉球或棉签、一次性微量吸管、带孔乳胶吸头、试管、试管架、2ml 吸管、洗耳球。

2. 试剂　生理盐水（或白细胞稀释液）、75% 乙醇。

【实验操作】

1. 准备器材　取试管 1 支，加入 2ml 生理盐水。将乳胶吸头套在微量吸管上，检查连接处是否漏气。

2. 选择采血部位　选择左手中指或无名指指尖内侧。

3. 按摩皮肤　轻轻按摩采血部位皮肤，使局部组织自然充血。

4. 消毒皮肤　用 75% 乙醇脱脂棉球擦拭采血部位皮肤，待干。

5. 针刺皮肤 用左手拇指和示指固定采血部位,使其皮肤和皮下组织绷紧,右手持一次性消毒采血针迅速刺入采血部位,深度以 2～3mm 为宜,立即出针。

6. 拭去第 1 滴血 待血液自然流出或稍加压力流出后,用无菌干脱脂棉球擦去第 1 滴血。

7. 持管吸血 待血液再自然流出成滴后,用一次性微量吸管吸血至 10μl 或 20μl 刻度,然后用无菌干脱脂棉球压住伤口止血。

8. 稀释血液 用干脱脂棉球擦净微量吸管外部余血后,将吸管伸入含生理盐水的试管底部,轻轻排出吸管内血液,然后用上清液冲洗吸管内余血 3 次,立即混匀试管内液体。

【注意事项】

1. 通常成人选择左手中指或无名指指尖内侧(WHO 推荐采血部位),一般以无名指为宜;1 岁以下婴幼儿常选择足跟内外侧或足踇趾采血。所选采血部位的皮肤应完整,无烧伤、冻疮、发绀、水肿或炎症等;除特殊情况外,不选择耳垂采血;严重烧伤患者可选皮肤完整处采血。

2. 本试验具有创伤性,必须严格无菌操作,防止采血部位感染。必须使用一次性消毒采血针,做到一人一针一管,避免交叉感染。皮肤消毒后,应待乙醇挥发后采血,否则血液不易成滴。

3. 针刺要迅速,且要有足够的深度。

4. 因第 1 滴血可能混有组织液,应擦去不用。如血流不畅,切勿用力挤压,以免混入组织液,影响结果的准确性。

5. 微量吸管吸血后应拭净吸管外余血,以保证血量的准确性。

6. 血液排入稀释液内速度不宜过快,避免产生气泡。吸管内血液应用上清液冲洗干净,以保证血量准确。

7. 标本采集后应及时测定,最好在 2h 内完成,不宜冷藏。在进行多项检查时,血液标本的采集顺序依次为血小板计数、红细胞计数、血红蛋白测定、白细胞计数及白细胞分类。如采血用于自动血液分析仪,最好以优质无菌纸巾擦血,防止棉纤维混入,造成仪器堵孔。

二、血涂片制备与染色

【实验目的】

掌握血涂片的制备与染色方法。

【实验原理】

取一滴血于载玻片上推成均匀血膜,用复合染料染色。细胞染色包括物理吸附及化学亲和作用,不同种类的细胞及细胞的不同成分,对酸性染料(如伊红)及碱性染料(如亚甲蓝)的结合能力不同,而使各种细胞呈现出不同的染色特点。

【实验材料】

1. 器材

(1)载玻片、洗耳球、显微镜、一次性采血针或注射器、染色架、记号笔、蜡笔。

(2)推片选择边缘光滑、平整的载玻片,在两角分别做斜线标记,然后用玻璃切割刀裁去两角,制成约 15mm 宽的推片。

2. 试剂

(1)瑞氏(Wright)染液:① Wright 染料 1.0g、甲醇[分析纯(AR)级以上]600ml、甘油 15ml。将全部染料放入清洁干燥的乳钵中,先加少量甲醇慢慢研磨(至少 30min),使染料充分溶解,再加少许甲醇混匀,然后将溶解部分倒入洁净的棕色瓶内,乳钵内剩余未溶解的染料,再加入少许甲醇细研,如此多次研磨,直至染料全部溶解、甲醇用完为止。最后再加 15ml 甘油,密闭保存。②磷酸盐缓冲液(pH 6.4～6.8):磷酸二氢钾(KH$_2$PO$_4$)0.3g、磷酸氢二钠(Na$_2$HPO$_4$)0.2g,加蒸馏水至 1 000ml,塞紧瓶口贮存。配好后测定 pH,必要时用磷酸盐溶液校正 pH。也可配制成 10 倍浓缩液,使用时再稀释。

（2）吉姆萨（Giemsa）染液：包含 Giemsa 染料 1.0g、甲醇（AR 级以上）66ml、甘油 66ml。将染料全部倒入盛有 66ml 甘油的圆锥烧瓶内，在 56℃的水浴锅中加热 90～120min，使染料与甘油充分混匀溶解，然后加入 60℃预热的甲醇，充分摇匀后置于棕色瓶中，于室温下静置 7 天，过滤后使用。

（3）Wright-Giemsa 复合染液

1）中性甘油：取甘油与水按体积比 1∶1 混合，加酚酞指示剂 2～3 滴，用 0.1mol/L 氢氧化钠溶液滴定至溶液显粉红色即可。

2）Wright-Giemsa 复合染液：包含 Wright 染料 1.0g、Giemsa 染料 0.3g、甲醇（AR 级以上）500ml、中性甘油 10ml。将 Wright 染料和 Giemsa 染料置于洁净研钵中，加少量甲醇研磨片刻，再吸出上层混合液。如此反复几次，至 500ml 甲醇用完为止。收集上层液体于棕色玻璃瓶中，每天早、晚各摇 3min，共 5 天，存放 1 周后即可使用。

3）磷酸盐缓冲液（pH 6.4～6.8）：参见瑞氏染液配方。

3. 标本　末梢血或 EDTA 抗凝静脉血。

【实验操作】

1. 采血　采集末梢血 1 滴置于载玻片一端 1cm 处，也可以使用玻璃棒、微量吸管、注射针头等取 EDTA 抗凝血 1 滴，滴加于载玻片上，直径约 4mm。

2. 推片　左手平执载玻片两端，右手持推片将其一端放于载玻片上血滴前方，向后慢慢移动并接触血滴，血液即沿推片与载玻片的接触边缘展开，保持推片与载玻片呈 30°～45° 平面夹角，匀速向前推动，载玻片上留下一层厚薄适宜的血膜（图 1-3-1），呈舌状，分头、体、尾三部分，且清晰可见。

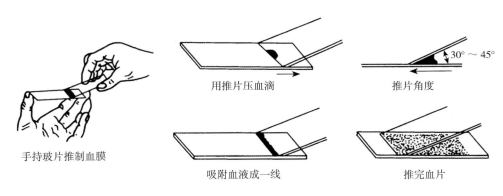

手持玻片推制血膜　　用推片压血滴　　推片角度　　吸附血液成一线　　推完血片

图 1-3-1　血涂片制备示意图

3. 干燥　将推好的血涂片在空气中晃动，使其迅速干燥。

4. 标记　在载玻片的一端用记号笔编号，注明受检者姓名。

5. 染色

（1）Wright 染色法：待血涂片干透后，用蜡笔在其两端画线，以防染色时染液外溢；将玻片平置于染色架上，滴加染液数滴，以覆盖整个血膜为宜；0.5～1min 后，滴加等量或稍多的缓冲液，轻轻摇动玻片或用洗耳球对准血涂片吹气，使染液与缓冲液充分混匀；室温下放置 5～10min 后用流水冲去染液，待干。

（2）Giemsa 染色法：将干透的血涂片用甲醇固定 2～3min 后，置于被磷酸盐缓冲液稀释了 10～20 倍的 Giemsa 染液中，浸染 10～30min（标本少时可用滴染），取出后用流水冲洗，待干。

（3）Wright-Giemsa 复合染色法：操作步骤同 Wright 染色法，只是用 Wright-Giemsa 复合染液和缓冲液分别代替 Wright 染液和相应的缓冲液。

6. 观察结果

（1）肉眼观察：染色前血膜呈肉红色、舌形、厚薄适宜,头、体、尾分明,血膜两侧应留空隙；染色后血涂片外观呈淡紫色。

（2）显微镜观察：将干燥后的血涂片置于显微镜下观察,先用低倍镜观察血涂片体、尾交界处的血细胞分布及染色情况,再在油镜下观察各血细胞的形态特征。

【注意事项】

1. 载玻片必须清洁、干燥、中性、无油脂、表面无划痕、边缘完整,使用时只能手持载玻片边缘,勿触及表面。新载玻片常有游离碱质,事先须用铬酸洗液或 10% 盐酸浸泡 24h,用清水彻底冲洗,干燥备用。使用过的载玻片可放入适量肥皂水或加洗涤剂的清水中煮沸 20min,用热水将肥皂和血膜洗净,再用清水反复冲洗,干燥备用。

2. 首选末梢血标本（非抗凝血）,也可用 EDTA 抗凝血,不能用肝素抗凝血；EDTA-K$_2$ 能阻止血小板聚集,有利于观察血小板的形态。采集的血液标本须在 4h 内制作涂片,制片前标本不宜冷藏。

3. 一张良好的血涂片,要求厚薄适宜、头体尾分明、分布均匀、边缘整齐、两侧留有空隙。许多因素可影响血涂片的厚度,血滴大、推片角度大、速度快则血涂片厚；反之,则血涂片薄。因此针对不同患者、不同情况应有的放矢,血细胞比容高、血黏度高的患者应采用小血滴、小角度、慢推制片；贫血患者宜采用大血滴、大角度、快推制片。

4. 血涂片必须充分干燥,否则染色时细胞易脱落。如环境温度过低或湿度过大,可置于 37℃ 温箱中促干,或在酒精灯火焰上方晃动,但不能直接对着火焰,以免温度过高改变细胞形态。

5. 因体积大的异常细胞常集中于血涂片的尾部和边缘,做标记时要保护血涂片的尾部、边缘,防止破坏观察视野。

6. 新鲜配制的 Wright 染液偏碱性,染色效果较差,应在室温下贮存一定时间,待亚甲蓝逐渐转变为天青 B 后使用,该过程称为染料的成熟。因此,染液配制后放置时间越久,天青 B 越多,染色效果越好。但染液应于棕色瓶内避光保存,且瓶口须盖严,以免甲醇挥发或氧化成甲酸。甲醇必须用 AR 级以上的,不含丙酮。也可在染液中加入 3ml 中性甘油,防止甲醇挥发,并使细胞着色更清晰。

7. 加染液时应适量,以覆盖整个血膜为宜。染液不宜过少,固定时间不宜过长（一般为 0.5 ～ 1min）,以免染液蒸发沉淀,难以冲洗掉。

8. 染色时间与染液浓度、细胞多少及室温有关,染液淡、细胞多、室温低则染色时间长；反之,可缩短染色时间。冲洗前应先在低倍镜下观察有核细胞是否染色清楚,核质是否分明。因此,染色时间应视具体情况而定,特别是在更换新染料时必须试染,摸索最佳染色条件,掌握染色时间和加缓冲液的比例。

9. 冲洗时不能先倒掉染液,应以流水冲洗,以防染料沉着在血涂片上。冲洗时间不能过久,以防脱色。冲洗完后血涂片应立放于支架上晾干,以免剩余水分浸泡引起脱色。

10. 染色环境偏酸时,增强伊红着色,出现"红染"；染色环境偏碱时,增强天青着色,出现"蓝染"。遇此种情况应更换缓冲液。

11. 若染色过淡,可以复染,复染时应先加缓冲液,而后加染液,或加染液与缓冲液的混合液,不可先加染液。若染色过深,可用水冲洗或浸泡一定时间,也可用甲醇脱色。如有染料颗粒沉积,可用甲醇冲洗 2 次,并立即用水冲掉甲醇,待干后复染。

【实验讨论】

1. 制备合格的血涂片标本时应注意哪些问题?

2. 当血涂片染色不佳时,可以采取哪些纠正方法?

（彭克军）

实验四　静脉采血

【实验目的】

掌握静脉采血法（venipuncture for blood collection）。

【实验原理】

使用负压采血器或注射器刺入浅静脉后，利用负压吸取所需血量。

【实验材料】

1. 器材

（1）消毒棉签、枕垫、压脉带（止血带）。

（2）一次性负压采血器（图1-4-1）

1）一次性无菌双向静脉采血针：主要由针头保护套、针头、针柄、软管、软橡皮乳胶管套着的刺塞针等组成。

2）一次性负压采血管：由试管、试管胶塞及护帽组成，其中试管分玻璃试管与硬质塑料试管两种。采血管按用途不同分全血管、血浆管、血清管三种，用途不同添加剂不同；按添加剂不同分 EDTA-K_2 或 EDTA-K_3、枸橼酸钠、肝素、氟化钠、惰性分离胶、促凝剂、硅化管等，根据采血管护帽的颜色不同来进行区分。

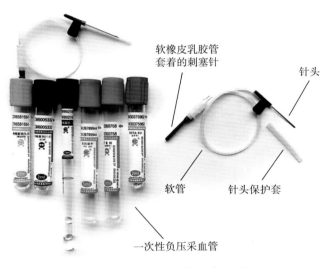

图 1-4-1　一次性负压采血器

（3）一次性消毒注射器

1）针头：长 30～40mm，18 号、19 号、20 号针头带斜面。若采集 5 岁以下儿童的血液标本，使用 23 号或 25 号针头。

2）注射器：可选用 2ml、5ml、10ml、20ml 注射器（图1-4-2）。

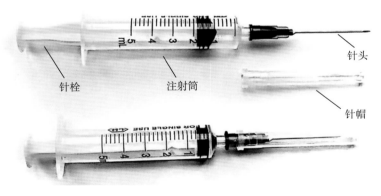

图 1-4-2　一次性注射器模式图

（4）试管：含或不含抗凝剂。

2. 试剂　① 30g/L 碘酊、75% 乙醇或聚维酮碘。②抗凝剂（根据实验项目选择相应的抗凝剂）。

【实验操作】

1. 准备试管　仔细阅读待检者申请单，决定采血量，准备所需的试管，并按顺序排列。如仅做凝血试验一项,最初 1ml 血液必须丢弃。

2. 标记试管 在试管上贴上标签或条形码,注明待检者姓名、项目名称、采集日期等。

3. 消毒双手 采血前,操作人员应用肥皂或消毒液和水洗手。

4. 选择静脉 请待检者取坐位或仰卧位,前臂水平伸直,掌心向上,置于操作台枕垫上。常选择粗大、易于辨认的肘前静脉进行穿刺。若静脉不明显时,为使静脉血管充分暴露,可在上臂扎上压脉带,让待检者用力握紧拳头;采血人员可用示指触摸寻找合适的静脉,触摸时能感觉到静脉所在区域较周围其他组织的弹性大;选择好合适的穿刺部位后,松开压脉带,恢复片刻。

5. 检查注射器 打开一次性注射器包装,取下针帽,一手持针头下座,另一手持注射筒,旋转拧紧,将针头和注射筒紧密连接,并使针头斜面对准注射筒刻度,抽拉针栓检查有无阻塞和漏气。最后排尽注射器中的空气,套回针帽,备用。

6. 消毒皮肤 用 30g/L 碘酊棉签自所选静脉穿刺处由内向外、以顺时针方向缓慢旋转消毒皮肤,要求直径 5cm 以上。待碘酊挥发后,再用 75% 乙醇棉签以相同方向拭去碘迹,或直接用碘伏消毒 2次,待干。

7. 扎压脉带 在采血部位上端约 6cm 处,将压脉带绕手臂一圈打一活结,压脉带游离端向上(图 1-4-3A ～图 1-4-3C)。可要求患者握紧和放松拳头几次,使静脉隆起。

8. 穿刺皮肤 取下针帽,左手拇指绷紧穿刺下方皮肤以固定静脉穿刺部位下端,右手持注射器,示指固定针头下座。保持针头斜面和注射筒刻度向上,沿静脉走向使针头与皮肤呈 15° ～ 30° 角斜行迅速地刺入皮肤和静脉,针进入血管后有一定的落空感,见回血后,将针头沿血管方向在静脉腔中平行向前探入少许。

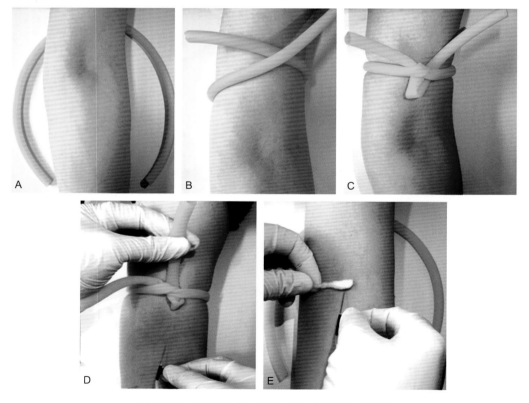

图 1-4-3 扎压脉带、抽血及止血操作示意图

9. 抽血 左手缓缓向后拉注射器针栓,见入少量血后,松开压脉带(图 1-4-3D)。然后,向后拉针

栓至所需血量刻度。若使用一次性负压采血器,当采血针头进入血管后会见少量回血,将另一端的刺塞针(用软橡皮乳胶管套着)插入负压采血管中,因采血管内负压作用,血液自动流入采血管,至所需血量刻度后拔出采血管即可。如需多管血样,将刺塞针拔出后再刺入另一个采血管。

10. 止血　嘱待检者松拳,用消毒干棉签头置于穿刺点上,快速向后拔出针头(图 1-4-3E),顺势略用力按住棉签,嘱待检者用三根手指继续紧按棉签头约 3min。

11. 放血　从注射器上取下针头。将血液沿试管壁缓缓注入试管,到达标记处。若含抗凝剂,须迅速将试管轻轻颠倒混匀 6～8 次。

【注意事项】

1. 采血前准备　根据检测项目对血标本的要求,应事先告知待检者注意事项,避免因食入过于油腻或含高蛋白的食物、饮酒、服药、过度运动等而影响检验结果;采血当天,待检者不宜穿袖口过紧的衣服,避免引起止血障碍和皮下血肿。采血前应根据情况向待检者耐心解释,以消除不必要的疑虑和恐惧心理,采血过程中应叮嘱患者放松,避免因极度紧张而造成血管收缩,增加采血的难度。

2. 准备试管　不同检查项目应根据试验需要选择不同的抗凝剂及其与血液的比例。使用一次性负压采血管时,还应注意以下事项。

(1)根据检查需要选择不同的负压采血管。使用前勿松动负压采血管盖塞,以防止采血量不准。

(2)刺塞针上的软橡皮乳胶管套有封闭采血的作用,能防止刺塞针拔离采血管后,血液继续从刺塞针流出,污染周围环境,故采血时不能取下。

(3)刺塞针须从采血管胶塞中心垂直穿刺;保持采血管向下的位置,使血液或添加剂不接触刺塞针的后端;有添加剂的负压采血管必须采血至所需刻度。

(4)若一次采血要求多管采血,一般按下列顺序采血:需氧血培养管、厌氧血培养管、凝血项目管(蓝帽)和血沉管(黑帽)、血清管(红帽和黄帽)、肝素血浆管(绿帽)、血常规管(紫帽)、血糖管(灰帽)。血培养标本的采集要求严格无菌,所以血培养管为采血第一管,此后采血顺序是为防止前管添加剂被带到下一个采血管,影响检验结果。

3. 选择静脉　采血一般取坐位或卧位,不能立位采血,因为体位影响水分在血管内外的分布,影响被测血液成分的浓度。在选择静脉时,如肥胖待检者的静脉暴露不明显,可以用消毒的左手示指触摸采血部位,寻找静脉走向,凭触摸的方向与深度试探性穿刺。如肘部静脉不明显或不宜穿刺,也可采用手背、手腕、足背、外踝部等浅静脉穿刺。严禁在输液、输血的针头处抽取血标本,应在对侧肢体采取。

4. 检查注射器　采血前要仔细检查注射器,针头应锐利、光滑、通气,注射筒应清洁、干燥、无裂痕;针头安装应牢固,防止漏气;针栓应推到注射筒底端。一次性消毒采血器材只能使用一次,不能反复使用。

5. 严格无菌操作　皮肤消毒时,要用适当的压力,从穿刺点的中心开始向外画圈消毒,否则会把污物再次带入已消毒区。皮肤消毒后,不可再碰触消毒区。必须使用一次性消毒注射器和采血针,且不能反复使用,避免交叉感染。

6. 绑扎压脉带　压脉带的游离段不要指向采血部位,以免干扰进针。压脉带绑扎不能过紧,以能减缓远端静脉回流又不压迫动脉血流为宜;压迫时间不超过 1min,以避免淤血、血液浓缩和血液 pH 改变等,影响某些实验结果。

7. 抽血　见回血后,沿静脉走向将针头推入少许,以免针头滑出,但不可深刺,以免造成血肿;针栓只能向外抽,不能向静脉内推,以免形成空气栓塞;抽血过程中应尽可能保持针头位置不变,以免血流不畅;穿刺过程中不能损伤组织过多,抽血速度不能太快,以防血液很快凝固或引起溶血,前者不符合需抗凝的标本要求,后者对有些检测项目结果的准确性影响较大。

8. 止血　采血结束后正确按压采血部位,用消毒干棉签压迫止血时,应用三指按压,不能揉搓,不能弯曲手臂，以免形成皮下血肿。采血后按压时间要充分，因个体差异，每个人的凝血功能不同，凝血功能差的患者需要稍长时间按压，如老年人、服用抗凝药者、肝功能异常者，须延长按压时间。有的待检者袖口过紧会影响止血，应在拔针后尽量将其袖口往下拉放，使血管内压力减少，减少出血。若局部已经出现瘀青现象，应适当延长按压时间，24h后可热敷，以促进淤血吸收。

9. 放血 注射器抽血完毕后应先拔下针头，然后将血液沿试管壁缓缓注入试管，需要抗凝时应与抗凝剂轻轻充分混匀，防止血液凝固。切忌用力振荡试管，防止血液溅出、泡沫产生和溶血。待检者尚未离开前，标注采血管，谨防出现标记错误。

10. 采血后 待检者应休息15～30min，可静坐或躺着休息。如遇个别待检者进针时或采血后发生晕针，应立即拔出针头，让其平卧休息片刻，即可恢复。必要时可以用拇指压掐或针刺待检者的人中和合谷等穴位，或让其嗅吸芳香氨酊等药物。若因低血糖诱发眩晕，可立即静脉注射葡萄糖或嘱待检者口服糖水，待症状缓解后再离开。如有其他情况，应立即找医师共同处理。

11. 血液标本检测与保存 血液标本采集后应立即送检，实验室接到标本后应尽快检测。抗凝静脉血可稳定8～12h，如不能及时测定，应将其置于较稳定的环境中，如4℃冰箱；测定前将其从冰箱内取出，恢复至室温状态，混匀后再测定。用于生物化学检测的标本，若不能及时检测，应将血清或血浆与血细胞分离，进行适当的处理。血液标本运输时，尽量避免使试管遭到机械物理伤害、剧烈温度变化和运输延迟，这些都会造成分析前的误差。

【实验讨论】

1. 简述静脉采血的基本操作步骤和操作注意事项。

2. 骨折患者无高钾和低钙症状，生化项目检测出血钾14.6mmol/L，血钙未测出，请问最可能的原因是什么？

（郝艳梅）

第二章

血液一般检验

实验一　白细胞计数

【实验目的】

掌握显微镜法计数外周血白细胞的方法。

【实验原理】

用白细胞稀释液将血液稀释到一定的倍数,同时溶解破坏红细胞,然后将稀释的血液充入改良牛鲍血细胞计数板的计数池,显微镜下计数一定区域内的白细胞数量,换算出每升血液中的白细胞数量。

【实验材料】

1. 器材

（1）普通光学显微镜、改良牛鲍血细胞计数板、盖玻片、绸布。

（2）试管架、试管、刻度吸管、微量吸管、洗耳球、乳胶吸头、干脱脂棉、玻璃棒。

2. 试剂　白细胞稀释液:2% 冰乙酸溶液中加入 10g/L 结晶紫（或亚甲蓝）3 滴。

3. 标本　末梢血或 EDTA-K$_2$ 抗凝新鲜全血。

【实验操作】

1. 准备稀释液　用刻度吸管吸取白细胞稀释液 0.38ml 于小试管中。

2. 加全血至稀释液中　用微量吸管吸取 20μl 全血（如使用 EDTA-K$_2$ 抗凝新鲜全血,须先混匀后再吸取）加入白细胞稀释液的底部,轻轻释放出血液,并吸取上清液清洗 3 次。

3. 混匀标本　将试管中血液与稀释液混匀,待白细胞悬液完全变成棕褐色、透亮。

4. 充液入计数池

（1）采用推式法在改良牛鲍血细胞计数板上加盖盖玻片。

（2）再次混匀白细胞悬液,用微量吸管吸取,或试管平放、用玻璃棒蘸取混匀后的细胞悬液 1 滴,充入细胞计数池中,室温静置 2 ～ 3min,待白细胞完全下沉后再计数。

5. 计数　在显微镜低倍视野下计数计数池的四角 4 个大方格内的白细胞总数。

6. 计算

$$白细胞数/L= \frac{N}{4} \times 10 \times 20 \times 10^6 = \frac{N}{20} \times 10^9$$

式中,N 为 4 个大方格内数得的白细胞总数;÷4 为每个大方格的白细胞平均数量;×10 为将每个大方格细胞数量换算成 1μl 血液内的白细胞数;×20 为血液的稀释倍数;×10^6 为将 1μl 换算成 1L 血液中白细胞平均数。

【参考区间】

成人:(3.5 ～ 9.5) × 10⁹/L。新生儿:(15 ～ 20) × 10⁹/L。儿童:(5 ～ 12) × 10⁹/L。

【注意事项】

1. 从标本采集到检测的时间间隔应不超过 4h。标本中不得有肉眼可见的溶血或小凝块。

2. WHO 推荐采用推式法,此法与盖式法相比更能保证充液体积的高度为 0.10mm。

3. 冲液前应充分混匀白细胞悬液,避免充液过多或过少,避免产生气泡及充液后移动或触碰盖玻片。

4. 判断细胞在计数池内分布是否均匀,白细胞总数在正常范围内时,大方格之间的细胞数不得相差 8 个以上。

5. 为使固有误差小于 10%,应保证计数区域的细胞数 > 200 个白细胞。比如,当白细胞 < 3 × 10⁹/L 时,可扩大计数范围(如计数 8 个大方格内的白细胞数),或缩小稀释倍数(如采集 40μl 血液)。当白细胞 > 15 × 10⁹/L 时,可适当减少血量(如采集 10μl 血液),或增加稀释倍数(如取 0.78ml 稀释液)。

【实验讨论】

1. 白细胞稀释液不能破坏有核红细胞,如外周血出现有核红细胞可使白细胞计数结果偏高,应如何处理有核红细胞对白细胞计数的影响?

2. 白细胞在显微镜计数池中的形态有什么特点?

(张式鸿)

实验二　白细胞分类计数

【实验目的】

掌握显微镜外周血白细胞分类计数的方法。

【实验原理】

将血液制成血涂片,瑞氏染色后根据各类白细胞的形态特点分类计数 100 ～ 200 个白细胞,计算得出各类白细胞所占比率和绝对值。

【实验材料】

1. **器材**　普通光学显微镜、分类计数器、拭镜纸。

2. **试剂**　瑞氏染液、磷酸盐缓冲液(pH 6.4 ～ 6.8)、香柏油、清洁液(乙醚与无水乙醇比例为 3:7)。

3. **标本**　末梢血或 EDTA-K₂ 抗凝新鲜全血。

【实验操作】

1. **制备血涂片**　见前面相关章节。

2. **染色血涂片**　瑞氏染色,见前面相关章节。

3. **选择计数区域**　低倍视野下观察全片,包括白细胞染色和分布情况。选择血涂片中染色良好且红细胞排列紧密但不重叠的区域(一般为血涂片体、尾交界处),准备进行白细胞分类计数。

4. **观察计数白细胞**　在选择好的白细胞分类计数区域,滴加香柏油 1 滴,油镜视野下采用"城垛式"移动方式移动视野,观察有核细胞。每个明确识别的细胞归入下列分类中:中性分叶核粒细胞、中性杆状核粒细胞、淋巴细胞、异型淋巴细胞、单核细胞、嗜酸性粒细胞、嗜碱性粒细胞、其他有核细胞(除有核红细胞)。共计数 100 ～ 200 个白细胞。

5. **计算百分比和绝对值**　求出各类白细胞所占比率,并根据全血白细胞计数值计算出各类白细胞绝对值。

【参考区间】

成人白细胞分类计数参考区间见表2-2-1。

表2-2-1 成人白细胞分类计数参考区间

细胞	百分率/%	绝对值/×10^9/L
中性粒细胞（N）	40.0～75.0	1.80～6.30
嗜酸性粒细胞（E）	0.4～8.0	0.02～0.52
嗜碱性粒细胞（B）	0.0～1.0	0.00～0.06
淋巴细胞（L）	20.0～50.0	1.10～3.20
单核细胞（M）	3.0～10.0	0.10～0.60

【注意事项】

1. 血涂片制备和染色的质量直接影响白细胞分类计数的准确性,其注意事项见前面相关章节。

2. 在血涂片头部,血膜较厚,红细胞重叠较多,体积较小的淋巴细胞较多,且因细胞多被挤压,难以辨认。在血涂片的体尾交界处,即片头至片尾的3/4区域,红细胞重叠较少,白细胞分布较为均匀,与外周血实际情况接近。在血涂片尾部和两侧,体积偏大的粒细胞和单核细胞较多,因此一般选择血涂片体尾交界处进行分类计数。分类时要按一定方向有规律地移动视野,以避免重复、遗漏和主观选择视野。

3. 白细胞分类计数应根据细胞的大小、细胞核和细胞质等特点综合判断,并注意白细胞的异常形态。注意血涂片边缘及尾部有无大体积异常细胞。对于破碎细胞能明确识别的应恰当分类。

4. 白细胞分类计数的精确性与分类计数的细胞数量有关,被计数的某类白细胞占总数的比例越大,误差就越小。兼顾质量控制要求和临床工作效率,通常白细胞总数为（3.0～15.0）×10^9/L时,分类计数100个白细胞;白细胞总数＞15.0×10^9/L时,应计数200个白细胞;总数低于3.0×10^9/L时,则应连续观察2张血涂片,计数50～100个白细胞。

5. 同时观察红细胞和血小板的形态、染色及细胞分布情况。血涂片中见到有核红细胞,不计入100个白细胞内,而以分类100个白细胞见到有核红细胞的数量来报告。

【实验讨论】

1. 一张血涂片偏酸、偏碱、染色过深、染色过浅或有比较多的染料沉渣,如何处理?

2. 外周血中性粒细胞、淋巴细胞有哪些异常形态?

（张式鸿）

实验三　嗜酸性粒细胞直接计数

【实验目的】

掌握嗜酸性粒细胞显微镜直接计数的方法。

【实验原理】

用嗜酸性粒细胞稀释液将血液稀释至一定倍数,破坏红细胞和大部分其他白细胞,并让嗜酸性粒细胞着色。将稀释的细胞悬液充入改良牛鲍血细胞计数板的计数池,计数一定区域内的嗜酸性粒细胞,经换算得出每升血液中嗜酸性粒细胞数。

【实验材料】

1. **器材**　同白细胞计数。

2. 试剂

（1）伊红-丙酮稀释液：20g/L 伊红水溶液 5ml，丙酮 5ml，蒸馏水 90ml。嗜酸性颗粒被染成鲜明橙色。丙酮容易挥发，故此液应新鲜配制。在 4℃冰箱内能保存 1 周。

（2）伊红-苯酚稀释液（Hinkelmann 液）：伊红 0.2g，95% 苯酚 0.5ml，40% 甲醛 0.5ml，蒸馏水加至 100ml。嗜酸性颗粒被染成鲜明橙色。

（3）伊红-乙醇稀释液：20g/L 伊红水溶液 10ml，95% 乙醇 30ml，甘油 10ml，碳酸钾 1.0g，柠檬酸钠 0.5g，蒸馏水加至 100ml。嗜酸性颗粒被染成鲜明橙色。

（4）皂素-甘油稀释液：20g/L 伊红水溶液 10ml，皂素 0.3g，甘油 10ml，尿素 10.0g，氯化钠 0.9g，蒸馏水加至 100ml。嗜酸性颗粒被染成鲜明橙色。

（5）溴甲酚紫稀释液：溴甲酚紫 25mg，蒸馏水 50ml。本配方液体为低渗溶液，嗜酸性颗粒被染成蓝色。

（6）固绿（FCF）稀释液

1）甲液：20g/L 固绿 20ml，丙酮 30ml，EDTA-Na$_2$0.2g，蒸馏水加至 500ml。

2）应用液：无水乙醇 27ml，甘油 10ml，碳酸钾 1.0g，草酸铵 0.2g，用甲液加至 100ml，过滤备用。嗜酸性颗粒被染成蓝绿色。

【实验操作】

1. 准备稀释液　取 1 支小试管并做上标记，准确加入嗜酸性粒细胞稀释液 0.38ml。

2. 加血液标本　用微量吸管采血 20μl，用干棉球拭净管尖外部余血。将吸管插入小试管稀释液的底部，轻轻放出血液，再吸取上层稀释液清洗吸管 3 次。

3. 混匀溶血标本　将小试管中的血液与稀释液混匀，待红细胞完全溶解。

4. 充液入计数池　混匀小试管中的细胞悬液，用微量吸管或玻璃棒向改良牛鲍血细胞计数板的 2 个计数池中充液，室温静置 3～5min。

5. 计数　低倍视野下计数 2 个计数池共 10 个大方格（中央和四角大方格）内的嗜酸性粒细胞。

6. 计算

$$嗜酸性粒细胞/L = \frac{N}{10} \times 10 \times 20 \times 10^6 = N \times 20 \times 10^6$$

式中，N 表示 10 个大方格内数得的嗜酸性粒细胞数；$\frac{1}{10}$ 表示每个大方格（0.1μl）内嗜酸性粒细胞平均数；×10 表示换算成 1μl 细胞悬液中嗜酸性粒细胞平均数；×20 表示乘稀释倍数，换算成 1μl 血液中嗜酸性粒细胞平均数；×10^6 表示将 1μl 换算为 1L，算得 1L 血液中嗜酸性粒细胞平均数。

【参考区间】

显微镜计数法：（0.05～0.50）×10^9/L。

【注意事项】

1. 器材的要求同白细胞计数，与白细胞计数误差有关的因素，同样适用于嗜酸性粒细胞计数。

2. 血液标本的采集时间固定在上午 8 时或下午 3 时，以免受日间生理变化的影响。计数应在 1h 内操作完成，否则嗜酸性粒细胞会逐渐被破坏，结果偏低，难以辨认。

3. 血液加入稀释液后，不宜过分振摇，以免嗜酸性粒细胞破碎。若用甘油、丙二醇之类的稀释液，因较黏稠不易混匀，须适当延长混匀时间。若嗜酸性粒细胞也被破坏，可适当增加稀释液中保护剂（如丙二醇、丙酮、乙醇）的用量；若中性粒细胞破坏不完全，可适当减少保护剂的用量。

4. 注意嗜酸性粒细胞与残留中性粒细胞的区别，中性粒细胞一般不着色或着色较浅，其颗粒较小，呈灰白色半透明状，而嗜酸性粒细胞着色深，颗粒粗，不透明。

【实验讨论】

1. 嗜酸性粒细胞稀释液中各成分的作用是什么？
2. 为什么嗜酸性粒细胞计数应固定采血时间？

（高海燕）

实验四　红细胞计数

【实验目的】

掌握显微镜红细胞计数的原理和操作方法。

【实验原理】

用等渗稀释液将血液稀释至一定倍数后，充入改良牛鲍血细胞计数板的计数池，在显微镜下计数一定区域内的红细胞数，经换算求出每升血液中的红细胞数。

【实验材料】

1. **器材**　2ml 刻度吸管，其他器材同白细胞计数。

2. **试剂**

（1）红细胞稀释液（Hayem 液）：氯化钠 1.0g，结晶硫酸钠（$Na_2SO_4 \cdot 10H_2O$）5.0g（或无水硫酸钠 2.5g），氯化汞 0.5g，蒸馏水加至 200ml。溶解后加 20g/L 伊红溶液 1 滴，过滤后使用。

（2）甲醛枸橼酸盐稀释液：枸橼酸钠（$C_6H_5Na_3O_7$）1.0g，36% 甲醛溶液 1.0ml，氯化钠 0.6g，蒸馏水加至 100ml，溶解后过滤备用。

（3）无菌生理盐水或 1% 甲醛生理盐水。

【实验操作】

1. **准备稀释液**　取小试管 1 支并标记，加入红细胞稀释液 2.0ml。

2. **加血液标本**　用微量吸管采血 10μl，用干棉球拭净管尖外部余血。将吸管插入小试管稀释液的底部，轻轻放出血液，再轻吸上层稀释液清洗吸管 3 次。然后立即混匀，制成红细胞悬液。

3. **充液入计数池**　再次混匀小试管中的红细胞悬液。用微量吸管或玻璃棒取细胞悬液 1 滴，充入改良牛鲍血细胞计数板的计数池中，室温下平放，静置 3～5min，待细胞下沉于同一平面。

4. **计数**　低倍视野下找到中央大方格，转到高倍视野下依次计数中央大方格内四角和正中共 5 个中方格内的红细胞数。

5. **计算**

$$红细胞数/L = N \times \frac{25}{5} \times 10 \times 200 \times 10^6 = \frac{N}{100} \times 10^{12}$$

式中，N 表示 5 个中方格内数得的红细胞数；$\times \frac{25}{5}$ 表示将 5 个中方格红细胞数换算成 1 个大方格内红细胞平均数；$\times 10$ 表示每个大方格容积为 0.1μl，换算成 1μl 细胞悬液中红细胞平均数；$\times 200$ 表示乘血液稀释倍数（血液实际稀释倍数为 201，按 200 是便于计算），换算成 1μl 血液中红细胞平均数；$\times 10^6$ 表示将 1μl 换算成 1L，算得 1L 血液中红细胞平均数。

【参考区间】

显微镜计数法：成年男性为（4.0～5.5）$\times 10^{12}$/L；成年女性为（3.5～5.0）$\times 10^{12}$/L；新生儿为（6.0～7.0）$\times 10^{12}$/L。

【注意事项】

1. 待检者应避免剧烈运动后立即采血，否则可使红细胞计数增加约 10%。坐位采血较仰卧位

15min 后采血的红细胞计数值高 5% ～ 10%。

2. 器材的要求同白细胞计数，与白细胞计数误差有关的因素同样适用于红细胞计数。

3. 红细胞稀释液应等渗、新鲜、无杂质微粒。

4. 严格规范操作，从消毒、采血、稀释、充液到计数都应严格规范。

5. 缩小计数误差的有效方法是扩大血细胞计数范围和数量。红细胞数量明显增高时可适当加大稀释倍数，反之则适当减小稀释倍数。

6. 红细胞在计数池中若分布不均要重新充池计数。在参考区间数值内，2 次重复计数红细胞误差不超过 5%。

7. 经红细胞稀释液处理后，白细胞和红细胞同时存在，通常红细胞计数时已包含白细胞。在一般情况下，外周血中白细胞仅为红细胞的 1/1 000 ～ 1/500，白细胞数量在正常范围时，对红细胞的影响可忽略不计。但如白细胞过高（ > 100×10^9/L ），则应对红细胞计数结果进行校正：①实际红细胞数 = 计得红细胞数 – 白细胞数；②在高倍视野下计数时，不计数白细胞。湿片中未染色的白细胞形态：白细胞中央无凹陷，无草黄色折光，有颗粒感，可隐约见到细胞核；若外周血中出现有核红细胞时，则难以区别。

【实验讨论】

1. 影响红细胞计数的因素有哪些？ 如何应对？

2. 红细胞稀释液有哪些？ 各成分有何作用？

（高海燕）

实验五　血红蛋白测定

◀ 一、氰化高铁血红蛋白测定法

【实验目的】

掌握血红蛋白（Hb）的氰化高铁血红蛋白（HiCN）测定法。

【实验原理】

在 HiCN 转化液中，红细胞被溶血剂破坏，血红蛋白释放到转化液中。血红蛋白（除硫化血红蛋白外）中的亚铁离子（Fe^{2+}）被高铁氰化钾氧化成高铁离子（Fe^{3+}），血红蛋白转化成高铁血红蛋白。高铁血红蛋白与氰化钾提供的氰根离子（CN^-）结合，生成稳定的 HiCN。用分光光度计检测时，棕红色的 HiCN 在波长 540nm 处有吸收峰，在该处的吸光度同它在溶液中的浓度成正比。在一定条件下，可测定 540nm 处吸光度值再换算成每升血液中的血红蛋白浓度，或用 HiCN 参考液进行比色法测定，制作标准曲线以供查询。

【实验材料】

1. 器材　试管、5ml 刻度吸管、分光光度计，其他器材同白细胞计数。

2. 试剂

（1）HiCN 转化液（文齐氏液）：氰化钾（KCN）0.05g，高铁氰化钾［$K_3Fe(CN)_6$］0.20g，无水磷酸二氢钾（KH_2PO_4）0.14g，聚乙二醇辛基苯基醚（Triton X-100）1.0ml，分别溶于蒸馏水中，混合，再加蒸馏水至 1 000ml，混匀。pH 调整为 7.0 ～ 7.4，试剂为淡黄色透明溶液。

（2）标准 HiCN 参考液（200g/L 商品化试剂）。

【实验操作】

1. 直接定量测定法

（1）准备转化液：取 HiCN 转化液 5.0ml 加入试管内。

（2）加血液标本和转化：取全血 20μl，加入盛有转化液的试管底部，用上清液反复冲洗吸管 3 次，充分混匀，静置 5min。

（3）测定吸光度：使用符合 WHO 标准的分光光度计（常规测定时的带宽应小于 6nm），将波长调节至 540nm 处，光径（比色杯内径）为 1.000cm，以 HiCN 转化液或蒸馏水调零，测定待检标本的吸光度（A）。

（4）计算

$$Hb（g/L）=\frac{A}{44}\times\frac{64\ 458}{1\ 000}\times251=A\times367.7$$

式中，A 为 540nm 处测定的待检标本吸光度；44 为血红蛋白毫摩尔消光系数［L/（mmol·cm）］；64 458 为 Hb 平均相对分子量；1 000 为将 mg 转变为 g；251 为血液稀释倍数。

2. HiCN 参考液比色法测定　采用直接定量测定法的先决条件是分光光度计必须符合标准，在没有符合 WHO 标准的分光光度计的情况下，可用 HiCN 参考液绘制标准曲线，间接查出血红蛋白浓度，或求出换算常数（K）值，间接计算出血红蛋白浓度。

（1）按直接定量测定法的步骤（1）～（3），测定标本的吸光度（A）。

（2）绘制标准曲线及查出待测标本的血红蛋白浓度：将 HiCN 参考液稀释为 50g/L、100g/L、150g/L 和 200g/L 四种血红蛋白浓度，在所用的分光光度计 540nm 处分别测定各稀释浓度的吸光度（举例分别为 0.13、0.27、0.41、0.54）。以参考液血红蛋白浓度（g/L）为横坐标，以吸光度为纵坐标，绘制标准曲线（图 2-5-1）。通过标准曲线查出待测标本的血红蛋白浓度。例如，血液标本的吸光度（A）为 0.47，由标准曲线即可查出血红蛋白浓度为 174g/L。

（3）先换算出常数 K 值，再计算血红蛋白浓度。$K=\dfrac{\sum Hb}{\sum A}$，$Hb（g/L）=K\times A$。

例如：$K=\dfrac{50+100+150+200}{0.13+0.27+0.41+0.54}=370.37$，$Hb（g/L）=370.37\times A$。若血液标本的吸光度（$A$）=0.47，$Hb（g/L）=370.37\times0.47=174.07（g/L）$。

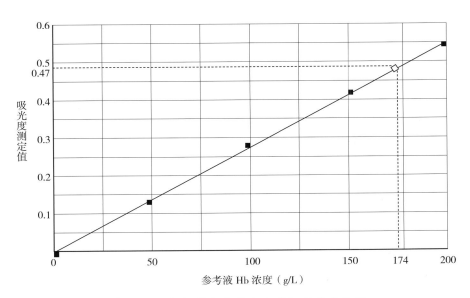

图 2-5-1　血红蛋白参考液浓度与吸光度曲线

【参考区间】

比色法：成年男性为 120 ～ 160g/L；成年女性为 110 ～ 150g/L；新生儿为 170 ～ 200g/L。

【注意事项】

1. 要求分光光度计的波长和光程必须准确、灵敏度高、线性好、无杂光，否则会影响结果的准确性。分光光度计的波长需要校正，带宽应小于 1nm，比色杯光径为 1.000cm，允许误差为 0.5%（0.995 ～ 1.005cm），测定温度为 20 ～ 25℃。

2. HiCN 转化液

（1）应以蒸馏水配制 HiCN 转化液，pH 稳定在 7.0 ～ 7.4。配好的试剂用滤纸过滤后为淡黄色透明溶液，用蒸馏水调零，比色杯光径为 1.000cm，波长 540nm 处的吸光度应 < 0.001。

（2）HiCN 转化液中氰化钾是剧毒品，配制转化液时要按剧毒品管理程序操作。配制好的 HiCN 转化液中因氰化钾含量低，又有高铁氰化钾存在，毒性不是很大，但仍应妥善保管。

（3）试剂应贮存在棕色有塞玻璃瓶中，不能分装试剂于多个试管中且长时间敞开管口又不避光；不能贮存在塑料瓶中，因 CN⁻ 会丢失，造成测定结果偏低。将试剂置于 4℃ 冰箱内保存，一般可用数月，如变绿、混浊则不能使用；不能在 0℃ 以下保存，因为结冰可引起高铁氰化钾还原，使转化液褪色失效。

（4）HiCN 转化液是一种低离子强度而 pH 接近中性的溶液，遇到球蛋白异常增高（如肝硬化患者和多发性骨髓瘤患者）的血液标本，转化液会出现混浊，使血红蛋白假性升高。可向转化液中加入少许固体氯化钠（约 0.25g）或碳酸钾（约 0.1g），混匀后可使溶液澄清。

（5）测定后的废液不能与酸性溶液混合，因为氰化钾遇酸可产生剧毒的氰氢酸气体。为防止氰化钾污染环境，将比色测定后的废液集中于广口瓶中处理。每升 HiCN 废液加入次氯酸钠溶液（安替福民）40ml，充分混匀，敞开容器，置于室温中 3h 以上。待 CN⁻ 氧化成 CO_2 和 N_2 挥发后，再排入下水道。

（6）HbCO 转化为 HiCN 的速度缓慢，有时转化时间可长达数小时，如延长转化时间或加大试剂中 $K_3Fe(CN)_6$ 的用量，可望得到满意结果。

3. 若采用 HiCN 参考液比色法测定，参考液应做纯度检查，要求如下。

（1）波长 450 ～ 750nm 的吸收光谱曲线，波峰应在 540nm，波谷在 504nm。540/504 的吸光度比应为 1.59 ～ 1.63。

（2）用 HiCN 试剂作空白，在波长 710 ～ 800nm 处，比色杯光径为 1.000cm 时，吸光度应小于 0.002。

4. 遇到高脂血症、高白细胞（$WBC > 20 \times 10^9/L$）及高血小板（$PLT > 700 \times 10^9/L$）等血液标本时，转化液浊度增大，血红蛋白测定值假性增高，可离心后取上清液比色。

5. 以国际血液学标准化委员会（ICSH）推荐的 HiCN 方法绘制标准曲线，定期检查标准曲线和换算常数 K，使之与所用的分光光度计相配。理论上吸光度与 Hb 浓度呈线性关系，故 HiCN 标准曲线应为从坐标原点出发的一条直线。

◀ 二、十二烷基硫酸钠血红蛋白测定法

【实验目的】

熟悉十二烷基硫酸钠血红蛋白（SDS-Hb）测定法。

【实验原理】

十二烷基硫酸钠（SDS）为一种阴离子表面活性剂，具有轻度氧化作用。低浓度的 SDS 可与血液中除硫化血红蛋白（SHb）外其他各种血红蛋白作用，Hb 被氧化成稳定的 SDS-Hb 棕红色复合物。SDS-Hb 在 538nm 处有最大吸收峰，波谷在 500nm 处，可作为 HiCN 法的替代方法。但由于毫摩尔消

光系数尚未确定,故本法仍需要用 HiCN 法标定浓度值的新鲜血来绘制标准曲线,间接计算 Hb 浓度。

【实验材料】

1. 器材　同 HiCN 测定法。

2. 试剂

（1）SDS 的磷酸盐缓冲液:称取 60g SDS,溶解于 33.3mmol/L 磷酸盐缓冲液（pH 7.2）中,加 Triton X-100 70ml 于溶液中混匀,再加磷酸盐缓冲液至 1 000ml,混匀备用。

（2）SDS 应用液:用蒸馏水将上述原液稀释 100 倍,SDS 最终浓度为 2.08mmol/L。

【实验操作】

1. 绘制标准曲线　取不同浓度血红蛋白的全血标本,分别用 HiCN 法测定 Hb 浓度。以这批已测定 Hb 浓度的全血标本,用 SDS-Hb 法测定,获得相应的吸光度。以 HiCN 法测定浓度为横坐标,以 SDS-Hb 测定的吸光度为纵坐标,绘制出标准曲线。

2. 测定血红蛋白　准确吸取 SDS 应用液 5.0ml 置于试管中,加入待测全血标本 20μl,充分混匀。室温放置 5min 后,以应用液或蒸馏水调零,测定待测标本在 540nm 处的吸光度值,查标准曲线即得 SDS-Hb 结果。

【参考区间】

同 HiCN 测定法。

【注意事项】

SDS 应用液可破坏白细胞,因此不能用同一管稀释标本同时测定血红蛋白和白细胞计数。

【实验讨论】

1. 影响血红蛋白测定的因素有哪些? 如何进行质量控制?

2. HiCN 和 SDS-Hb 法测定血红蛋白最主要的优点和缺点分别是什么?

（高海燕）

实验六　网织红细胞计数

一、试管法

【实验目的】

掌握网织红细胞（reticulocyte, Ret）试管法计数的原理及操作方法。

【实验原理】

网织红细胞胞质内尚存在少量核糖核酸（RNA）等嗜碱性物质,呈弥散胶体状态。网织红细胞须经活体染色或特殊染色后,才可用显微镜或其他仪器分类计数。煌焦油蓝、新亚甲蓝等碱性染料的着色基团（带正电荷）,可与 RNA 的磷酸基（带负电荷）结合,使 RNA 胶体间的负电荷减少,分子间斥力下降,胶体分散力降低而凝缩,形成蓝色的点粒状、线状和网织状结构,可与完全成熟的红细胞区别。在显微镜下计数一定数量红细胞中的网织红细胞数,可以计算出网织红细胞所占的比例。

【实验材料】

1. 器材　末梢血采集用具、试管、试管架、载玻片、推片、显微镜、香柏油、擦镜纸、Miller 窥盘。Miller 窥盘为一个厚 1mm、直径 19mm 的圆形玻片,玻片上刻有大、小 2 个正方形格子（图 2-6-1）,

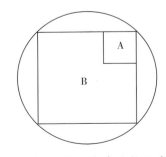

图 2-6-1　Miller 窥盘结构示意图

大方格 B 面积（含小方格）为小方格 A 面积的 9 倍。

2. 试剂

（1）10g/L 煌焦油蓝生理盐水溶液：煌焦油蓝 1.0g，枸橼酸三钠 0.4g，氯化钠 0.85g，溶于蒸馏水 100ml 中，过滤后贮存于棕色试剂瓶中备用。

（2）新亚甲蓝溶液：新亚甲蓝 0.5g，草酸钾 1.4g，氯化钠 0.8g，蒸馏水加至 100ml，溶解后过滤，贮存于棕色瓶中备用。

【实验操作】

1. **加染液** 于标记的小试管中加入染液 1 滴。

2. **加血染色** 于上述试管内加入新鲜全血 1 滴，立即混匀，室温下放置 15～20min。

3. **制备涂片** 取混匀染色血 1 小滴制成薄血涂片，自然干燥。

4. **观察** 低倍视野下观察红细胞的分布和染色情况，并选择红细胞分布均匀、平铺、着色好的部位。

5. **计数**

（1）常规法：在油镜下计数至少 1 000 个红细胞中的网织红细胞。

（2）Miller 窥盘计数法：为提高计数的精度和速度，建议使用 ICSH 推荐的 Miller 窥盘，缩小视野进行计数。将 Miller 窥盘置于显微镜的目镜内，计数 Miller 窥盘小方格 A 内的红细胞数和大方格 B 内的网织红细胞数。为了将红细胞体积大小的变异系数（RDW-CV）控制在 10% 之内，在连续视野中小方格 A 内需要计数的红细胞数见表 2-6-1。

表 2-6-1 在小方格 A 内要求计数的红细胞数

网织红细胞 /%	小方格 A 内需要计数的红细胞数（RDW-CV=10%）	所计数目相当于总的红细胞数
1～2	1 000	9 000
3～5	500	4 500
6～10	200	1 800
11～20	100	900

6. **计算**

（1）常规法：网织红细胞比率（%）= $\dfrac{\text{计数 1 000 个红细胞中的网织红细胞数}}{1\ 000} \times 100\%$

（2）Miller 窥盘计数法：网织红细胞比率（%）= $\dfrac{\text{大方格 B 内的网织红细胞数}}{\text{小方格 A 内的红细胞数} \times 9} \times 100\%$

网织红细胞数绝对数（个 /L）= 网织红细胞比率 × 红细胞数 /L

【参考区间】

1. **网织红细胞百分数** 成人为 0.5%～1.5%；新生儿为 2.0%～6.0%。

2. **网织红细胞绝对数** 成人为（24～84）× 10^9/L。

【注意事项】

1. **染液** 染液质量直接影响网织红细胞计数的准确性。煌焦油蓝染液曾普遍应用，但溶解度低，易形成沉渣吸附于红细胞表面。新亚甲蓝是 WHO 推荐使用的染液，对网织红细胞染色力强且稳定。试剂应定期配制，以免变质沉淀。配制染液时，最好将染料用乳钵研细，配制的染液应过滤，去除染料沉渣。Wright 染液复染可使网织红细胞数值偏低。

2. **标本** 标本采集后应及时处理，因为网织红细胞在体外仍继续成熟，其数量随保存时间延长而递减。EDTA-K$_2$ 抗凝血标本应尽量在 4h 内进行处理，若保存在 4℃条件下，可延迟为 8h 内。标本染色后也应及时测定,因染料吸附可人为增高网织红细胞计数值。

3. 染色过程 血液与染液的比例以 1∶1 为宜,贫血时适当增加血量。染色时间不能过短,室温低时,可适当延长染色时间或放置于 37℃恒温水浴箱中染色,否则会因为染色浅造成结果偏低。

4. 辨识 凡含有 2 个及以上网织颗粒的红细胞均应计为网织红细胞。应注意网织红细胞与 HbH 包涵体的鉴别,前者为蓝色点粒状、线状和网织状结构,分布不均;后者为蓝绿色圆形小体,均匀散在于整个红细胞内,一般在温育 10 ～ 60min 后出现。

5. 计数 选择红细胞分布均匀、不重叠、网织红细胞着色好的部位,按一定顺序计数。由于网织红细胞体积较大,应兼顾血涂片的边缘和尾部。

二、玻片法

【实验目的】
掌握网织红细胞玻片法计数的方法。

【实验原理】
同试管法。

【实验材料】
1. **器材** 同试管法。
2. **试剂** 10g/L 煌焦油蓝乙醇溶液:煌焦油蓝 1.0g(置于乳钵中研磨),溶于 100ml 95% 乙醇,过滤后贮存于棕色试剂瓶中备用。

【实验操作】
1. **加染液** 取载玻片 1 张,在其一端滴 10g/L 煌焦油蓝乙醇染液 1 滴,待自然干燥后备用。
2. **加血液** 加入新鲜全血 1 滴于干燥的染料上,用推片的一角轻轻将血液与染料混匀。用另一张载玻片盖于其上,使两张玻片黏合,以防染色过程中水分蒸发而使血液和染料干燥。
3. **染色和制片** 室温放置 5 ～ 10min 后,移开上层载玻片,取 1 小滴制成薄血涂片。
4. **观察、计数和计算** 同试管法。

【参考区间】
同试管法。

【注意事项】
大致同试管法。但染色时要特别注意防止水分蒸发。

【实验讨论】
1. 网织红细胞计数活体染色的原理是什么?
2. 影响网织红细胞计数的因素有哪些?
3. 如何辨识网织红细胞?

(郝艳梅)

实验七　血细胞比容测定

一、温氏法

【实验目的】
掌握用温氏法测定血细胞比容(hematocrit,HCT)的原理及操作方法。

【实验原理】

血细胞比容是指一定体积全血中红细胞所占体积的相对比值。将灌注于温氏管中的定量抗凝血液,以一定的速度和时间离心后,血液中各种不同成分互相分离。读取压实红细胞层的柱高,即可计算出压实红细胞层占全血体积的比值。

【实验材料】

1. **器材** 离心机、毛细滴管（细长）、乳胶吸头、温氏管。

2. **试剂** EDTA-K$_2$ 或肝素抗凝剂。

3. **标本** 抗凝静脉血。

【实验操作】

1. **准备标本** 静脉采血 2ml,立即注入 EDTA-K$_2$ 或肝素的抗凝管中,充分混匀。

2. **加标本至温氏管** 用细长的毛细滴管吸取混匀的抗凝血,插入温氏管底部,然后将血液缓慢注入,至刻度为"10",并用小橡皮塞塞紧管口。

3. **离心** 将加好标本的温氏管置于离心机,以相对离心力 2 264g 离心 30min,读取压实红细胞层柱高的毫米数,然后以同样速度离心 10min,至红细胞层高度不再下降为止。

4. **读数** 离心后血液分为 5 层,自上而下分别为血浆层、血小板层、白细胞层和有核红细胞层、还原红细胞层（紫黑红色）、带氧红细胞层（鲜红色）。以还原红细胞层表面为准,读取红细胞层柱高的毫米数,乘以 0.01,即为每升血液中红细胞体积的升数。

5. **报告方式** HCT 0.×× L/L。

测定值以小数（如 0.42）代替百分比（如 42%）表示。

【参考区间】

成年男性为 0.40 ～ 0.50;成年女性为 0.35 ～ 0.45;新生儿为 0.47 ～ 0.67。

【注意事项】

1. 温氏管的规格应符合下述要求:平底厚壁玻璃管,管长 110mm,内径 3mm（内径不均匀性误差 < 0.05mm）,管上刻有 0 ～ 100mm 的刻度,分度值为 1mm。

2. 以空腹采血为宜,采血应顺利、准确。当静脉受压迫时间过长（超过 2min）时,会引起血液淤积与浓缩,因此当针刺入血管见少量回血后,应立即除去止血带再抽血,以避免 HCT 增加。

3. 温氏管和毛细滴管必须洁净干燥,以防止溶血。如标本溶血应加以注明,特别是溶血性贫血患者。抗凝血在注入温氏管前应反复轻微振荡,使 Hb 与氧充分接触,注入温氏管时要避免产生气泡。

4. 要确保离心条件,因红细胞的压缩程度受相对离心力和离心时间的影响较大,若相对离心力不足,则测定的 HCT 值误差较大。

相对离心力可用下式计算:

$$RCF(g)=1.118 \times 10^{-5} \times 有效离心半径(cm) \times 每分钟转速^2$$

式中,有效离心力半径是指从离心机的旋转轴心至红细胞层中点的距离。本实验要求 RCF 为 2 264g,离心 30min。若有效离心半径为 22.5cm,照上式推算,应以 3 000r/min 的速度离心。

5. 用温氏法离心后,血浆与血细胞的分界面应为平面,读数时读取自还原红细胞层以下的红细胞高度。

6. 当红细胞形态异常时,细胞间残余血浆量可增加（约 6%）。患红细胞增多症时,细胞间残余血浆量也可增加。必要时要参考红细胞、血红蛋白测定结果,以核对测定值是否可靠。

【实验讨论】

影响温氏法血细胞比容测定的因素有哪些? 应如何进行质量控制?

◀ 二、微量法

【实验目的】

掌握用微量法测定 HCT 的原理及操作方法。

【实验原理】

同温氏法。

【实验材料】

1. **器材**　经肝素处理的毛细玻管、高速离心机、专用读数尺（可用一般刻度尺代替）、一次性消毒采血针、75%（V/V）乙醇棉球（棉签）、无菌干棉球（棉签）、乳胶吸头、毛细玻管密封胶。

2. **试剂**　10g/L 肝素抗凝剂。

3. **标本**　抗凝外周血。

【实验操作】

1. **准备标本**　采外周血，用虹吸法将血液充入特制的肝素化毛细玻管中，至 2/3（50mm）处，避免产生气泡。

2. **封口**　把毛细玻管未吸血的一端垂直插入专用密封胶中，封口。

3. **离心**　把毛细玻管（封端向外）放入专用的水平式毛细管 HCT 离心机，以 RCF 12 500g 高速离心 5min。

4. **读数**　取出离心后的毛细玻管置于专用读数板的凹槽中，移动滑尺刻度至还原红细胞层表层，读出相对应的数值；或用刻度尺分别测量红细胞层和全血层长度，计算其比值，即为 HCT 值。

5. **报告方式**　HCT 0. × × L/L。

【参考区间】

同温氏法。

【注意事项】

1. 所用器具应清洁干燥、防止溶血。

2. 采外周血部位仍以红细胞计数的采血部位为宜，但穿刺应稍深，以血液能自动流出为宜，取第 2 滴血检验。抗凝剂的量要准确，并与血液充分混匀。应特别注意防止血液稀释、凝固。

3. 橡皮泥封管口底面应平，确认封实，以深入毛细血管内 2mm 左右为宜。

4. 相对离心力以 10 000 ~ 15 000g 为宜，当读出的 HCT > 0.5 时，应再离心 5min。

5. 应使毛细玻管底部的红细胞基底层与标准读数板的基线（0 刻度线）重合再读数。

6. 当红细胞异常时应注明（如小红细胞、大红细胞、椭圆形红细胞或镰形红细胞），因为红细胞变形性减低使血浆残留量增加 6%，结果会假性增高。患有红细胞增多症时，血细胞比容明显增高，血浆残留量亦会增加。必要时要参考红细胞、血红蛋白测定结果，以核对测定值是否可靠。如离心后血浆有黄疸或溶血现象应注明，以便临床分析。

7. 进行双份试验，双份实验结果之差应 ≤ 0.01。

【实验讨论】

对微量法和温氏法测定血细胞比容进行方法学评价。

（毛红丽）

实验八　红细胞沉降率测定

◀ 一、魏氏法

【实验目的】

掌握魏氏法测定红细胞沉降率的原理、操作和注意事项。

【实验原理】

将一定量的枸橼酸钠抗凝全血置于特制的刻度血沉管中，在室温下垂直立于血沉架上。1h后，观察红细胞下沉距离，读取上层血浆高度的毫米数值，即为红细胞沉降率，以mm/h报告。

【实验材料】

1. 器材　魏氏血沉管、血沉架、洗耳球、计时器、试管架、干棉球、真空采血管。

2. 标本　枸橼酸钠抗凝全血。

【实验操作】

1. 采集血液　准确采集静脉血至枸橼酸钠抗凝的真空采血管（黑帽）的2ml刻度处，颠倒混匀。

2. 标本吸入血沉管　混匀全血，用洗耳球将标本吸入魏氏血沉管内至刻度"0"处，用干棉球擦去管外残留血液。

3. 竖立血沉管　将血沉管垂直立于血沉架上，并启动计时器。

4. 读取数据　室温静置1h后，准确读取血沉管上层血浆的高度，即为红细胞沉降率。

5. 结果报告　××mm/h。

【参考区间】

男性为0～15mm/h，女性为0～20mm/h。

【注意事项】

1. 标本量要准确，保证抗凝剂与血液比例为1:4，因为抗凝剂过多会使血沉加快，反之，血沉减慢；标本不能有溶血和凝块；采血后要求3h内完成实验，如置于4℃冷藏，可延长至6h内完成测定，但测定前应将标本恢复为18～25℃。

2. 魏氏血沉管应符合ICSH标定规格，清洁干燥；竖立血沉管时应严格垂直放置，不能倾斜，当血沉管倾斜时，红细胞沿一侧管壁下降，而血浆沿另一侧上升，会使血沉加快，血沉管倾斜3°可使血沉增加30%；血沉管置于血沉架上后不允许漏血；血沉架应放置于平稳处，避免阳光直接照射，避免移动和振动。

3. 吸血至血沉管时应避免产生气泡。

4. 测定室温要求为18～25℃，室温过高或过低时应查不同室温下的血沉校正表，报告校正值。

5. 测定时间应严格控制在（60±1）min，因为红细胞沉降在1h内的沉降过程中并不是匀速的，不能只观察30min时的沉降率，然后将结果乘以2作为红细胞沉降率。

【实验讨论】

1. 血沉测定过程中哪些操作因素会影响结果？如何进行质量控制？

2. 在临床上，患者自身的哪些病理因素或用药情况会影响血沉结果，造成血沉加快或减慢？

◀ 二、自动血沉仪法

【实验目的】

了解自动血沉仪法的工作原理和操作步骤。

【实验原理】

自动血沉仪根据红细胞下沉过程中血浆浊度的改变,采用红外线探测技术或其他光电技术定时扫描红细胞与血浆界面位置,可动态记录血沉全过程,数据经计算机进行血沉方程计算后得出结果。

【实验材料】

1. **器材**　自动血沉仪、与仪器配套的专用血沉管。

2. **标本**　枸橼酸钠抗凝静脉血。

【实验操作】

使用前阅读仪器操作说明书,严格按照仪器的操作规程进行。

【参考区间】

同魏氏法。

【注意事项】

除仪器的特殊要求外,其他与魏氏法相同。

【实验讨论】

比较魏氏法和自动血沉仪法测定血沉的异同点。

（毛红丽）

实验九　血小板计数

【实验目的】

掌握血小板显微镜目视计数的方法。

【实验原理】

用血小板稀释液将血液按一定比例稀释并破坏红细胞后,充入改良牛鲍计数板的计数池内,在显微镜下计数一定区域内的血小板数量,经过换算得出每升血液中血小板的数量。

【实验材料】

1. **器材**

（1）标本稀释器材:微量吸管、小号试管、试管架、刻度吸管或微量可调加样器、洗耳球、乳胶吸头、干脱脂棉、玻璃棒。

（2）计数器材:改良牛鲍计数板、盖玻片、显微镜、绸布。

2. **试剂**　10g/L 草酸铵稀释液:草酸铵 10g,EDTA-Na$_2$ 0.12g,溶于 1 000ml 蒸馏水中,混匀,过滤备用。

3. **标本**　末梢血或 EDTA-K$_2$ 抗凝血。

【实验操作】

1. **准备稀释液**　准确吸取稀释液 0.38ml,置于清洁小试管中。

2. **采血与稀释**　常规末梢采血,让血液自然流出,擦去第 1 滴血,用微量吸管准确取血 20μl（或取已备 EDTA-K$_2$ 抗凝血 20μl）,拭净管尖外部余血,微量吸管置于稀释液的底部,轻轻释放出血液,并吸取上清液洗 3 次,立即充分轻轻混匀 1min。

3. **静置、溶血**　在室温下静置约 10min,使溶血完全。

4. **充液至计数池**　充分轻轻混匀静置的血小板悬液约 1min,取 1 滴充入计数池内,静置 10～15min,使血小板充分下沉。空气干燥的季节应将血细胞计数板置于湿盒内。

5. **计数**　用高倍视野观察,计数中央大方格的四角和中央共 5 个中方格内血小板数量。

6. **计算**　血小板数 /L$=N \times 5 \times 10 \times 20 \times 10^6 = N \times 10^9$/L

式中，N 表示 5 个中方格内数得的血小板数；×5 表示将 5 个中方格血小板数换算成 1 个大方格血小板数；×10 表示将 1 个大方格血小板数换算成 $1\mu l$ 血液内血小板数；×20 表示血液的稀释倍数；$\times 10^6$ 表示将 $1\mu l$ 血液内血小板数换算成 1L 血液内血小板数。

7. 报告结果　×××$\times 10^9$/L。

【参考区间】

（125～350）$\times 10^9$/L。

【注意事项】

1. 所用器材必须洁净、干燥、无灰尘污染，计量器材定量准确。

2. 定期检查稀释液的质量，检测前应先做稀释液空白计数，计数值为零时方可充池计数。草酸铵稀释液要清洁，无细菌、尘埃等污染。若存放时间较长，应过滤后再使用。草酸铵质量必须是分析纯或优级纯，若用化学纯，溶血效果差。

3. 末梢采血时，针刺应达 3mm 深，使血液流畅，切忌挤压，拭去第 1 滴血后立即取血，以防血小板聚集和破坏。如果同时做白细胞和血小板计数，应先取血做血小板计数。

4. 将血液加入血小板稀释液内时要轻轻混匀，不可过度振荡，以免导致血小板破坏、聚集或有气泡，引起计数误差。

5. 充液前应轻轻充分混匀，血小板悬液充入计数池内需要静置 10～15min，使血小板完全下沉后再计数，但应注意保持湿度，避免水分蒸发而影响计数结果。血小板若成簇或聚集性分布，可重新采血复查。

6. 计数时注意：①计数时光线不可太强，注意微有折光性的血小板与尘埃等的鉴别，附着在血细胞旁的血小板也要注意，不要漏数。②应在 1h 内计数完毕，否则结果偏低。③每份标本最好计数 2 次，若 2 次计数之差在 10% 以内，取其均值报告。若计数之差大于 10%，应做第 3 次计数，取 2 次相近结果的均值报告。

7. 检查前患者应避免服用阿司匹林及其他抗血小板药物。

【实验讨论】

1. 影响血小板计数的因素有哪些？如何做好质量控制？

2. 血小板计数稀释液应具备哪些条件？

（毛红丽）

实验十　外周血细胞形态学检查

◀ 一、红细胞形态检查

【实验目的】

掌握红细胞形态检查的原理、操作及注意事项，并能识别正常和异常红细胞的形态特点。

【实验原理】

利用普通光学显微镜直接观察经瑞 - 吉复合染色后血涂片上的红细胞形态，识别正常及各种异常红细胞。

【实验材料】

1. 器材　普通光学显微镜、擦镜纸。

2. 试剂　香柏油、油镜清洁液（乙醚：无水乙醇 =3∶7）。

3. 标本　制备良好的瑞 - 吉复合染色血涂片。

【实验操作】

1. **低倍视野观察**　先在低倍视野下浏览全片,观察血涂片中红细胞的整体分布和染色情况,并注意是否存在其他异常细胞。选择染色良好、细胞分布均匀、红细胞排列紧密但不重叠的区域(通常在血涂片体尾交界处)。

2. **油镜视野观察**　在所选择的区域滴加 1 滴香柏油,转换至油镜,观察红细胞的形态。异常红细胞形态包括大小、形状、染色、结构及排列异常。

3. **报告结果**　描述所观察到的待检血涂片中的正常或异常红细胞形态。

【参考区间】

瑞 - 吉复合染色的血涂片中红细胞呈淡粉红色或琥珀色,双凹圆盘形,大小均一,平均直径为 7.5μm(6.7 ～ 7.7μm),血红蛋白充盈良好,中央 1/3 为生理性淡染区,胞质内无异常结构。正常健康成人外周血涂片中不见有核红细胞,可偶见变形或破碎的红细胞。

【注意事项】

1. **合格的血细胞形态检验人员**　经过严格培训、有理论和实践经验的检验人员是细胞形态学检查质量保证的前提。

2. **制备良好的血涂片**　推片和染色过程中的某些人为因素可造成红细胞形态的异常(表 2-10-1),应认真观察全片,排除人为因素影响。通常情况下,真正的异形红细胞在全片中都可见到,而假性异形红细胞常局限在个别区域。

表 2-10-1　人为因素造成的红细胞形态异常

人为因素	红细胞形态异常
制备血涂片不当	棘形红细胞、皱缩红细胞、红细胞缗钱状形成等
使用非疏水性玻片	口形红细胞
染色不当	嗜多色红细胞
抗凝剂浓度过高,或血液标本久置	锯齿状红细胞
涂片干燥过慢,或固定液中混有水分	面包圈形红细胞
涂片末端附近	长轴方向一致的假性椭圆形红细胞

3. **正确的观察顺序**　先在低倍视野下浏览全片,整体观察血涂片的细胞分布和染色情况,选择好理想的观察区域后(红细胞分布均匀、染色良好、排列紧密但不重叠),再转换至油镜下进行观察。同时要注意片中是否存在其他异常细胞或成分,如幼稚细胞等。

【实验讨论】

1. 在推片及染色过程中哪些因素可导致红细胞形态异常?如何鉴别红细胞的形态异常是否由人为因素所致?应如何避免?

2. 如何评价红细胞形态检查方法?

◀ 二、白细胞形态检查

【实验目的】

掌握外周血中各种白细胞的正常及病理形态。

【实验原理】

用普通光学显微镜直接观察经瑞 - 吉复合染色后血涂片上的白细胞,并根据细胞大小、细胞核、细胞质等多方面的特征,来鉴别各种正常或异常白细胞。

【实验材料】

1. 器材　普通光学显微镜、擦镜纸。
2. 试剂　香柏油、油镜清洁液（乙醚：无水乙醇 =3：7）。
3. 标本　制备良好的瑞 - 吉复合染色血涂片。

【实验操作】

1. 低倍视野观察　先在低倍视野下浏览全片，初步评估细胞分布、数量及染色情况，选择细胞分布均匀、染色良好的观察区域（通常在体尾交界处），并注意是否存在异常细胞。

2. 油镜观察　在所选区域滴加 1 滴香柏油，在油镜下对白细胞从胞体大小、细胞核、细胞质等方面认真观察。注意白细胞有无异常形态变化，如中性粒细胞的毒性变化、核象变化、核形态异常、胞质颗粒减少或消失、异型淋巴细胞等。

3. 计算毒性指数　观察 100 或 200 个中性粒细胞，记录含中毒颗粒的中性粒细胞数量，毒性指数计算公式如下：

$$毒性指数 = \frac{有中毒颗粒的中性粒细胞数}{计数的中性粒细胞数}$$

4. 报告结果　直接报告所观察到的正常或异常白细胞的形态。

【参考区间】

正常健康成人外周血中无异常白细胞。

【注意事项】

1. 注意全片观察，特别要留意血涂片的尾部和边缘，因为体积较大的异常细胞通常会出现在这些区域，若发现异常或幼稚细胞，一定要在结果报告中加以描述。

2. 注意控制染色的质量，染色时间过长或染液偏碱时，可能会将中性颗粒误认为中毒颗粒，应注意全片各种细胞的染色情况。

3. 注意区别不同类型的细胞，尤其是含中毒颗粒的中性粒细胞和嗜碱性粒细胞的鉴别，嗜碱性粒细胞核分叶较少，染色较浅，其中的嗜碱性颗粒着色更深且大小不均，通常可覆盖在细胞核上。

【实验讨论】

1. 病毒性感染和细菌性感染时外周血中的白细胞计数和形态变化各有何特点？
2. 异型淋巴细胞是由什么原因引起的？有何形态特点？

三、血小板形态检查

【实验目的】

掌握血小板形态的检查方法及正常和异常血小板的形态特点。

【实验原理】

用普通光学显微镜直接观察经瑞 - 吉复合染色后血涂片上的血小板形态。

【实验材料】

1. 器材　普通光学显微镜、擦镜纸。
2. 试剂　香柏油、油镜清洁液（乙醚：无水乙醇 =3：7）。
3. 标本　制备良好的瑞 - 吉复合染色血涂片。

【实验操作】

1. 低倍视野观察　低倍视野下浏览全片，观察细胞包括血小板的分布和染色情况。选取厚薄适宜、染色良好、细胞分布均匀且形态完整的区域。

2. 油镜观察　在所选区域滴加 1 滴香柏油，在油镜下仔细观察血小板的数量、大小、形态、颗粒聚集性和分布等特点。

3. **报告结果** 描述所观察到的血小板分布及形态特点。分布特点可描述为散在、簇状或成堆分布等；形态特点可描述为正常形态血小板、大血小板、异常形态血小板等。

【参考区间】

正常血小板呈两面微凸的圆盘状，直径为 1.5 ～ 3μm，新生血小板体积大，成熟血小板体积较小；往往散在或成簇分布，形态多为圆形、椭圆形或略欠规则；胞质呈淡蓝色或淡红色，中央有细小、分布均匀而相聚或分散于胞质中的紫红色颗粒。

【注意事项】

1. 采血过程顺利与否可影响到血小板形态的观察。进行血小板形态观察时，EDTA 抗凝新鲜全血优于毛细血管血。

2. 各种人为因素如血液放置时间过长、涂片的制备及染色不当、涂片干燥过慢、观察区域不合适等均会影响到血小板的形态，一般真正的异形血小板均匀分布于全片，而假性异形血小板仅局限于个别区域。

【实验讨论】

1. 影响血小板聚集的因素有哪些？应如何避免？

2. 描述血小板卫星现象并讨论该现象对血象测定值的影响。

（岳保红）

实验十一　血涂片病原体形态学检查

◀ **一、疟原虫形态检查**

【实验目的】

1. 掌握薄血膜上间日疟原虫红细胞内期各阶段和配子体的形态特征。

2. 掌握薄血膜上恶性疟原虫环状体和配子体的形态特征。

3. 掌握疟原虫薄、厚血膜涂片的制作和染色方法。

【实验原理】

利用普通光学显微镜直接观察经瑞 - 吉复合染色（或吉姆萨染色）后血涂片上间日疟原虫、恶性疟原虫红细胞内期各阶段和配子体的形态特征。

【实验材料】

1. **器材** 载玻片、推片、洗耳球、显微镜、染色架、记号笔、蜡笔、擦镜纸。

2. **试剂** 瑞 - 吉复合染液、吉姆萨染液、香柏油、油镜清洁液（乙醚：无水乙醇 =3：7）。

3. **标本** EDTA 抗凝静脉血、制备好的瑞 - 吉复合染色血涂片（间日疟原虫和恶性疟原虫的薄、厚血膜）。

【实验操作】

1. **薄、厚血膜涂片的制备** 在同一张载玻片上制作薄、厚血膜。薄血膜上疟原虫不变形，可鉴别疟原虫虫种；厚血膜上疟原虫虫量多，可提高疟原虫检出率。

（1）薄血膜制作：取一张洁净、无油脂的载玻片，用左手拇指和食指持载玻片两端，取 1 小滴血（1 ～ 1.5μl）置于玻片中央，右手持推片将其一端放在血滴前方，向后慢慢移动并接触血滴，使血液沿推片与载玻片的接触边缘展开，至距边缘约 5mm 时，使推片与载玻片呈 30° ～ 45° 平面夹角，匀速平稳地向前推动，载玻片上留下一层厚薄适宜的血膜，呈舌状，头、体、尾明显。

（2）厚血膜制作：另取 1 大滴血（4 ～ 5μl）置于载玻片右侧 1/3 处，将推片的一角放在血滴中心，用推片的一角将血由内向外顺着一个方向旋转涂布，制成厚薄均匀、直径为 0.8 ～ 1cm 的圆形厚血膜（图 2-11-1）。

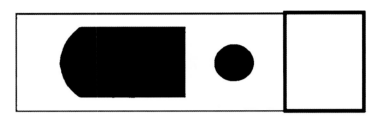

图 2-11-1　厚、薄血涂片示意图

2. 标记　在载玻片的一端或在靠近厚血膜一端边上标注编号和日期。

3. 固定和染色

（1）瑞 - 吉复合染色法：在血膜自然干燥后，滴加数滴蒸馏水于厚血膜上，使红细胞溶解，脱去血红蛋白，待血膜呈灰白色时，倾去液体，晾干（制片时蒸馏水不能接触薄血膜，并避免振荡，以防薄血膜溶血及厚血膜脱落）。血膜干透后，将玻片平置于染色架上，滴加瑞 - 吉复合染液数滴，覆盖整个血膜；0.5 ～ 1min 后，滴加等量或稍多的缓冲液，轻轻摇动玻片或用洗耳球对准血涂片吹气，使染液与缓冲液充分混匀；室温下放置 5 ～ 10min 后用流水从玻片一端冲去染液（注意避免水流垂直冲洗血膜），待干。

（2）吉姆萨染色法：将干透的薄血膜用甲醇固定数秒，将吉姆萨染液（用 pH 6.8 ～ 7.2 的磷酸盐缓冲液稀释 15 ～ 20 倍）滴加在厚、薄血膜上染色 30min，取出，轻轻用流水冲洗，以防厚血膜脱落，待干。

4. 示教片观察　制备好的瑞 - 吉复合染色血涂片（间日疟原虫和恶性疟原虫的薄、厚血膜）。

（1）低倍视野观察：先在低倍视野下浏览全片，观察细胞的分布和染色情况，并注意是否存在其他异常细胞。选取厚薄适宜、染色良好、细胞分布均匀且形态完整的区域。

（2）油镜视野观察：在所选择的区域滴加 1 滴香柏油，转换至油镜，观察间日疟原虫、恶性疟原虫红细胞内期各阶段和配子体的形态特征。经瑞 - 吉复合染液染色后，疟原虫细胞质染成蓝色，细胞核染成红色，应注意与血涂片上其他血细胞和染料异物等相区别。

5. 报告结果　描述所观察到的间日疟原虫、恶性疟原虫红细胞内期各阶段和配子体的形态特征。

【参考区间】

正常健康人外周血中无疟原虫。各阶段疟原虫形态特点见表 2-11-1，图 2-11-2 ～ 图 2-11-5。

【注意事项】

1. 血量适中，推片速度均匀，以防血膜过厚、过薄或出现不规则间断。

2. 血涂片必须充分干燥，否则染色时细胞易脱落。如环境温度过低或湿度过大，可置于 37℃温箱中促干。

3. 制片时薄血膜不能接触水，溶血时间不能过长，并避免振荡，以防薄血膜溶血及厚血膜脱落。

4. 固定薄血膜时，勿让固定剂触及厚血膜，否则厚血膜不溶血。

5. 吉姆萨染色工作液应现用现配，切勿将未用完的吉姆萨染色工作液倒回原液瓶中。

6. 冲洗时不能先倒掉染液，应以流水冲洗涂片上的染液，以防染料沉着在血涂片上。冲洗时水流不宜太快，水流缓慢地从玻片的一端冲洗，避免水流直接冲到血膜上，从而导致血膜脱落。

7. 正确的观察顺序应当是先在低倍视野下浏览全片，整体观察血涂片的细胞分布和染色情况，选择好理想的观察区域后再转换至油镜下进行观察。同时要注意片中是否存在其他异常细胞或成分等。

表 2-11-1　各阶段疟原虫形态特点

形态名称	间日疟原虫	恶性疟原虫	三日疟原虫	卵形疟原虫
环状体	细胞质呈纤细环状,染蓝色,大小约为红细胞直径的1/3;细胞核有1个,染红色,位于细胞质一侧;红细胞内通常只寄生1个原虫	细胞质呈纤细环状,染蓝色,大小为红细胞直径的1/5或1/6;细胞核有1~2个,染红色;红细胞内常有2个以上原虫寄生,常位于红细胞边缘	环较粗壮,染蓝色,大小约为红细胞的1/3;细胞核有1个,染红色;红细胞内很少含有2个以上原虫	似三日疟原虫
大滋养体	细胞质增多,有伪足伸出,形状不规则,空泡明显;细胞核有1个;疟色素为棕黄色,呈细小杆状,分散在胞质内	一般不出现在外周血中,集中在内脏毛细血管	虫体体小,呈长圆形或带状,空泡小或无,偶呈大环状;细胞核有1个;疟色素为棕褐色、粗大、颗粒状,常分布在虫体边缘	不规则形或圆形,空泡不显著;细胞核有1个,较大;疟色素似间日疟原虫,但较少而粗大
裂殖体	虫体逐渐变圆,充满红细胞,裂殖子有12~24个,常为16个,排列不规则;疟色素集中	外周血不易见到	几乎充满红细胞,裂殖子有6~12个,常为8个,有时排成一环,呈菊花状;疟色素集中在中央	虫体小于正常红细胞,裂殖子有4~12个,常为8个;疟色素集中在中央或一侧
雌配子	虫体为圆形或卵圆形,几乎占满胀大的红细胞;细胞质呈深蓝色;细胞核有1个,小而致密,深红色,偏向虫体一侧;疟色素较多而分散	新月形,两端较尖,细胞质呈深蓝色;细胞核有1个,小而致密,深红色,位于中央;疟色素呈黑褐色,多分布于核周	虫体为圆形或卵圆形,几乎充满红细胞;细胞质呈深蓝色;细胞核有1个,较小致密,深红色,偏于一侧;疟色素多而分散	虫体小于正常红细胞;疟色素较多而分散
雄配子	虫体为圆形或卵圆形,几乎占满胀大的红细胞;细胞质蓝而略带红色;细胞核有1个,大而疏松,染淡红色,多位于虫体中央;疟色素较多而分散	腊肠形,两端钝圆,细胞质而略带红色;细胞核有1个,大而疏松,淡红色,位于中央;疟色素多分布于核周	虫体为圆形或卵圆形,小于正常红细胞;细胞质呈浅蓝色;细胞核有1个,较大疏松,淡红色,位于中央;疟色素分散	虫体为圆形或卵圆形,小于正常红细胞;细胞质呈浅蓝色;细胞核有1个,较大疏松,淡红色,位于中央;疟色素较多而分散
被寄生的红细胞变化	除环状体外,其余各期均胀大,色淡;常见较多红色、细小的薛氏小点	正常或略小,可有数颗粗大紫红色的茂氏小点	正常或略小;偶见少量、淡紫色、微细的齐氏小点	略胀大,色淡,部分为长形,边缘呈锯齿状;薛氏小点较粗大,且环状体期即可出现

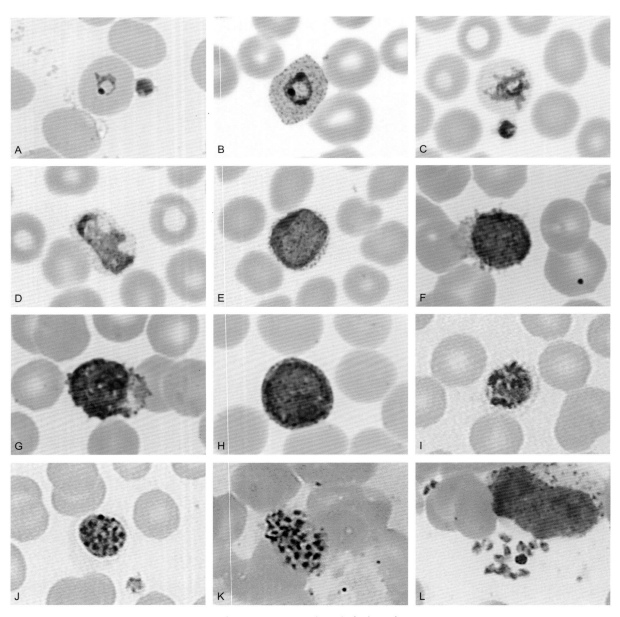

图 2-11-2　间日疟原虫各期形态
A ～ B: 环状体；C ～ D: 大滋养体；E ～ H: 配子体；I ～ K: 裂殖体；L: 逸出红细胞的裂殖子。

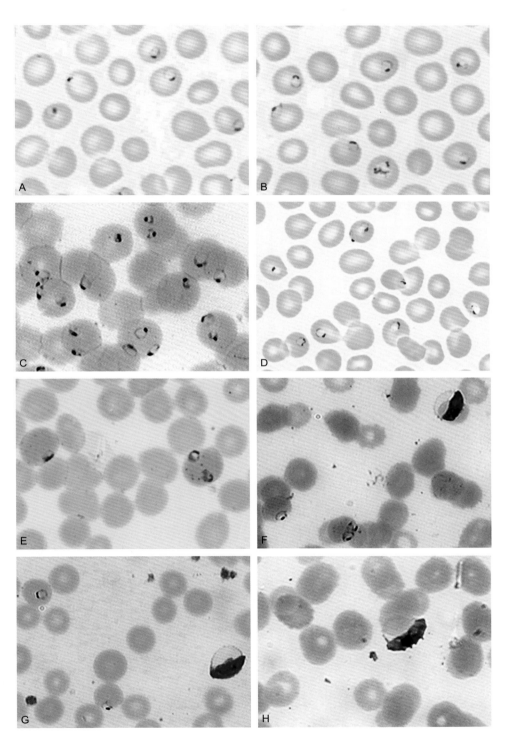

图 2-11-3 恶性疟原虫各期形态

A ～ D：环状体；E：环状体（可见茂氏点）；F ～ G：环状体和配子体；H：配子体。

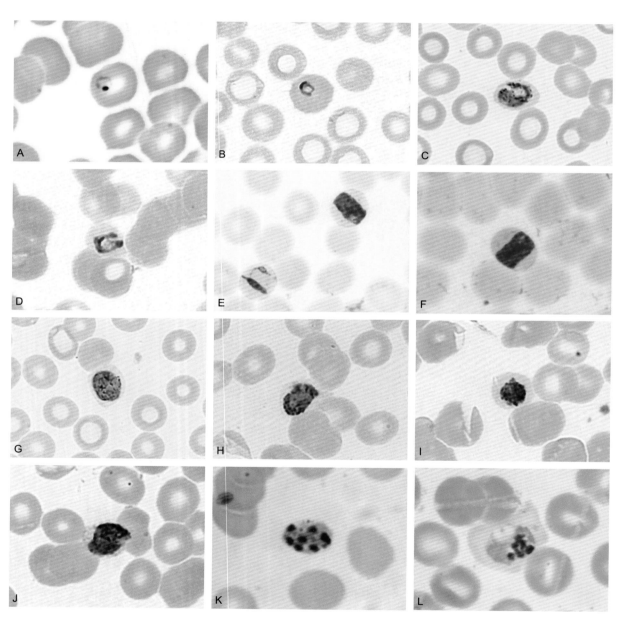

图 2-11-4　三日疟原虫各期形态

A ～ B：环状体；C ～ F：大滋养体；G ～ H：配子体；I ～ L：裂殖体。

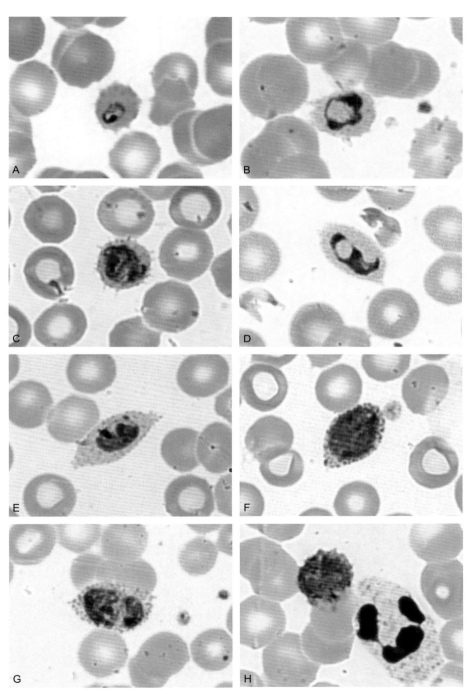

图 2-11-5　卵形疟原虫各期形态
A ～ B: 环状体；C、D: 大滋养体；E、F: 配子体；G: 裂殖体；H: 裂殖体。

8. 应逐个视野依次观察,注意在胀大、变形或变浅的红细胞内寻找疟原虫。

【实验讨论】

1. 外周血中可查到哪些阶段的间日疟原虫? 被间日疟原虫寄生的红细胞有什么变化? 外周血中可查到哪些阶段的恶性疟原虫? 疟疾贫血的原因有哪些?

2. 用厚、薄血膜检查疟原虫各有哪些优缺点?

◀ 二、巴贝虫形态检查

【实验目的】

掌握巴贝虫的形态特征。

【实验原理】

用普通光学显微镜直接观察经吉姆萨染色后血涂片上的巴贝虫形态。

【实验材料】

1. **器材** 普通光学显微镜、擦镜纸。

2. **试剂** 香柏油、油镜清洁液(乙醚：无水乙醇 =3：7)。

3. **标本** 制备良好的吉姆萨染色血涂片(巴贝虫感染血涂片)。

【实验操作】

1. **低倍视野观察** 低倍视野下浏览全片,观察细胞的分布和染色情况,并注意是否存在其他异常细胞。选取厚薄适宜、染色良好、细胞分布均匀且形态完整的区域。

2. **油镜观察** 在所选择的区域滴加 1 滴香柏油,转换至油镜,观察红细胞内巴贝虫的形态特征。巴贝虫在红细胞内寄生时可呈圆形、卵圆形、梨形、逗点状、阿米巴状、环状等多种形态；典型形态为梨形,往往在一个红细胞内有多个虫体寄生,以 1 ~ 4 个虫体居多,单个或成对排列,可形成三联体或四联体,且可为不同发育时期的虫体。巴贝虫经吉姆萨染色后,胞质呈蓝色,核呈紫红色。

3. **报告结果** 描述所观察到的巴贝虫形态特点。

【参考区间】

正常健康人外周血中无巴贝虫。

【注意事项】

1. 各种人为因素如血液放置时间过长、涂片的制备及染色不当、观察区域不合适等均会影响巴贝虫的检出率。

2. 正确的观察顺序应当是先在低倍视野下浏览全片,整体观察血涂片的细胞分布和染色情况,选择好理想的观察区域后再转换至油镜下进行观察。同时要注意片中是否存在其他异常细胞或成分等。

3. 应逐个视野依次观察,注意在红细胞内寻找巴贝虫。

4. 应观察红细胞总数在 2 000 个以上。

【实验讨论】

如何鉴别巴贝虫和疟原虫?

◀ 三、附红细胞体形态检查

【实验目的】

掌握附红细胞体的形态特征。

【实验原理】

用普通光学显微镜直接观察经瑞 - 吉复合染色后血涂片上的附红细胞体形态。

【实验材料】

1. **器材**　普通光学显微镜、擦镜纸。
2. **试剂**　香柏油、油镜清洁液（乙醚：无水乙醇=3∶7）。
3. **标本**　制备良好的瑞-吉复合染色血涂片（附红细胞体感染血涂片）。

【实验操作】

1. **低倍视野观察**　浏览全片,观察细胞的分布和染色情况,选取厚薄适宜、染色良好、细胞分布均匀且形态完整的区域。

2. **油镜观察**　在所选择的区域滴加1滴香柏油,转换至油镜,观察红细胞表面附红细胞体的形态特征。血液中的附红细胞体大小不一、形态多样,多为环形、球形、半月形或卵圆形,少数呈杆状或顿号形。附红细胞体直径一般为0.3~1.0μm,最大可达1.5μm,在红细胞表面单个或成团存在,呈链状或鳞片状。红细胞上虫体数量多少不等,少则3~5个,多则15~25个。悬液中的单个附红细胞体运动活跃,呈翻滚或扭转运动,一旦附着在红细胞表面即停止运动。应逐个视野依次观察,注意在红细胞膜表面寻找附红细胞体。

3. **报告结果**　描述所观察到的附红细胞体形态特点。

【参考区间】

正常健康人外周血中无附红细胞体。

【注意事项】

1. 附红细胞体对干燥和化学消毒药物抵抗力较弱,一般消毒药几分钟即可杀死,在酸性溶液中活性反而增强。60℃、30min,附红细胞体即可失去致病活性。对低温抵抗力较强,在4℃的血液中可存活1个月,不受红细胞溶解的影响,在低温冷冻情况下附红细胞体可存活数年之久。

2. 附红细胞体既有原虫的某些特点,又有立克次体的一些特征。

3. 逐个视野观察,注意在红细胞膜表面寻找附红细胞体。

【实验讨论】

附红细胞体引起贫血的原因有哪些?有哪些特征?

（岳保红）

第三章
血液分析仪检验

实验一　血液分析仪的使用和结果分析

◀ 一、白细胞五分类型血液分析仪的使用和结果分析

【实验目的】

掌握白细胞五分类型血液分析仪的原理、操作方法及结果分析。

【实验原理】

1. **细胞计数**　血细胞相对于等渗的电解质溶液（稀释液）而言为不良导体，当血细胞通过检测器微孔的孔径感应区时，其内外电极之间的电阻瞬间增大，产生脉冲信号，脉冲信号的强弱反映细胞体积的大小，脉冲信号的多少反映细胞的数量，这些脉冲信号经过放大、甄别、阈值调节、整形、计数，完成对血细胞的计数和体积测定。

2. **血红蛋白测定**　被稀释的血液中加入溶血剂后，红细胞溶解，释放出血红蛋白，后者与溶血剂有关成分结合，形成血红蛋白衍生物，进入专门检测通道，在特定波长（多为 530 ～ 550nm）下比色，吸光度值与所含血红蛋白含量成正比，经仪器计算显示血红蛋白浓度。

3. **白细胞五分类计数**　不同型号血液分析仪所采用的原理不尽相同，如体积电导激光散射法（VCS）、阻抗和射频法、多角度偏振光散射法（MAPSS）、激光散射与细胞化学染色法、流式细胞术与荧光染色法等。其基本原理是通过分析细胞大小、内部结构、细胞内核酸（DNA、RNA）含量等，将两个相关的测量指标以坐标形式展示，从而将不同类型的白细胞进行分类。

4. **网织红细胞计数**　采用荧光染料（如吖啶橙、吡啰红 Y、噻唑橙、碱性槐黄 O 等）结合网织红细胞内的 RNA，经激光照射，染色的 RNA 产生散射荧光，根据荧光信号计数网织红细胞。依据荧光强度不同，将网织红细胞分为低荧光强度网织红细胞（LFR）、中荧光强度网织红细胞（MFR）和高荧光强度网织红细胞（HFR）三类，反映网织红细胞的成熟度，越早期的网织红细胞显示荧光越强，完全成熟的红细胞没有荧光。

【实验材料】

1. **器材**　白细胞五分类型血液分析仪及采血相关器材等。

2. **试剂**

（1）仪器配套的稀释液、溶血剂、清洗液等。

（2）全血质控物。

3. **标本**　末梢血或 EDTA-K_2 抗凝静脉血。

【实验操作】

1. **采集标本**　采集静脉血液,使用EDTA-K$_2$抗凝(抗凝剂终浓度为1.5～2.2mg/ml),将血液与抗凝剂充分混匀,同时制备血涂片1张备用。静脉采血困难患者如婴幼儿,可采集末梢血,加入微量抗凝管内立即混匀,待测。

2. **准备仪器**　开机前检查稀释液、溶血剂和废液瓶(或排污口)等装置的连接和通讯接口。然后开启电源,仪器完成自检程序,空白计数达到仪器要求,即可进行下一步操作。

3. **检测质控物**　将与仪器配套的质控物从冰箱中取出,置于室温下15～30min,轻轻充分混匀后上机检测,确定质控结果符合要求才能进行标本检测。若质控结果失控,按失控程序处理。

4. **检测标本**　将标本排列于仪器待检区,仪器自动混匀标本并进样。采用手动进样模式时,标本应充分混匀后上机检测。仪器进样后自动完成各项测试,屏幕显示出各项参数、直方图及报警信息。

5. **报告结果**

(1)白细胞五分类血液分析仪常见检测参数见表3-1-1～表3-1-4。

表3-1-1　白细胞检测参数

参数	英文全称	缩写	单位
白细胞计数	white blood cell count/concentration	WBC	×10^9/L
中间细胞群计数	middle cell count	MID	×10^9/L
中间细胞群百分率	middle cell percent	MID%	%
淋巴细胞群计数	lymphocyte count	LYM#	×10^9/L
淋巴细胞群百分率	lymphocyte percent	LYM%	%
粒细胞群计数	granulocyte count	GRAN#	×10^9/L
粒细胞群百分率	granulocyte percent	GRAN%	%
单核细胞计数	monocyte count/absolute concentration	MONO#	×10^9/L
单核细胞百分率	monocyte percentage of WBC's	MONO%	%
淋巴细胞计数	lymphocyte count/absolute concentration	LYMPH#	×10^9/L
淋巴细胞百分率	lymphocyte percentage of WBC's	LYMPH%	%
中性粒细胞计数	neutrophil count/absolute concentration	NEUT#	×10^9/L
中性粒细胞百分率	neutrophil percentage of WBC's	NEUT%	%
嗜酸性粒细胞计数	eosinophil count/absolute concentration	EO#	×10^9/L
嗜酸性粒细胞百分率	eosinophil percentage of WBC's	EO%	%
嗜碱性粒细胞计数	basophil count/absolute concentration	BASO#	×10^9/L
嗜碱性粒细胞百分率	basophil percentage of WBC's	BASO%	%

表3-1-2　红细胞检测参数

参数	英文全称	缩写	单位
红细胞计数	red blood cell count	RBC	×10^{12}/L
血红蛋白浓度	hemoglobin concentration	HGB	g/L
血细胞比容	hematocrit	HCT	L/L
平均红细胞体积	mean cell/corpuscular volume	MCV	fl

续表

参数	英文全称	缩写	单位
平均红细胞血红蛋白含量	mean cell/corpuscular hemoglobin	MCH	pg
平均红细胞血红蛋白浓度	mean cell/corpuscular hemoglobin concentration	MCHC	g/L
红细胞体积分布宽度 -SD 值	red cell volume distribution width-SD	RDW-SD	fl
红细胞体积分布宽度 -CV 值	red cell volume distribution width-CV	RDW-CV	%

表 3-1-3 血小板检测参数

参数	英文全称	缩写	单位
血小板计数	platelet concentration	PLT	$\times 10^9$/L
血小板平均体积	mean platelet volume	MPV	fl
血小板比容	plateletcrit	PCT	L/L
血小板体积分布宽度	platelet volume distribution width	PDW	%
大血小板比率	platelet larger cell ratio	P-LCR	%

表 3-1-4 网织红细胞检测参数

参数	英文全称	缩写	单位
网织红细胞计数	reticulocyte count/concentration	RET#	$\times 10^9$/L
网织红细胞百分比	reticulocyte percentage	RET%	%
低荧光强度网织红细胞百分比	low fluorescent reticulocyte percent	LFR%	%
中荧光强度网织红细胞百分比	middle fluorescent reticulocyte percent	MFR%	%
高荧光强度网织红细胞百分比	high fluorescent reticulocyte percent	HFR%	%
网织红细胞血红蛋白含量	reticulocyte hemoglobin equivalent	RET-He	pg
未成熟网织红细胞百分比	immature reticulocyte fraction	IRF	%

（2）散点图

1）白细胞散点图：白细胞散点图可以有多种形式，以坐标散点图方式分别显示中性粒细胞（neutrophil）、淋巴细胞（lymphocyte）、单核细胞（monocyte）、嗜酸性粒细胞（eosinophil）、嗜碱性粒细胞（basophil）分布状态。由于嗜碱性粒细胞数量较少，普通通道不容易准确测定，会单独设计通道进行精准测定，该通道还可以同时测定有核红细胞（NRBC）（图 3-1-1）。

2）网织红细胞散点图：用于报告网织红细胞百分比率和绝对值、低荧光强度网织红细胞（LFR）、中荧光强度网织红细胞（MFR）、高荧光强度网织红细胞（HFR）以及未成熟网织红细胞比例（IFR，即 MFR、HFR 之和）等（图 3-1-2）。

（3）直方图：RBC、PLT 直方图（图 3-1-3）。

（4）报警信息：如细胞计数、散点图、直方图等有异常，仪器会有相应的提示，参见仪器说明书。

（5）报告：根据各项参数、散点图、直方图、报警信息及临床资料等，综合分析是否可以直接发出报告，或经过复检再发出报告。

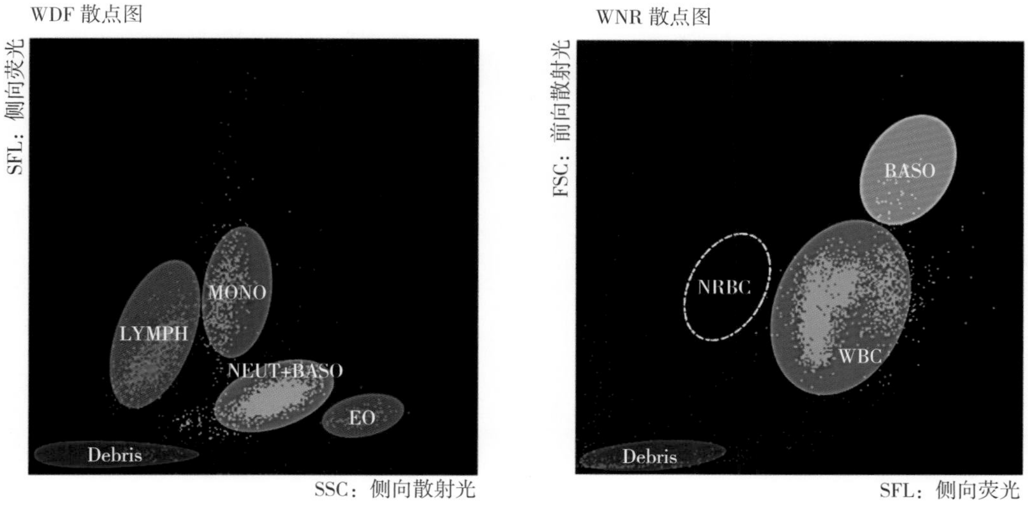

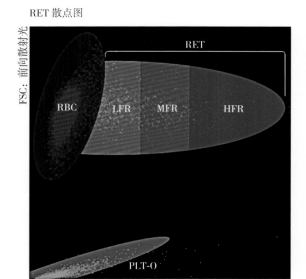

图 3-1-1 五分类型血液分析仪不同白细胞通道的散点图

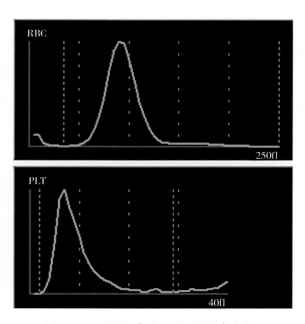

图 3-1-2 网织红细胞通道散点图

图 3-1-3 RBC 直方图和 PLT 直方图

6. 分析结果

（1）白细胞结果：散点图对于白细胞的分类只是一种过筛手段，须结合细胞的数量、直方图、散点图、报警信息及临床资料等制定复检规则，必要时，进行仪器的再测、显微镜复检及标本合格性判断等，才能准确得出白细胞的分类结果。需要说明的是，不同型号的五分类型血液分析仪采用的原理不尽相同，散点图也有差异，必须清楚自己实验室使用的仪器原理，综合分析，保证白细胞计数结果的准确性。异常散点图分析请参见"实验五 异常标本的直方图、散点图复检研判"。

（2）红细胞结果：结合 RBC、HGB、MCV、MCH、MCHC、RDW 及 RBC 直方图、显微镜下红细胞形态、临床资料综合分析，有助于贫血的诊断及治疗监测。

1）MCV、MCH、MCHC 对贫血的形态学分类（表 3-1-5）

表 3-1-5　MCV、MCH、MCHC 对贫血的形态学分类

形态学分类	MCV/fl	MCH/pg	MCHC/(g/L)	病因举例
大细胞性贫血	> 100	> 34	316 ~ 354	叶酸和 / 或维生素 B_{12} 缺乏或吸收障碍
正常细胞性贫血	82 ~ 100	27 ~ 34	316 ~ 354	再生障碍性贫血、急性失血、急性溶血、白血病等
小细胞低色素性贫血	< 82	< 27	< 316	铁缺乏、珠蛋白肽链合成障碍、慢性失血等
单纯小细胞性贫血	< 82	< 27	316 ~ 354	慢性炎症、尿毒症等

2）MCV、RDW 对贫血的分类（表 3-1-6）

表 3-1-6　MCV、RDW 对贫血的分类

贫血分类	MCV	RDW	疾病举例
小细胞均一性	减低	正常	轻型 β 型地中海贫血
小细胞不均一性	减低	升高	缺铁性贫血、HbH 病
正细胞均一性	正常	正常	慢性病性贫血、再生障碍性贫血、白血病
正细胞不均一性	正常	升高	骨髓纤维化、铁粒幼细胞贫血
大细胞均一性	升高	正常	骨髓增生异常综合征、再生障碍性贫血
大细胞不均一性	升高	升高	巨幼细胞贫血、恶性贫血

3）红细胞直方图的提示作用（图 3-1-4）

（3）血小板结果：血小板参数有助于寻找血小板增多、减少的原因及判断血小板成熟度、骨髓产生血小板的能力等。PDW 与 MPV 测定的临床意义见表 3-1-7。血小板直方图有助于血小板计数的质量控制，如血小板聚集、小红细胞或细胞碎片对血小板计数的干扰（图 3-1-5）。对异常血小板直方图的标本，一定要进行显微镜复检、分析原因，必要时，重新采集标本测定。

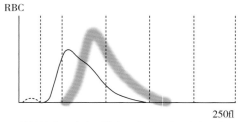

缺铁性贫血直方图特征：主峰左移，峰底变宽，显示有小细胞不均一性红细胞。

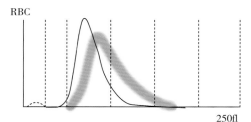

轻型地中海贫血直方图特征：曲线峰左移，峰底较窄，显示有小细胞均一性红细胞。

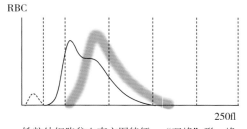

铁粒幼细胞贫血直方图特征："双峰"形，峰底明显变宽。说明有大小两群红细胞。

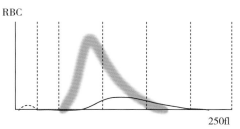

巨幼细胞贫血直方图特征：曲线顶点较低、主峰平坦右移，峰底明显变宽，显示有大细胞不均一性红细胞。

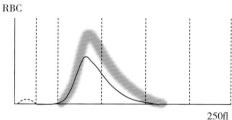

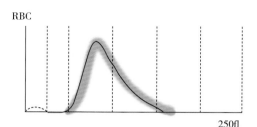

急性失血性贫血直方图特征：主峰变低，其他与正常红细胞直方图基本一致。

健康人红细胞直方图特征：两侧基本对称的正态曲线，主峰顶点较高，峰底较宽。

图 3-1-4 红细胞直方图的提示作用

表 3-1-7 PDW 与 MPV 测定的临床意义

PDW	MPV	临床意义
增高	正常	原发性血小板增多症、反应性血小板增多症
减低	减低	巨幼细胞贫血
增高	增高	粒细胞白血病、原发性免疫性血小板减少症
减低	增高	再生障碍性贫血

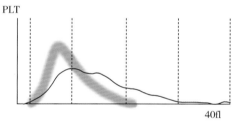

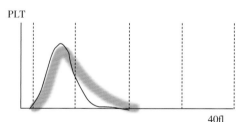

大血小板增多直方图特征：曲线峰顶点右移，曲线右侧底部抬高。

小血小板增多直方图特征：曲线峰顶点左移。

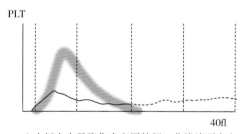

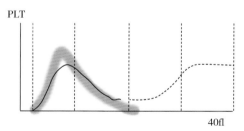

血小板有大量聚集直方图特征：曲线峰顶点右移、变得低而平，PLT 计数会假性减低。

小红细胞干扰血小板计数的直方图特征：曲线峰的右侧以较大斜率抬起，PLT 计数会假性升高。

图 3-1-5 各类血小板直方图

7. 其他检测参数 血液分析仪除了能够完成全血细胞计数和白细胞分类外，还能对幼稚粒细胞、未成熟血小板、有核红细胞、外周血造血干细胞等进行检测，并提供大量有价值的检测参数，供临床报告和研究（参见配套教材"第二节 血液分析仪检测参数、细胞分布图和报警"）。

【注意事项】

1. 工作环境要清洁，室内温度保持在 15～25℃，相对湿度在 30%～85%；注意通风、防潮，保持排水系统的通畅，保证排污符合生物安全及环境保护的要求，避免阳光直射；仪器应远离电磁干扰源、热源，电源插座单独使用，远离电冰箱、空调、离心机等易产生干扰的设备。

2. 要使用与仪器品牌、型号匹配的配套试剂，开机前要先检查试剂的有效期。严格按仪器标准操作程序（SOP 文件）进行检测。

3. 顺利采血，与 EDTA-K$_2$ 抗凝剂充分混匀，不能有凝块。标本应于 4 ～ 6h 检测完毕，最多不超过 8h，此期间标本置于室温为宜。不宜在冰箱保存，有文献显示冷藏会使血小板计数减少。

4. EDTA 依赖性假性血小板减少症的标本可选用枸橼酸盐抗凝剂。有冷凝集现象的标本，37℃水浴 30min 后混匀，立即上机检测。

5. 按要求做室内质控，若质控失控，不能检测标本，按下述操作寻找失控原因并处理：重新测定同一质控物→新开一瓶质控物，重测失控项目→进行仪器维护或更换试剂，重测失控项目→联系仪器或试剂厂家请求技术支援，找到失控原因并纠正。

6. 按周转时间（turn-around time, TAT）要求回报血液检测结果。若属于危急值，应按程序及时反馈结果至临床。

7. 血液分析仪作为一种复杂的仪器设备，可能会遇到一些常见的问题或故障。要保证血细胞分析的结果准确可靠，可以采取以下措施。

（1）样本质量控制：确保采集的血液样本质量良好是结果准确的关键。遵循正确的采样技术和标本处理方法，使用无菌和适当容器进行样本采集和储存。避免样本污染、凝固或稀释不当等问题，以保证分析结果的可靠性。

（2）操作规范和培训：确保使用血细胞分析仪的操作人员接受充分的培训，并按照设备厂商的操作规范进行操作。操作人员应了解正确的样本处理步骤、仪器操作流程和结果解读方法，以确保结果的准确性和一致性。

（3）定期校准和验证：按照设备厂商的建议，定期进行仪器的校准和验证。校准是确保仪器输出结果与已知标准一致的过程，而验证是确认仪器在使用环境中的性能和准确性。校准和验证过程应按照标准程序进行，并记录校准和验证结果。

（4）质量控制：进行质量控制测试是评估仪器性能和结果准确性的重要方式。使用验证的质控物质，按照设备厂商的建议进行质控测试，并记录质控结果。确保质控符合标准要求，并采取适当的纠正措施，如重新校准或排除故障，以确保结果的准确性。

（5）仪器维护和清洁：定期进行仪器的维护和清洁，包括清洁传感器、管道和光学系统，更换耗材和消耗品。遵循设备厂商提供的操作手册和建议，并与相关专业人员合作，按照规定的频率进行维护，记录维护过程以确保血细胞分析仪的结果准确可靠。

8. 将所有标本都视为传染源，做好自身安全防护工作。按要求处理检测后的标本。若溶血剂中含有氰化物，废液必须使用次氯酸处理后，才能排放。

【实验讨论】

1. 血细胞计数的常用方法和原理是什么？

2. 五分类血液分析仪的白细胞分类原理是什么？

3. 用仪器进行网织红细胞计数的原理是什么？

二、白细胞三分群型血液分析仪的使用和结果分析

【实验目的】

掌握白细胞三分群型血液分析仪的原理、操作方法及结果分析。

【实验原理】

白细胞三分群型血液分析仪采用电阻抗原理进行细胞计数及白细胞分群。

1. **细胞计数及体积测定** 同五分类型血液分析仪。

2. **血红蛋白测定** 同五分类型血液分析仪。

3. **白细胞分群** 标本中加入特定的溶血剂,使红细胞溶解,同时使白细胞膜表面产生小孔,白细胞失水而皱缩,皱缩后的白细胞大小与细胞核、胞质内颗粒成分等有关,根据细胞体积大小将35～450fl的白细胞分成大、中、小三个群体(表3-1-8),并显示其直方图(图3-1-6),同时计算出白细胞各亚群的百分比率和绝对值。

表 3-1-8 电阻抗型血液分析仪白细胞三分群的界定

细胞群	体积 /fl	主要细胞	溶血剂处理后细胞的特点
小细胞群	35～90	淋巴细胞	单个核细胞,无颗粒或偶有颗粒,细胞小
中间细胞群	90～160	单核细胞、嗜酸性粒细胞、嗜碱性粒细胞、幼稚细胞	为单个核细胞或核分叶少,细胞中等大小
大细胞群	＞160	中性粒细胞	核分叶多,颗粒多,细胞大

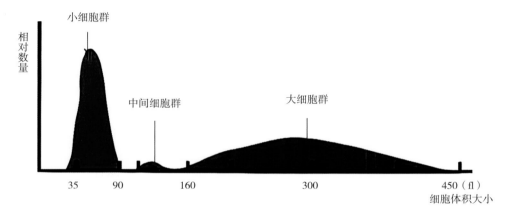

图 3-1-6 白细胞三分群型血液分析仪白细胞体积分布直方图

【实验材料】

1. **器材** 白细胞三分群型血液分析仪及采血相关器材等。

2. **试剂**

(1)仪器配套的稀释液、溶血剂、清洗液等。

(2)全血质控物。

3. **标本** 末梢血或 EDTA-K₂ 抗凝静脉血。

【实验操作】

1. 采集标本、开机准备、测定质控物及标本的步骤基本同五分类型血液分析仪。

2. **报告结果**

(1)主要参数:白细胞总数及大、中、小三群白细胞的百分比率和绝对值。红细胞相关参数有 RBC、Hb、MCV、MCH、MCHC、RDW 等。血小板相关参数有 PLT、MPV 等。

(2)直方图:WBC、RBC 及 PLT 直方图。

(3)报警信息:如细胞计数、直方图等有异常,仪器有相应的提示,参见仪器说明书。

(4)报告:根据各项参数、直方图、报警信息及临床资料等,综合分析是否可以直接发出报告,或经过复检再发出报告。

3. **分析结果**

(1)白细胞结果:结合白细胞总数,大、中、小三群白细胞的比率、绝对值,报警提示信息及直方图综合分析。白细胞直方图可起到初筛和提示作用,并无诊断意义(图 3-1-7)。分析白细胞直方图有助于判断白细胞计数结果的可靠性,红细胞破坏不完全、血小板聚集、冷凝集素干扰等因素可影响白细胞测定结果（图 3-1-8 ）。

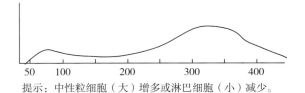

提示：中性粒细胞（大）增多或淋巴细胞（小）减少。

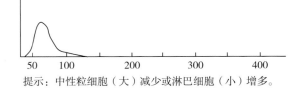

提示：中性粒细胞（大）减少或淋巴细胞（小）增多。

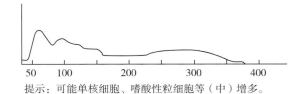

提示：可能单核细胞、嗜酸性粒细胞等（中）增多。

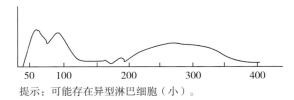

提示：可能存在异型淋巴细胞（小）。

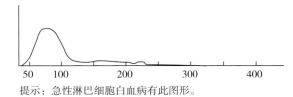

提示：急性淋巴细胞白血病有此图形。

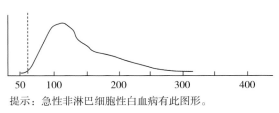

提示：急性非淋巴细胞性白血病有此图形。

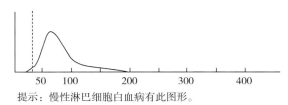

提示：慢性淋巴细胞白血病有此图形。

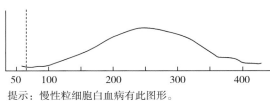

提示：慢性粒细胞白血病有此图形。

图 3-1-7　白细胞直方图的提示作用

大：大细胞群；中：中等大小细胞群；小：小细胞群。

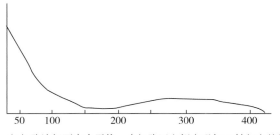

红细胞溶解不完全干扰：小细胞区左侧出现与 Y 轴相交的峰

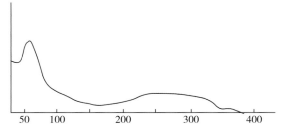

冷凝集素干扰：引起红细胞凝集且不易被溶血剂破坏，
小细胞区左侧出现与 Y 轴相交的峰

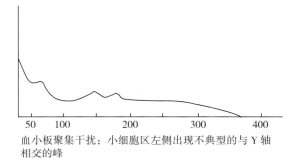

血小板聚集干扰：小细胞区左侧出现不典型的与 Y 轴
相交的峰

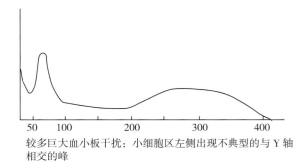

较多巨大血小板干扰：小细胞区左侧出现不典型的与 Y 轴
相交的峰

图 3-1-8　干扰因素对白细胞直方图的改变

（2）红细胞结果报告：同五分类型血液分析仪。

（3）血小板结果报告：同五分类型血液分析仪。

【注意事项】

1. 对仪器、试剂、标本、质控、生物安全等要求同白细胞五分类型血液分析仪。

2. 白细胞三分群型血液分析仪对白细胞的分群不等同于白细胞分类，白细胞分类须经血涂片染色后在显微镜下分类，并观察细胞形态学变化。

【实验讨论】

1. 电阻抗法如何对白细胞进行三分群？

2. 叙述白细胞五分类型血液分析仪与三分群型血液分析仪对白细胞分类的优缺点。

（何永建）

实验二　血液分析仪校准

【实验目的】

掌握血液分析仪校准的方法。

【实验原理】

使用配套校准品对血液分析仪的可校准检测项目 WBC、RBC、Hb、HCT、MCV 和 PLT 进行校准。

【实验材料】

1. **器材**　待校准的血液分析仪。

2. **试剂**

（1）血液分析仪配套试剂（稀释液、溶血剂、清洗液等）。

（2）血液分析仪同一批号的配套校准品 2 瓶。

【实验操作】

1. **仪器准备**　对仪器按保养要求进行维护保养，确认仪器的空白计数及精密度在说明书标示的范围内时，才可进行校准。

2. **校准品的准备**

（1）将校准品从冰箱内（2～8℃）取出后，在室温（18～25℃）放置约 15min，使其恢复至室温。

（2）检查校准品，应无超出有效期、变质或污染等情况。

（3）轻轻地将校准品反复颠倒混匀，直到所有红细胞完全悬浮（约翻转 20 次）。

（4）打开瓶塞时，使用纱布或软纸吸收溅出的校准品。

（5）将 2 瓶校准品混合在一起，充分混匀后再分装于 2 个瓶内，其中 1 瓶用于校准检测，另外 1 瓶用于校准结果的验证。

3. **校准品检测**　取 1 瓶校准品，连续检测 11 次，第 1 次检测结果不用，以防止携带污染。仪器若无自动校准功能，则将第 2～11 次检测结果手工记录于工作表格中，计算均值，均值的小数点后数字保留位数较日常报告结果多一位。有自动校准功能的仪器可直接得出均值。

4. 用各参数的均值与校准品说明书赋值表上提供的靶值比较，以判断是否需要调整仪器。

（1）计算各参数的均值与靶值相差的百分数，计算公式：（均值－靶值）÷靶值×100%，并与表 3-2-1 中的判定标准进行比较。

（2）若各参数均值与靶值的相对偏差全部不超过表 3-2-1 中的第一列数值，仪器不需要调整，记录检测数据即可；若差异全部大于表 3-2-1 中的第二列数值，须请仪器维修人员检查原因并进行处理；若差异在表 3-2-1 中第一列与第二列数值之间，须对仪器校准系数进行调整，调整方法按说明书的要求进行。若仪器无自动校准功能,则将靶值除以所测均值,求出校准系数。将仪器原来的系数乘以校准系数,即为校准后的系数。将校准后的系数输入仪器,更换原来的系数。

表 3-2-1　血液分析仪校准的判别标准

参数	相对偏差 /%	
	第一列	第二列
WBC	1.5	10
RBC	1.0	10
Hb	1.0	10
HCT	2.0	10
MCV	1.0	10
PLT	3.0	15

例:某实验室以配套校准品在某血液分析仪上进行测定,第 2 ～ 11 次测定数据和计算结果见表 3-2-2。

表 3-2-2　某血液分析仪校准的测定数据和计算结果

测定次数	检测参数					
	WBC/×10⁹/L	RBC/×10¹²/L	Hb/（g/L）	HCT/（L/L）	MCV/fl	PLT/×10⁹/L
2	8.07	4.231	129.3	0.361 2	86.01	221.5
3	8.02	4.244	129.1	0.367 8	86.21	219.2
4	8.03	4.245	129.4	0.368 3	86.16	217.1
5	8.01	4.221	129.5	0.365 1	86.09	228.1
6	8.05	4.226	129.4	0.369 2	86.29	216.9
7	7.89	4.238	129.7	0.367 8	86.13	225.6
8	7.90	4.204	128.9	0.363 2	86.25	223.2
9	7.97	4.226	128.7	0.362 1	86.15	224.1
10	7.94	4.219	129	0.363 9	86.24	220.7
11	7.98	4.217	129.8	0.365 1	86.27	221.5
均值（$\bar{x}$）	7.99	4.227	129.3	0.365 4	86.18	221.8
校准品靶值	7.90	4.18	131	0.375	89.7	225
相对偏差 /%	1.13	1.12	1.30	2.56	3.92	1.42
允许范围 /%	1.50	1.0	1.0	2.0	1.0	3.0
是否需要调整校准系数	不需要	需要	需要	需要	需要	不需要
原校准系数	1.105	1.090	0.991	1.070	1.060	0.985
新校准系数	1.105	1.078	1.004	1.098	1.103	0.985

相对偏差（%）=（均值－靶值）÷靶值×100%

新校准系数 = 原校准系数×（校准品靶值÷均值）

5. 校准结果的验证　将第 2 瓶未用的校准品充分混匀,在已调整校准系数的仪器上重复检测 11

次,去除第 1 次结果,计算第 2 ～ 11 次检测结果的均值和均值与靶值相差的百分数,再次与表 3-2-1 中的数值对照。如各参数的差异全部不超过表 3-2-1 中第一列数值,证明校准合格。如达不到要求,须请维修人员进行检修后重新校准。上述血液分析仪校准的验证结果见表 3-2-3。

表 3-2-3　某血液分析仪校准的验证结果

测定次数	检测参数			
	RBC/×10¹²/L	Hb/(g/L)	HCT/(L/L)	MCV/fl
2	4.195	131.3	0.371 2	89.01
3	4.194	131.1	0.377 8	88.29
4	4.175	132.1	0.378 3	89.16
5	4.171	131.5	0.368 1	90.02
6	4.196	132.4	0.369 2	89.29
7	4.178	131.2	0.371 8	90.13
8	4.184	130.9	0.373 2	89.25
9	4.186	131.7	0.372 1	89.15
10	4.199	131.5	0.373 9	90.24
11	4.171	131.4	0.375 1	90.27
均值($\bar{x}$)	4.185	131.5	0.373	89.48
校准品靶值	4.18	131	0.375	89.7
新偏差/%	0.12	0.38	0.53	0.25
原偏差/%	1.12	1.30	2.56	3.92

【注意事项】

1. 为了保证血液分析仪检测结果的准确性,应定期(每半年至少一次)对血液分析仪进行校准。有下述情况也应进行血液分析仪的校准:①血液分析仪投入使用前(新安装或旧仪器重新启用);②更换部件或进行维修后,可能对检测结果的准确性有影响时;③仪器搬动后,需要确认检测结果的可靠性时;④室内质量控制显示系统的检测结果有漂移时(排除仪器故障和试剂的影响因素后);⑤比对结果超出允许范围。

2. 如果配套校准品无法达到说明书赋值表标示的预期结果,说明使用的校准品、试剂或仪器可能有问题,应逐项检查、排查原因,必要时与厂家技术服务部门联系。

3. 如无法获得配套校准品,可使用新鲜血作为校准品。采集新鲜血液分装于 3 支试管中,取其中 1 管,在参考实验室连续检测 11 次,计算第 2 ～ 11 次检测结果的均值,以此作为新鲜血的定值。其他两管新鲜血作为定值的校准品,用于仪器的校准及校准结果的验证,其校准步骤与使用配套校准品的校准步骤相同。

(何永建)

实验三　血液分析仪性能验证

【实验目的】

熟悉血液分析仪性能验证的各项指标及验证流程。

【实验原理】

按照卫生行业标准和 ICSH 公布的血细胞分析仪评价指标对仪器性能进行测试与评价。实验室将通过实验所得的性能参数与判断标准进行统计学比较,判定所验证的仪器在本实验室环境条件下是否达到厂家申明的性能标准。

【实验材料】

1. **器材**　血液分析仪。
2. **试剂**　血液分析仪配套试剂(稀释液、溶血剂、清洗液等),仪器配套的质控品。
3. **标本**　EDTA-K$_2$ 或 EDTA-K$_3$ 抗凝静脉血。

【实验操作】

1. **仪器准备与性能参数收集**　在性能验证前应保证仪器已经过校准并合格。收集待验证仪器厂家说明书内申明的仪器的本底计数、携带污染率、批内精密度、日间精密度、正确度、线性范围、建议参考区间等待验证项目的性能标准,该标准为后续评定实验结果是否达标的判断依据。如厂家未申明其性能标准,则依据 WS/T 406—2012《临床血液学检验常规项目分析质量要求》的标准进行判定。

2. **性能验证**

(1) 本底计数

1) 验证方法:用稀释液作为样本,在分析仪上连续检测 3 次,记录检测结果,将其中的最大值与判断标准进行比较,应在允许范围内。

2) 判断标准:血液分析仪本底计数各项目参数的结果应符合表 3-3-1 的要求。

表 3-3-1　血液分析仪本底计数的检测要求

检测项目	WBC	RBC	Hb	PLT
检测要求	$\leq 0.5 \times 10^9/L$	$\leq 0.05 \times 10^{12}/L$	$\leq 2.0g/L$	$\leq 10 \times 10^9/L$

(2) 携带污染

1) 验证方法:分别针对不同检测项目,取一份高浓度的临床样本,混合均匀后连续测定 3 次,结果分别记为 H1、H2、H3;再取一份低浓度的临床样本,混合均匀后连续测定 3 次,结果分别记为 L1、L2、L3。按下面的公式计算携带污染率。

$$CR = \frac{|L1-L3|}{|H3-L3|} \times 100\%$$

式中,CR 为携带污染率;L1 为低浓度临床样本的第 1 次测定值;L3 为低浓度临床样本的第 3 次测定值;H3 为高浓度临床样本的第 3 次测定值。

2) 选用临床样本浓度要求:不同检测项目所选高、低浓度样本的浓度水平应符合表 3-3-2 的要求。

表 3-3-2　携带污染率验证样本的浓度要求

检测项目	WBC	RBC	Hb	PLT
高浓度值	$> 90 \times 10^9/L$	$> 6.20 \times 10^{12}/L$	$> 220g/L$	$> 900 \times 10^9/L$
低浓度值	$> 0 \sim < 3 \times 10^9/L$	$> 0 \sim < 1.50 \times 10^{12}/L$	$> 0 \sim < 50g/L$	$> 0 \sim < 30 \times 10^9/L$

3) 判断标准:血液分析仪携带污染率应符合表 3-3-3 的要求。

表 3-3-3 血液分析仪携带污染率检测要求

检测项目	WBC	RBC	Hb	PLT
携带污染率	≤ 3.0%	≤ 2.0%	≤ 2.0%	≤ 4.0%

（3）批内精密度

1）验证方法：取一份浓度水平在表 3-3-4 规定范围内的临床样本，按常规方法重复检测 11 次，计算后 10 次检测结果的算术平均值和标准差，再计算出变异系数（CV）。

2）批内精密度检测要求：批内精密度以连续检测结果的变异系数为评价指标，检测正常浓度水平新鲜血的批内精密度至少应符合表 3-3-4 的要求。

表 3-3-4 批内精密度检测要求

检测项目	检测范围	变异系数 /%
WBC	$4.0 \times 10^9 \sim 10.0 \times 10^9/L$	≤ 4.0
RBC	$3.50 \times 10^{12} \sim 5.50 \times 10^{12}/L$	≤ 2.0
Hb	$110 \sim 160g/L$	≤ 1.5
HCT	$35\% \sim 55\%$	≤ 3.0
PLT	$100 \times 10^9 \sim 300 \times 10^9/L$	≤ 5.0
MCV	$80 \sim 100fl$	≤ 2.0
MCH	$27 \sim 34pg$	≤ 2.0
MCHC	$320 \sim 360g/L$	≤ 2.5

（4）日间精密度

1）验证方法：至少使用两个浓度水平（包含正常和异常水平）的质控品，在检测当天至少进行一次室内质控，剔除失控数据（失控结果须得到纠正）后按批号或者月份计算在控数据（数据数应不少于 20 个）的变异系数。

2）日间精密度检测要求：检测质控品的日间精密度至少应符合表 3-3-5 的要求。

表 3-3-5 日间精密度检测要求

检测项目	WBC	RBC	Hb	PLT	HCT	MCV	MCH	MCHC
变异系数	≤ 6.0%	≤ 2.5%	≤ 2.0%	≤ 8.0%	≤ 4.0%	≤ 2.5%	≤ 2.5%	≤ 3.0%

（5）线性

1）验证方法：用自身乏血小板血浆（几乎不含细胞）稀释浓缩细胞（如输血制品中的浓缩新鲜标本，或实验室通过离心法自制的浓缩细胞）得到各种稀释度的标本。首先配制成说明书申明的线性上限附近的细胞浓度，将其定义为 100% 浓度，然后分别按 90%、80%……10% 进行稀释。10% 代表 1 体积浓缩细胞加入 9 体积血浆。每个样本测定 3 ～ 4 次，评价项目一般包括白细胞、红细胞、血红蛋白和血小板 4 项。

2）要求：线性验证要求线性回归方程的斜率在（1±0.05）范围内，相关系数 $r \geq 0.975$ 或 $r^2 \geq 0.95$。也可参照 WS/T 408—2012《临床化学设备线性评价指南》的要求进行验证。

（6）正确度

1）方法：①使用参考实验室赋值的新鲜血标本，如正确度验证的标本。新鲜标本在室温下静止平衡 15min,然后充分混匀,连续检测 7 次,计算出测定均值,与给定的赋值进行比较并计算出偏倚。②使用患者样本,选取至少 10 份检测结果在参考区间内的新鲜标本,按规范的分析流程每份样本检测 2 次,计算 20 次以上检测结果的均值,以校准实验室的定值或临床实验室内部规范操作检测系统的测定均值为标准,计算偏倚。

2）正确度验证要求:正确度验证允许的偏倚至少应符合表 3-3-6 的要求。

表 3-3-6　正确度验证的允许偏倚

检测项目 偏倚	WBC	RBC	Hb	PLT	HCT	MCV	MCH	MCHC
	≤ 5.0%	≤ 2.0%	≤ 2.5%	≤ 6.0%	≤ 2.5%	≤ 3.0%	≤ 3.0%	≤ 3.0%

（7）准确度

1）验证方法:至少使用 5 份质评物或定值临床样本分别进行单次检测,计算每份样本检测结果与靶值（公议值或参考值）的相对偏差。

2）准确度验证要求:相对偏差符合表 3-3-7 的要求为合格,其中合格标本的比例应 ≥ 80%（如用 5 份标本,其中某个项目至少有 4 份标本的偏差在允许的范围内,则该项目可判定为合格）。

表 3-3-7　准确度验证的允许偏差

检测项目 相对偏差	WBC	RBC	Hb	HCT	PLT	MCV	MCH	MCHC
	≤ 15.0%	≤ 6.0%	≤ 6.0%	≤ 9.0%	≤ 20.0%	≤ 7.0%	≤ 7.0%	≤ 8.0%

（8）不同吸样模式的结果可比性:当同一台仪器有不同的吸样模式,实验室使用不同吸样模式检测样本并报告结果时,须对不同吸样模式的结果进行比对,以保证结果的一致性。

1）验证方法:每次校准后,取 5 份临床样本分别使用不同模式进行检测,每份标本各检测 2 次,分别计算两种模式下检测结果均值间的相对差异。

2）同台仪器不同吸样模式间可比性验证要求:相对偏差应符合表 3-3-8 的要求。

表 3-3-8　血液分析仪不同吸样模式的结果可比性要求

检测项目 相对偏差	WBC	RBC	Hb	PLT	HCT	MCV
	≤ 5.0%	≤ 2.0%	≤ 2.0%	≤ 7.0%	≤ 3.0%	≤ 3.0%

（9）抗干扰性:对异常标本和已知干扰的标本进行研究,评价干扰物对仪器检测参数的影响。可使用溶血、高胆红素、高血脂标本进行干扰试验:使用待评价仪器测定含高胆红素（如总胆红素 > 150μmol/L）、高血脂（如甘油三酯 > 8mmol/L）的标本,观察其对检测参数有无干扰,统计分析各检测参数之间的差异程度。

（10）白细胞分类计数性能评价:五分类血细胞分析仪须对仪器的白细胞分类性能进行验证。评价方法可参考我国卫生行业标准 WS/T 246—2005《白细胞分类计数参考方法》。采用手工目视显微镜计数法作为白细胞分类计数的参考方法,对血细胞分析仪白细胞分类计数进行性能评价。评价方案包括:①比较试验,即与参考方法比较;②精密度试验,包括方法的短期和长期不精密度;③建立参考范围;④临床性能,即采用已建立的参考范围评价仪器对异常样本检出的能力。实验室亦可通过与性能已知的同类型仪器（如其白细胞分类计数性能已被验证或通过外部评价得到认可）进行分类计数比对的方式评价待验证仪器的白细胞分类计数性能。

（11）异常细胞的检出能力:可以通过添加实验,配制不同浓度的异常细胞的标本,以验证仪器对异常细胞的检出能力。

实验方案：收集一例未治疗的 M1 急性髓细胞白血病患者的标本（WBC 为 100×10^9/L，原始细胞为 90% 以上），400g 离心 5min，吸取中间白细胞层，用血液分析仪的稀释液将取出的中间白细胞层采用梯度稀释的模式稀释成（$0 \sim 20$）$\times 10^9$/L 不同浓度的标本，每份 50μl 稀释的样本和 950μl 正常样本（WBC 7.2×10^9/L）混合，上机检测仪器是否出现原始细胞报警。假如数据如表 3-3-9，可确定仪器对原始细胞的检出能力最低为 0.7% 或 0.05×10^9/L。为了减小抽样误差，可以增加实验的样本例数，以增加实验数据的可信度。

表 3-3-9　异常细胞检出能力评价实验样表

稀释样本	理论原始细胞百分比 /%	理论原始细胞绝对值	仪器实测报警信息
正常对照	0.0	0.00×10^9/L	阴性
样本 1	0.3	0.02×10^9/L	阴性
样本 2	0.7	0.05×10^9/L	Blast ?
样本 3	1.4	0.10×10^9/L	Blast ?
样本 4	2.8	0.20×10^9/L	Blast ?
样本 5	4.0	0.30×10^9/L	Blast ?
样本 6	6.4	0.50×10^9/L	Blast ?
样本 7	12.8	1.00×10^9/L	Blast ?

（12）实验室内的结果可比性：当实验室内有多套检测系统时，为保证患者在不同的检测系统上检测结果的一致性，须对所有检测系统进行横向比较。

验证方法：至少使用 20 份临床样本，浓度要求与判定标准见 WS/T 406—2012《临床血液学检验常规项目分析质量要求》，每份样本分别使用临床实验室内部规范操作检测系统和比对仪器进行单次检测，以前者结果为标准，计算相对偏差，偏差在规定范围内为结果比对达标。每个检测项目的相对偏差符合要求的样本比例 ≥ 80%（即 20 个样本中至少 16 个样本比对达标）为合格。

（13）参考区间验证：实验室应根据患者和标本来源，为临床提供合适的参考区间。参考区间在应用于临床前应进行验证。成人宜采用 WS/T 405—2012《血细胞分析参考区间》进行验证，儿童宜采用 WS/T 779—2021《儿童血细胞分析参考区间》进行验证。验证流程如下。

1）筛选不少于 20 名合格参考个体（性别、年龄应均衡分布）。

2）按实验室规定的操作程序采集、处理、分析样本。

3）按适当方法检查并剔除离群值（若有离群值，则另选参考个体补足）。

4）评估参考区间：在参考区间之外的数据不超过总参考个体的 10% 为通过验证；若超过 10% 的数据在参考区间之外，则可另选至少 20 名合格参考个体，重新按照上述判断标准进行验证。

5）验证结果若符合要求，可使用参考区间。

（14）其他验证：当所使用的血细胞分析仪有低值血小板检测、低值白细胞检测、有核红细胞检测、网织红细胞检测、体液检测等功能时，实验室需要根据所使用的功能进行相关的参数验证，以保证报告的每一项结果准确可靠。

3. 书写验证报告并交管理人员审核确认，存档保存。

【注意事项】

1. 进行性能验证的工作人员，应经培训考核合格并能正确、熟练地操作待验证的血液分析仪。操作者应严格按仪器标准操作程序（SOP）进行检测。

2. 实验室的环境条件须满足仪器说明书的规定要求，如环境清洁度、室内温度、相对湿度、水质、电流电压等。仪器应远离电磁干扰源、热源,电冰箱、离心机等易产生干扰的设备。

3. 在新的血液分析仪正式使用之前、仪器关键检测部件维修后、仪器进行较大距离的搬动、仪器关键技术参数定期评估(如质控总结中批间精密度)发生较大变化等情况下,实验室应独立对仪器进行性能验证。

4. 实验前进行样本选取时,应根据仪器的吸样量和实验须重复的次数,评估完成实验需要的样本量,以避免样本量不足而导致实验失败。进行仪器间的比对时,应避免选用仪器提示有干扰/报警的标本,如进行血小板比对不宜选"血小板直方图异常"报警的标本。

5. 进行准确度和不同吸样模式间的比较时,选取的标本宜覆盖临床医学决定水平。

6. 实验室须根据仪器在实验室内的主要使用目的,进行针对性的性能验证。

7. 本实验教材中所列的判定标准均为 WS/T 406—2012《临床血液学检验常规项目分析质量要求》的判定标准,该标准只有在厂家未提供的情况下使用,实际工作中优先使用厂家申明的标准进行验证。如厂家提供的性能标准低于该行业标准的要求,应慎重使用该类仪器用于临床检测工作。

8. 在进行实验室内结果的可比性评估时,除评估偏差是否满足要求外,还应关注不同仪器间是否存在系统偏差的情况。

【实验讨论】

1. 正确度和准确度概念的差异如何体现在性能验证工作中?

2. 偏倚、偏差、变异系数三者的区别是什么?

3. 血细胞分析仪的关键检测部位包括哪些?

4. 实验室能否通过性能验证提高检测仪器的性能? 为什么?

5. 如何通过性能验证指导实验室正确选用血细胞分析仪?

6. 血细胞分析的医学决定水平有哪些? 如何在性能验证中体现实验室对医学决定水平的质量保证?

（莫喜明）

实验四 血细胞推片仪、染片仪与血细胞形态分析仪使用

◀ **一、血细胞推片仪、染片仪**

【实验目的】

掌握血细胞自动推片仪、染片仪的工作原理与操作。

【实验原理】

全自动血细胞推片仪、染片仪利用自动控制系统和传动系统,模拟人工推片与染色的全过程,实现推片、染片的自动化操作。仪器的传输系统将待推片的标本传送到指定位置,标本混匀装置混匀标本后,自动吸取定量标本至载玻片上,装有标准推片的机械手选用合适的推片角度与速度完成推片。打印系统将样本的相关信息记录到载玻片的指定位置。干燥固定后的血涂片通过传输装置进入染色盒(池)中,按预设的染色时间完成染色和漂洗,并经干燥后用于血细胞的图像分析或显微镜检。

【实验材料】

1. **器材** 自动推片仪、染片仪,玻片、乳胶手套。

2. **试剂** Wright-Giemsa 染液与缓冲液、甲醇、清洗液、稀释液。

3. **标本** EDTA-K_2 抗凝静脉血。

【实验操作】

1. 开机前准备

（1）检查是否有足够量的试剂、玻片和玻片盒，可保证完成实验的全部样本。

（2）检查仪器管路、电缆、采样器、废液容器等连接是否完好。

2. 开机　打开机器的启动开关，仪器依次执行自检操作，菜单显示屏显示仪器的运行状态，待进入"READY"状态或"准备就绪"状态，仪器即可正常使用（图3-4-1为自动推片仪、染片仪开机准备就绪后的监控显示）。

3. 制备血涂片

（1）自动法制备血涂片：将待推片标本用样本架放置到指定位置（进样器感应部），传输感应系统自动将标本送至采样器装置，通过颠倒混匀标本→吸出全血→点样→推片→打印信息→干燥→染色→清洗→干燥，自动制备出血涂片。

（2）手动法制备血涂片

1）启动手动模式：选择菜单显示屏上的"手动"按钮，进入手动模式操作屏。

2）手动模式制备血涂片：输入样品识别号→选择需要的手动运行模式（推片/推片并染色）→将待推片标本用样本架放置到指定位置，仪器自动完成推片、染片过程。

（3）在线制备血涂片：如果全自动推片仪、染片仪以流水线的模式连接在血细胞检测流水线上，并通过统一的控制软件进行管理，触犯复检规则（镜检规则）的血液样本可自动传输到推片仪、染片仪上完成推片、染片工作，无须人工干预。通过监控屏（图3-4-2）可实时观察样本处理到何步骤（STATE栏）。

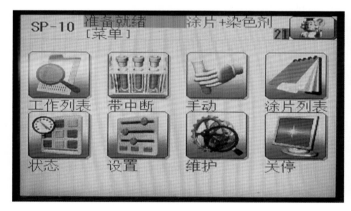
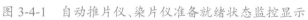

图3-4-1　自动推片仪、染片仪准备就绪状态监控显示

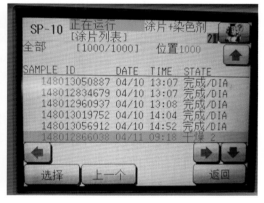

图3-4-2　自动推片仪、染片仪运行状态
监控显示

4. 关机　将装有清洗液的样品管放在清洗样本架上，执行关机"Shutdown"程序，仪器清洗后方可关闭电源。

【注意事项】

1. 不同的推片仪、染片仪由于自动化程度的不同，操作可能会有较大的差异，在使用前应仔细阅读仪器的使用说明书。

2. 仪器使用之前须对推片和染色的参数进行调试以保证制片的效果，可根据血细胞比容的高低进行推片角度和速度的设置。表3-4-1展示了不同HCT情况下推片快慢的参数，HCT越高，推片速度越慢。

表 3-4-1　不同 HCT 情况下推片参数的设置

水平	HCT 下限	HCT 上限	样品体积（脉冲）	推片角度 /°	推片速度 /（mm/s）	待机时间 /s	涂片开始位置（脉冲）
1	—	20	13	27	150	2	100
2	20	35	13	27	140	2	100
3	35	30	13	27	130	2	100
4	30	35	13	27	120	2	100
5	35	40	13	27	110	2	100
6	40	45	13	27	100	2	100
7	45	50	13	27	90	2	100
8	50	—	13	27	80	2	100

3. 染色参数，如固定时间、干燥时间、A 液染色时间、混合液比例、混合液染色时间、染液循环次数、清洗液的用量等，都需要通过实验来确定在不同实验室环境下的最佳工作条件，并可通过编程的方式进行设置，以使染色效果达到最佳状态。针对特殊来源的样本，如血液肿瘤患者的标本，可能需要设置特定的染色参数方能达到最佳的染色效果。

4. 自动推片仪、染片仪的日常维护保养十分重要。由于染液中所含的染料容易形成结晶，造成管路堵塞，所以必须按要求进行维保工作。需要停机较长时间时，须将仪器管道内的试剂完全排空、清洗干净后方能关机。

5. 自动推片仪、染片仪完成的血涂片必须有唯一标识，清晰易辨，并可以长期保存。

6. 推出的血膜要求长度至少达到 25mm，玻片两侧边缘的空隙距离至少为 5mm、边缘光滑；血细胞从厚区到薄区逐步均匀分布，末端呈舌形或羽毛状，无粒状、划线或裂隙，血膜末端适用于油镜检查。

7. 自动推片、染片不应出现由机械作用导致的白细胞和红细胞形态异常改变，如红细胞碎片化、泪滴样化、椭圆化等，白细胞颗粒不清晰、裸核细胞增多等，破损的白细胞数量应小于 2%。

8. 仪器在样本间的清洗应充分，避免由于携带污染将上一份异常样品的细胞带到下一份样品。

【实验讨论】

1. 全自动血推片仪、染片仪的选用原则如何？

2. 如何进行全自动血推片仪、染片仪的性能验证？

3. 假如你的实验室将新安装一台全自动推片仪、染片仪，由你负责正式使用前的前期准备工作，你将如何顺利使用该仪器？

◀ 二、血细胞形态分析仪

【实验目的】

掌握血细胞形态分析仪的工作原理，熟悉其质量控制理论。

【实验原理】

自动化血细胞形态分析仪一般由载玻片扫描装置（包括电动显微镜、数码彩色摄像头、浸油装置、条形码阅读器、传动系统等）和一个包含图像采集和分类软件的计算机系统组成。其中，电动显微镜为正置光学显微镜，带有 LED 照明系统。数码彩色摄像头为高品质逐行扫描 CCD 彩色摄像头，可高速采集到高质量的图像。浸油装置在光学油滴计数器控制下可自动向载玻片滴注浸油。机器人夹具装置能够在处理过程中实现载玻片的全自动聚焦和定位。条形码阅读器用于扫描载玻片的条形码。控制单元控制电机、传感器、浸油加注和照明等。

计算机分析软件系统负责图像获取、图像分割、细胞识别与分类等几个关键的技术环节。随着硬件设备和软件算法的发展，图像识别技术从"传统的机器学习"转向"深度学习"，显微血细胞图像数据库的不断丰富进一步推动了各种算法技术的发展。

1. 外周血白细胞分类原理

（1）定位 WBC 单细胞层：系统会锁定 WBC 的单细胞层，并从较厚区域的两个固定点开始逐步向较薄的区域扫描。同时，分析红细胞的数目轮廓及平均大小。

（2）定位细胞坐标：系统按照城垛跟踪模式由薄向厚扫描单细胞层（10×）的细胞，并储存细胞坐标。当检查到一定数量的细胞或到扫描终点时停止扫描。

（3）自动对焦：此时系统会使用 100× 的物镜反复聚焦并抓拍细胞图像。

（4）细胞切割：系统会对对焦后的细胞进行切割，并通过预先存入的各项细胞特性（形状、颜色、胞核及胞质结构、颗粒特性等）对这些细胞进行特征分析。

（5）通过人工神经网络技术，对细胞信息进行处理分析和判断：系统会对白细胞进行预分类，功能较强的分析软件可将外周血白细胞分为原始细胞、早幼粒细胞、中幼粒细胞、晚幼粒细胞、中性杆状核粒细胞、中性分叶核粒细胞、嗜酸性粒细胞、未成熟嗜酸性粒细胞、嗜碱性粒细胞、未成熟嗜碱性粒细胞、单核细胞、幼稚单核细胞、淋巴细胞、幼稚淋巴细胞、反应性淋巴细胞、浆细胞、大颗粒淋巴细胞、毛细胞、赛塞利细胞等。

（6）对非白细胞进行预分类：一般包括有核红细胞、巨大血小板、血小板聚集物、细胞碎片、人工杂质等。

2. 外周血红细胞特征描述原理　系统会先定位 RBC 的单细胞层。RBC 的单细胞层使用油镜观察，典型的 RBC 单细胞层与 WBC 单细胞层相比更薄一些，先抓取一定数量的图像预分析 RBC 特征，然后对红细胞进行预分类。

（1）颜色：嗜多色性红细胞、低色素红细胞。

（2）大小：红细胞大小不等，可见小红细胞、大红细胞。

（3）形状：异型红细胞、靶形红细胞、裂红细胞、盔形红细胞、镰刀形红细胞、球形红细胞、椭圆形红细胞、卵形红细胞、泪滴样红细胞、口形红细胞、棘状红细胞、刺红细胞等。

（4）内含物：豪焦小体、帕彭海默小体、嗜碱性点彩红细胞以及寄生虫。

分级结果为各类细胞数量占计数的红细胞总数的百分比，并按严重程度级别报告"0""1+""2+""3+"。仪器会显示红细胞单层整体预览图。

3. 血小板数量估算原理　使用与红细胞相同的方法，系统可抓取到血小板的概览图，并可将概览图中的血小板数量，根据预设的血小板估计系数，换算出样本中血小板的数量。

血小板估计系数的计算：①用血细胞分析仪检测 30 个血液标本的血小板计数（如出现血小板相关报警的标本则应剔除，并另外补充新的标本）。②对每个标本按应用血细胞形态分析仪进行形态分析的流程涂片染色。③用形态分析仪分析 30 个标本，计算出高倍视野下每个标本的平均血小板值。④用自动血细胞分析仪检测到的血小板数值除以高倍视野下相应标本的平均血小板值，即得该标本的转换因子。计算 30 个转换因子的平均值，即为实验室内该系统的血小板估计系数。⑤标本血小板数量 = 平均每高倍镜视野的血小板数量 × 血小板估计系数。

4. 其他细胞　被操作人员识别为白细胞，但属于上述细胞类型以外的其他类型细胞。

5. 未分类　用于定义那些操作员无法识别，需要从分类计数中排除的细胞和对象。

【实验材料】

血细胞形态分析仪、已染色的外周血涂片、镜油、暗盒、乳胶手套。

【实验操作】

1. **开机前准备** 确认镜油充足、玻片盒已放置。

2. **启动系统** 开启载玻片扫描装置→开启系统计算机和分析软件。

3. **处理血涂片** 将已染色的血涂片放置在样本盒内,启动血涂片形态学分析。

4. **白细胞形态学分析人工确认** 通过拖拽和下拉的方式,对软件系统预分类的细胞结果进行人工确认,对分类错误的细胞进行人工校正,对未分类的细胞进行人工分类(图3-4-3)。

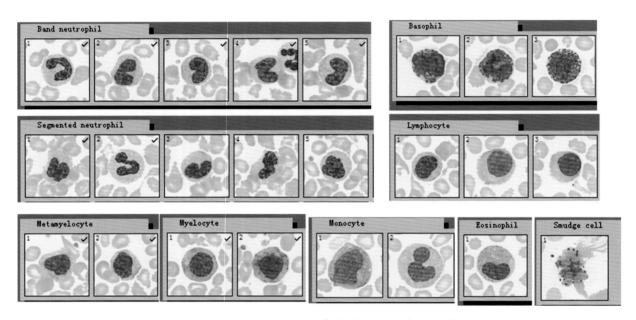

图 3-4-3 血细胞形态分析仪白细胞分类示意图

5. **红细胞特征描述人工确认** 通过拖拽和下拉的方式对仪器红细胞预分类的结果进行人工确认,对分类错误的细胞进行人工校正(图3-4-4)。

6. **血小板数量估计** 计数每个方格中的血小板数量,通过血小板估算公式计算出血小板浓度,与血细胞分析仪计数的 PLT 结果进行比较,粗略评估仪器计数的结果是否准确,血小板降低患者经评估后血小板的估计值为 $67.4 \times 10^9/L$(图3-4-5)。

7. 签核血涂片形态学报告。

【质量控制】

至少每天运行一次细胞定位测试。在染色程序或染色溶液变更之后也应运行细胞定位测试。这将有助于防止因系统无法定位细胞导致的误导性结果。

运行细胞定位测试时,系统将尝试定位血涂片上的单细胞层,然后在该单细胞层中定位标准数量(如200个)的有核细胞。系统将显示标有已定位细胞的概览图像。工作人员检查概览图像,记录未被系统定位的有核细胞,计算已被系统定位的有核细胞的百分比。细胞定位测试中的关键因素是每个细胞被定位,而非每个细胞被正确预分类。

一般要求平均定位和显示至少97%的有核细胞,标准偏差低于2%。如果细胞定位测试结果未在实验室规定的限制范围内或者细胞定位历史图显示下降趋势(图3-4-6),请勿处理任何血涂片。

具有高工作负荷的系统建议更频繁地运行细胞定位测试。

【注意事项】

1. 血细胞形态学分析仪现仅为外周血细胞形态学分析的辅助工具,不能应用该仪器出具形态学报告。

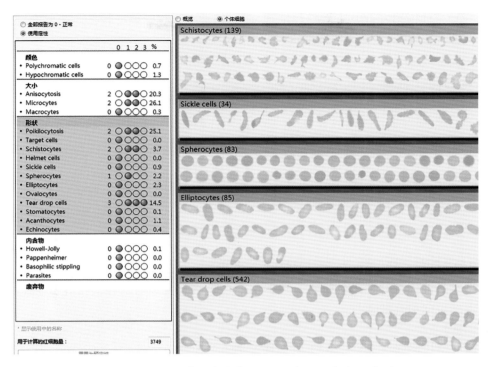

图 3-4-4　血细胞形态分析仪红细胞形状分类示意图

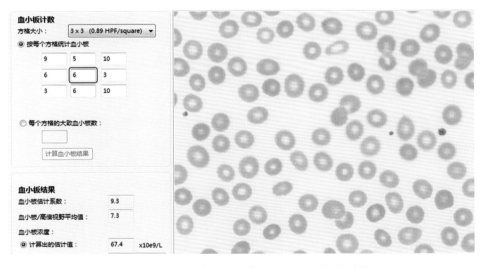

图 3-4-5　血细胞形态分析仪评估的 PLT 结果

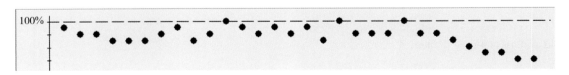

图 3-4-6　细胞形态学分析仪细胞定位记录图

2. 用于血细胞形态学分析的血涂片的制备必须按照标准方法进行。推片与染色不佳的血涂片常常会导致分析失败。

3. 血细胞形态学分析系统对于不同细胞的正确识别率差异较大。对正常成熟细胞正确识别率一般较高,如中性分叶核粒细胞、嗜酸性粒细胞,但对异常细胞识别效率较低。而异常细胞的正确检出对于临床极为重要,实验室在应用该系统时尤应注意。

4. 没有全片浏览功能的血细胞形态分析仪不适用于观察是否有异常细胞或血小板聚集等情况。

【实验讨论】

1. 如何在检验前、中、后全过程促进自动化血细胞形态学分析的标准化?

2. 基于血细胞形态学检查内容和方法的特点,结合影响检测性能的关键技术和步骤,血细胞形态学分析仪的性能评价指标应包括哪些?

（莫喜明）

实验五　异常标本的直方图、散点图复检研判与细胞形态综合解析

【实验目的】

掌握对异常血液标本的直方图和散点图分析的能力,通过复检研判和细胞形态综合解析,提高对异常血液标本的识别和解释能力。

【实验原理】

采用血液分析仪报告血细胞直方图、散点图及细胞分类计数结果。

1. **直方图**　血液分析仪采用电阻抗法计数细胞的同时,能提供细胞群体体积分布曲线图形,称作细胞直方图(histogram)。其横坐标为细胞体积大小,纵坐标为不同体积细胞的相对频率,可反映细胞体积大小的异质性。细胞直方图不仅能直观反映标本中不同类型的细胞及其比例变化,也为检验人员监控仪器工作状态及检测结果提供可视的直观图形。血液分析仪一般会显示 RBC、WBC 和 PLT 计数的直方图(图 3-5-1)。同时应注意,由于不同类型、不同厂家的仪器设置的参数和应用的试剂不同,提供的直方图可能存在差异。即使是同一份标本,在不同仪器上检测,其直方图形状也可能不完全相同。

2. **散点图**　散点图(scattergram, scatterplot)上的每一个点代表被测定的一个细胞或颗粒,具有对应的横、纵坐标,代表细胞或颗粒的特征参数。由于细胞或颗粒类型不同,坐标也不同,如用不同颜色的点代表各类细胞或颗粒,则在二维散点图上可见不同区域彩色散点图,从而区分细胞或颗粒类型。某些型号仪器还可根据同时获取的三种参数(前向散射光 FS、侧向散射光 SS、侧向荧光 FL),构成三维散点图。五分类血液分析仪均采用激光散射法和散点图来表达测定的结果,不同型号的仪器检测原理组合不同,坐标上散点所在象限平面图上的位置或散点群的疏密与不同类型的细胞特性、数量等密切相关,散点图表达形式也有显著差别。当存在病理性或非病理性干扰因素影响时,散点图可出现异常,需要结合临床和检验过程综合分析其原因。

【实验材料】

1. **器材**　血液分析仪、显微镜等。

2. **试剂**

(1)仪器配套的稀释液、溶血剂、清洗液等。

(2)全血质控物。

3. **标本**　末梢血或 EDTA-K$_2$ 抗凝静脉血。

【实验操作】

1. **采集标本**　采集静脉血液,使用 EDTA-K$_2$ 抗凝(抗凝剂终浓度为 1.5 ～ 2.2mg/ml),将血液与抗凝剂充分混匀,同时制备 1 张血涂片备用。对于静脉采血困难的患者,如婴幼儿,可采集末梢血,加入微量抗凝管内立即混匀,待测。

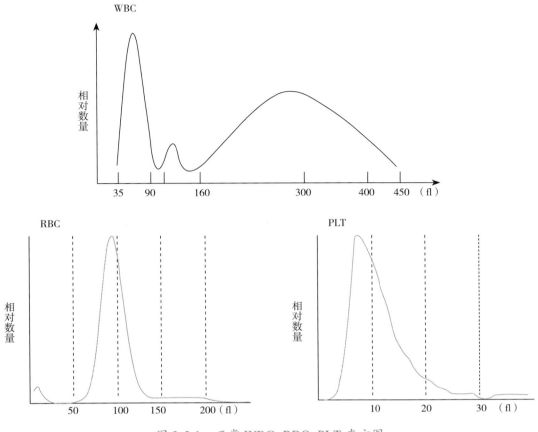

图 3-5-1 正常 WBC、RBC、PLT 直方图

2. 准备仪器

（1）开机前,检查稀释液、溶血剂、清洗液等试剂量是否足够,并弃去废液瓶中的废液。

（2）确认稀释液、溶血剂、清洗液以及废液管路的连接正常,且没有弯折,电缆线和通讯线已正确接入接口。

（3）开启分析仪的电源开关。当仪器初始化并完成自检程序后,系统将自动进入"计数"界面。在开机过程中,机器会自动进行本底检测,如本底计数结果能满足该分析仪的要求,即可进行下一步操作。

3. 检测质控物
将仪器配套的质控物从冰箱中取出,置于室温下平衡 15 ~ 30min,轻轻充分混匀后上机检测。质控结果在控,才能检测标本。若质控结果失控,按失控处理程序处理。

4. 检测标本
采用自动进样模式时,将标本排列于仪器待检区,仪器自动混匀标本并进样分析。采用手动进样模式时,标本应充分混匀后再上机检测。仪器吸样后自动完成各项测试,在屏幕上显示出各项参数结果、直方图及报警信息(如有)。

（1）正常血液标本分析:使用血液分析仪进行检测,并记录相关数据,如白细胞分类计数、红细胞计数、血红蛋白浓度等。分析得到的数据、直方图和散点图等,以观察正常血液标本的分布模式和数据的关联性。

（2）异常血液标本分析:使用血液分析仪检测异常血液标本,并记录相关数据。将获得的数据与正常血液标本的数据进行比较,以观察异常血液标本与正常血液标本的差异。分析异常血液标本数据的特点和趋势,并讨论可能因哪些疾病所致。

5. 细胞形态综合解析
将异常血液标本制成血液涂片并染色,在显微镜下观察血液细胞形态变化。根据细胞形态的变化，与之前的直方图和散点图结果进行关联分析，尝试解释异常数据的原因，推断可能的疾病。并根据观察到的细胞形态变化讨论和验证解释的准确性。

6. 实验总结和报告　根据实验结果和讨论，撰写实验总结报告。

【临床应用】

1. 直方图　常见直方图异常改变及临床应用见"实验一　血液分析仪的使用和结果分析"中"三分群型血液分析仪的使用和结果分析"部分。

2. 散点图　散点图对检查结果的异常有很好的提示作用，当血液标本中存在病理性因素，如细胞数量增多或减少、形态发生改变、出现幼稚细胞等，散点图可出现异常（图3-5-2）。但其缺乏特异性，当存在非病理性干扰因素影响时，也可出现异常。因此，当发现散点图异常时需要人工镜检。

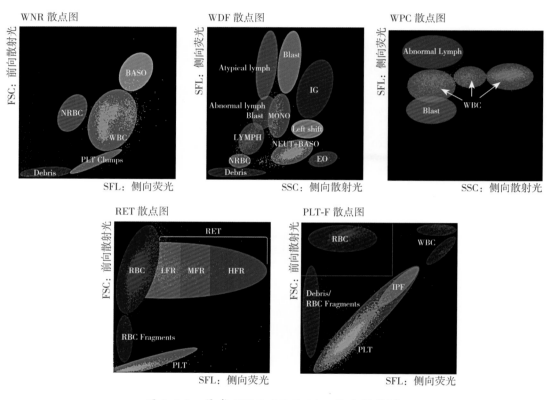

图 3-5-2　异常 WBC、RBC、PLT 散点模式图

（1）炎症反应：炎症反应是机体对感染或组织损伤的免疫反应，白细胞的数量和类型通常会发生变化。在散点图中，白细胞分类异常可能表现为某些类型的白细胞数量增加或减少，与正常范围相比存在明显的偏离（图3-5-3）。

（2）感染性疾病：某些感染性疾病，如细菌感染、病毒感染或寄生虫感染，可以导致白细胞分类异常。例如，在散点图中，可以观察到特定类型的白细胞数量明显增加，如中性粒细胞增多，而其他类型的白细胞数量可能下降（图3-5-4、图3-5-5）。

（3）免疫系统紊乱：免疫系统紊乱可能导致白细胞分类异常。例如，自身免疫性疾病如系统性红斑狼疮、类风湿性关节炎等，可以引起白细胞数量或比例的变化。

（4）骨髓异常：骨髓中产生血细胞的过程可能受到异常影响，导致白细胞分类异常。例如，骨髓增生异常综合征或骨髓纤维化等疾病可能导致某些类型的白细胞数量减少或增加（图3-5-6）。

（5）白血病或淋巴瘤：白血病和淋巴瘤是一类造血系统恶性肿瘤，可以导致白细胞分类异常。在散点图中，白血病或淋巴瘤可能表现为某些类型的白细胞数量显著增加，并可能出现异常的细胞形态

（图 3-5-7、图 3-5-8）。

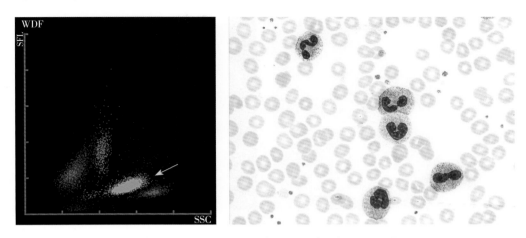

图 3-5-3　中性分叶核粒细胞增多的病例中，中性粒细胞占 72.0%
注：在 WDF 散点图上，NEUT 散点群用浅蓝色表示。白细胞分类与镜检计数相符。

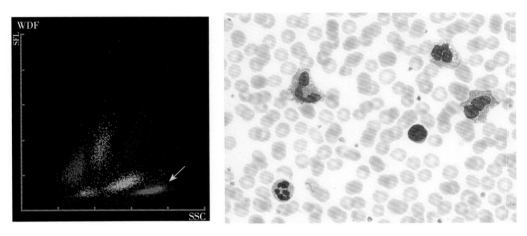

图 3-5-4　寄生虫感染嗜酸性粒细胞增多的病例中，嗜酸性粒细胞占 39.5%
注：在 WDF 散点图上，EOS 散点群用红色表示。白细胞分类与镜检计数相符。

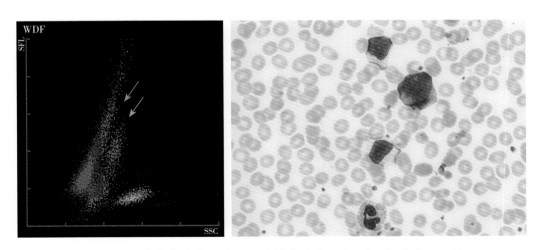

图 3-5-5　病毒感染导致淋巴细胞增多的病例中，淋巴细胞占 69.5%
注：WDF 散点图中 LYMP 散点簇（用粉红色表示）向荧光强度较强的方向延伸，
推测涂片上所见大量异型淋巴细胞（35%）出现在区域里。

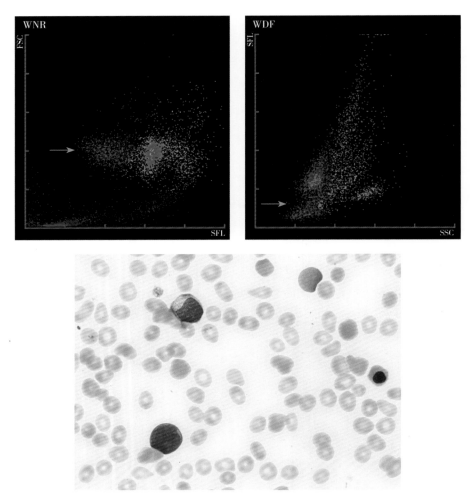

图 3-5-6 骨髓增生异常综合征病例中，原始细胞占 7.5%，有核红细胞占 12%

注：在 WNR 散点图上出现 NRBC 散点簇，以及 WDF 散点图的 NRBC 检测区域可见散点簇。

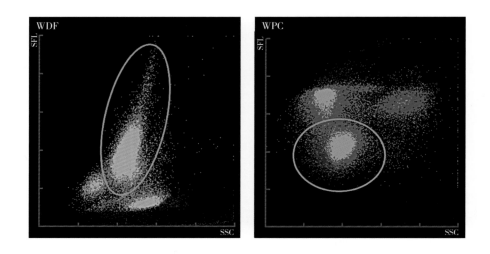

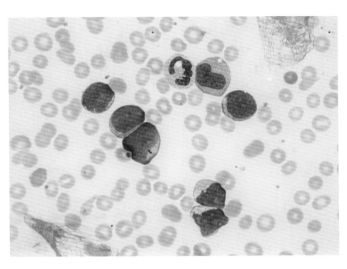

图 3-5-7　白细胞数明显增加,单核细胞达到 59.8%

注:WDF 散点图分类不良,推测这些细胞出现在正常单核细胞出现的区域附近(蓝色圈内);在 WPC 散点图上,
几乎所有的原始细胞被分类在绿色圈内,镜检为原始细胞(部分含 Auer 小体)。

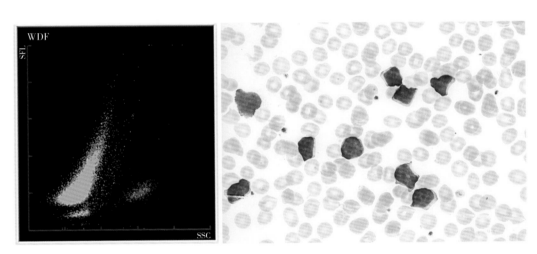

图 3-5-8　慢性淋巴细胞白血病中,淋巴细胞达到 94.0%

注:WDF 散点图上,LYMP 形成一个细胞散点簇而无法分类,散点簇形状看起来似乎是单一细胞簇。
镜检发现此群为成熟的小 B 淋巴细胞。

(6)其他:异常的 RET、PLT 散点图常见于各种原因导致的贫血、PLT 减少或形态异常(图 3-5-9)。

【注意事项】

在分析散点图时,应注意以下几个方面。

1. **白细胞分类和数量**　观察图中各个数据点代表的白细胞类型和数量。不同类型的白细胞在正常情况下应该处于一定的范围内,因此需要注意是否存在某类型的白细胞数量明显偏离正常范围的情况。

2. **异常细胞形态**　除了数量的异常,还要注意是否有异常的细胞形态出现。异常细胞形态可能包括畸形、变形、异型淋巴细胞等,这些异常形态可能与疾病或其他异常情况相关。

3. **分类比例的改变**　观察白细胞分类之间的比例是否发生改变。正常情况下,各种白细胞的比例是相对稳定的,但某些疾病或病理情况可能导致某些类型的白细胞比例增加或减少。

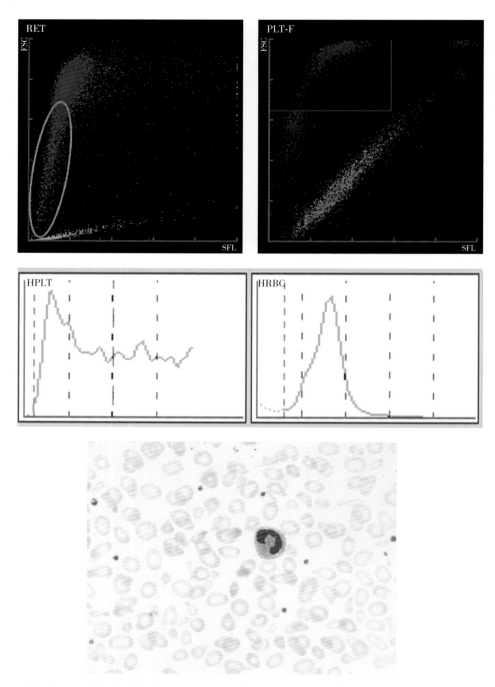

图 3-5-9　缺铁性贫血患者，小红细胞导致 PLT 直方图异常，PLT 计数假性偏高
注：RET 散点图上，小红细胞区域散点增加（红色圈内），RDW-SD 较高，RBC 直方图提示红细胞大小不等。
镜检可见大量小红细胞和异形红细胞。

4. 变异性和离群值　注意数据点之间的变异性和任何可能的离群值。离群值表示可能有异常情况或疾病存在，因此需要对其进行进一步的调查和评估。

5. 与临床症状和其他检查结果的关联　将白细胞散点图的结果与患者的临床症状、病史以及其他相关的实验室检查结果进行关联分析，有助于确定白细胞异常的原因，并提供更准确的诊断和治疗建议。

6. 需要指出的是，白细胞散点图只是辅助诊断的一种工具，其结果需要结合其他临床信息和实验室检查结果进行综合分析和解读。对于复杂的情况或不确定的结果,最好咨询专业医师进行进一步的评估和诊断。

【实验讨论】

1. 请分析图 3-5-10 红细胞直方图的临床意义。

2. 请分析图 3-5-11 血小板直方图的临床意义。

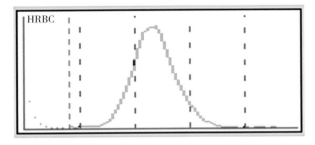

图 3-5-10　血液分析 RBC 直方图　　　　　　图 3-5-11　血液分析 PLT 直方图

3. 请指出图 3-5-12 存在的异常（至少三处）,并分析原因。

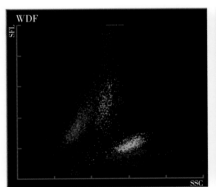
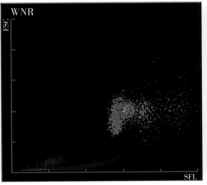
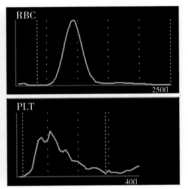

图 3-5-12　血液分析散点图与直方图

（何永建）

第四章
血栓与止血一般检验

实验一 活化部分凝血活酶时间测定

【实验目的】

掌握活化部分凝血活酶时间（APTT）的检测方法、操作及注意事项。

【实验原理】

在37℃条件下用白陶土激活凝血因子Ⅻ和Ⅺ，以脑磷脂（部分凝血活酶）代替血小板提供凝血的催化表面，在Ca^{2+}参与下，观察血浆（乏血小板）凝固所需的时间。

【实验材料】

1. **器材**　塑料采血装置、塑料试管、秒表、微量加样器、低速离心机、水浴箱和血凝仪等。

2. **试剂**

（1）0.109mol/L 枸橼酸钠溶液。

（2）APTT 试剂（含白陶土、硅土或鞣花酸及脑磷脂）。

（3）0.025mol/L 氯化钙溶液。

（4）健康人冻干混合血浆（正常对照血浆）。

【实验操作】

（一）试管法

1. **标本采集和处理**　采集静脉血 1.8ml，加入含有 0.109mol/L 枸橼酸钠溶液 0.2ml 的试管中（也可用蓝色帽的血凝实验专用枸橼酸钠抗凝剂负压采血管，注血至 2ml 刻度线），充分混匀，1 500g（离心半径为 15cm，3 000r/min）离心 10min，分离乏血小板血浆。

2. **预温试剂、血浆**　将 APTT 试剂、正常对照血浆、待检血浆和 0.025mol/L 氯化钙溶液分别置于 37℃水浴中预温 5min。

3. **混合活化**　取试管 1 支，加入预温的待检血浆和 APTT 试剂各 0.1ml，混匀，在 37℃水浴中预温 3min，并轻轻振荡试管。

4. **计时测定**　加入预温至 37℃的 0.025mol/L 氯化钙溶液 0.1ml，立即启动秒表，水浴，不断轻轻振荡，约 30s 后取出试管，轻轻倾斜并旋转试管，记录液体停止流动所需时间，重复两次取平均值。

5. 同时按步骤 3、4 测定正常对照血浆。

（二）血凝仪法

1. **标本采集和处理**　同试管法。

2. **试剂准备**　按照仪器试剂位置要求，把 APTT 试剂和 0.025mol/L 氯化钙溶液准备好，放入相应的位置。

3. **标本准备**　将正常对照血浆和待检血浆放在相应的样本架上。

4. **反应杯准备**　装载足量的反应杯。

5. **计时检测**　按仪器操作程序分别测定正常对照血浆和待检血浆的 APTT 值。

【**参考区间**】

1. **手工法**　32 ～ 43s。待检者的测定值较正常对照值延长 10s 以上有临床意义。

2. **仪器法**　不同品牌仪器及试剂间结果差异较大,须建立本实验室参考区间。

【**注意事项**】

1. 标本应及时检测,不能超过 2h。血浆加白陶土部分凝血活酶后被激活时间不得少于 3min。

2. 分离血浆应在 1 500g 下离心 10min,务必去除血小板。要求分离得到的乏血小板血浆中血小板 $< 20 \times 10^9/L$。

3. 白陶土因规格不一,其激活能力不同,因此参考区间有差异。但若正常对照值明显延长,提示白陶土部分凝血活酶悬液质量不佳。一般选用在凝血因子Ⅷ、Ⅸ、Ⅺ的血浆浓度为 200 ～ 250U/L 时灵敏的试剂。

4. 应用避孕药、雌激素、肝素、香豆素类药物、天冬氨酰酶和纳洛酮等药物均可影响 APTT 测定的结果,检测前应停药一周。

（陈海生）

实验二　凝血酶原时间测定

【**实验目的**】

掌握血浆凝血酶原时间（PT）测定（一期法）的原理、方法和注意事项。

【**实验原理**】

在待检血浆中加入过量的组织凝血活酶（兔脑、人脑、基因重组等）浸出液和 Ca^{2+},使凝血酶原转变为凝血酶,后者使纤维蛋白原转变为纤维蛋白。观察血浆凝固所需要的时间,即为凝血酶原时间。

【**实验材料**】

1. **器材**　塑料采血装置、塑料试管、秒表、微量加样器、低速离心机、水浴箱和血凝仪等。

2. **试剂**

（1）0.109mol/L 枸橼酸钠溶液。

（2）组织凝血活酶浸出液,常用人或兔脑粉浸出液。

（3）0.025mol/L 氯化钙溶液。

（4）健康人冻干混合血浆（正常对照血浆）。

【**实验操作**】

（一）**试管法**

1. **标本采集和处理**　采集静脉血 1.8ml,加入含有 0.109mol/L 枸橼酸钠溶液 0.2ml 的试管中（也可用蓝色帽的血凝实验专用枸橼酸钠抗凝剂负压采血管,注血至 2ml 刻度线）,充分混匀,在相对离心力 1 500g（离心半径为 15cm,3 000r/min）条件下离心 10min,分离乏血小板血浆。

2. **预温试剂、血浆**　将组织凝血活酶浸出液、正常对照血浆、待检血浆和 0.025mol/L 氯化钙溶液分别置于 37℃水浴中预温 5min。

3. **混合活化**　取试管 1 支,加入预温的待检血浆和组织凝血活酶浸出液各 0.1ml,混匀,在 37℃水浴中预温 3min 并轻轻振荡试管。

4. **计时测定**　加入经预温至 37℃的 0.025mol/L 氯化钙溶液 0.1ml,立即启动秒表,水浴,不断轻轻倾斜试管,记录至液体停止流动所需要的时间。重复以上操作 2 ~ 3 次,取平均值,即为凝血酶原时间。

5. 同时按步骤 3、4 测定正常对照血浆。

（二）血凝仪法

1. 标本采集和处理 同试管法。

2. 准备试剂 按照仪器试剂位置要求,把组织凝血活酶试剂和 0.025mol/L 氯化钙溶液准备好,放入在相应的位置。

3. 准备标本 将正常对照血浆和待检血浆放在相应的样本架上。

4. 准备反应杯 装载足量的反应杯。

5. 检测标本 按仪器操作程序分别测定正常对照血浆和待检血浆的 PT 值。

【参考区间】

1. PT 值

（1）手工法:男性为 11 ~ 13.7s,女性为 11 ~ 14.3s,男、女平均为（12 ± 1）s;待检者的测定值较正常对照值延长 3s 以上有临床意义。

（2）仪器法:不同厂家仪器及试剂间结果差异较大,需要各实验室自行制定。

2. 凝血酶原时间比值（PTR） 0.82 ~ 1.15（1.00 ± 0.05）。

3. INR（国际标准化比值） 依国际敏感指数（ISI）不同而异,一般在 1.0 ~ 2.0。

【注意事项】

1. 检测标本的质量

（1）采血后应在 1h 内完成,置于 4℃冰箱中保存也不应超过 4h,-20℃下可以保存 2 周,-70℃可以放置 6 个月。

（2）水浴温度稳定控制在（37 ± 1）℃,过高过低均会影响结果。

（3）采血要顺利,抗凝要充分,不能用有凝块的标本测定。

（4）PT 测定应选用国际血栓和止血委员会（ICTH）及国际血液学标准委员会（ICSH）公布的参考方法。

（5）在 HCT < 20% 或 > 55% 时,抗凝剂与血液的比例须按公式［抗凝剂（ml）=（100-HCT）×血液（ml）× 0.001 85］调整。

2. 试剂的质量

（1）市场上供应的组织凝血活酶制剂应注明 ISI 值,选用 ISI < 2.0 的组织凝血活酶为宜。

（2）PT 是外源凝血系统常用的筛检试验。由于不同来源、不同制备方法的组织凝血活酶对结果影响较大,造成结果的可比性很差,特别影响疗效的判断。WHO 提出以人脑凝血活酶 67/40 批号作为标准品,并且以 ISI 表示各种制剂与 67/40 之间的关系。67/40 作为原始参考品,定 ISI 为 1.0。

（3）灵敏度不同的试剂,检测的正常参考区间不同。有必要使用正常血浆对照,以便对异常结果作出判读。

（陈海生）

实验三　纤维蛋白原测定

【实验目的】

掌握凝血酶法（Clauss 法）测定纤维蛋白原（fibrinogen，Fg）含量的原理及操作方法。

【实验原理】

血浆中的纤维蛋白原在加入凝血酶后逐渐凝固,形成不溶性纤维蛋白,凝固时间与血浆中纤维蛋白原的浓度成负相关。以国际标准品为参比血浆绘制"凝固时间(s)-纤维蛋白原浓度(g/L)"标准曲线。测定被检血浆的凝固时间,被检血浆的纤维蛋白原含量即可从标准曲线上查得。

【实验材料】

1. 器材

(1)移液管、洗耳球、可调加样器、吸头。

(2)试管、试管架。

(3)离心机。

(4)秒表。

(5)水浴箱。

2. 试剂

(1)纤维蛋白原参比血浆(冻干品)。

(2)凝血酶(冻干品)。

(3)巴比妥缓冲液(barbital-buffered saline,BBS):取巴比妥钠 5.875g,氯化钠 7.335g,溶于 750ml 蒸馏水中,加入 0.1mol/L 盐酸 215ml,调节 pH 至 7.35,加蒸馏水至 1 000ml。

3. 标本 0.109mol/L 枸橼酸钠抗凝的静脉血(血液与抗凝剂之比为 9:1)。

【实验操作】

1. 分离乏血小板血浆(血小板计数 < 10×10^9/L) 在室温条件下以相对离心力 1 500g(离心半径为 15cm,3 000r/min)离心 15min,分离血浆。

2. 制备标准曲线

(1)复溶:按试剂说明书要求,准确加入蒸馏水复溶纤维蛋白原参比血浆和凝血酶。

(2)稀释参比血浆:用 BBS 将复溶的参比血浆分别按 1:5、1:10、1:15、1:20、1:40 稀释,计算各稀释倍数的纤维蛋白原浓度(g/L)。

(3)温育参比血浆:取不同浓度的参比血浆 0.2ml 于试管中,分别置于 37℃水中温育 2min。

(4)加凝血酶溶液,计时:取已复溶的凝血酶溶液 0.1ml 加入步骤(3)的参比血浆中,立即开启秒表,观察并记录凝固时间(s)。

(5)复检:①每一浓度的参比血浆管按步骤(3)(4)的方法重复检测 1 次,取平均值作为凝固时间;②若 2 次结果相差大于 0.5s,则须重复 1 次,取 2 次相近结果的均值。

(6)绘制标准曲线:以各稀释倍数的纤维蛋白浓度(g/L)为横坐标,对应的凝固时间(s)为纵坐标,在双对数坐标纸上绘出标准曲线。

3. 检测待测血浆(图 4-3-1)

(1)稀释待测血浆:将待测血浆用 BBS 稀释 10 倍。

(2)温育待测血浆:取已稀释的待测血浆 0.2ml 于试管中,置于 37℃水中温育 2min。

(3)记录凝固时间:取已复溶的凝血酶溶液 0.1ml 加入待测血浆中,立即开启秒表,观察并记录凝固时间(s)。

(4)复检:①以同样方法重复检测 1 次,取其平均值作为凝固时间;②若 2 次结果相差大于 0.5s,则需要重复 1 次,取 2 次相似结果的均值;③如遇凝固时间长的标本,2 次测量结果相差很大,可用 1:5 的稀释血浆进行检测,将检测结果除以 2 报告。

(5)读取 Fg 浓度:根据步骤(4)计得的凝固时间查标准曲线,可得到受检血浆的纤维蛋白原浓度。

4. 报告结果 ×.× × g/L。

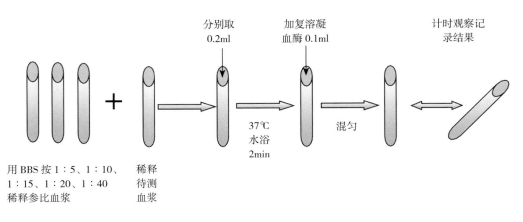

图 4-3-1 纤维蛋白原含量测定操作示意图

【参考区间】

成人为 2.00 ～ 4.00g/L；新生儿为 1.25 ～ 3.00g/L。

【注意事项】

1. 凝血酶法对参考品的要求高，必须保证参比血浆的质量。凝血酶复溶后，置于 4 ～ 6℃环境中可保存 2 天。更换新批号的凝血酶后应重新制备标准曲线。

2. 纤维蛋白原浓度高于 5.0g/L 或低于 0.8g/L 的血浆必须按适当比例进行稀释，并重新测定；血浆稀释至纤维蛋白原浓度为 0.1 ～ 0.5g/L，纤维蛋白原的浓度与血浆凝固时间有很好的相关性。

3. 纤维蛋白原浓度降低除见于血浆纤维蛋白原浓度真正降低外，也可见于血浆纤维蛋白原浓度假性降低，如血浆中存在肝素、纤维蛋白原降解产物或罕见的异常纤维蛋白原血症。

4. 在分离血浆时，离心机应使用水平式转头以减少血浆和血小板的重新混合。每 6 个月或在离心机维修后，应验证离心力和离心时间，以确保离心后血浆血小板的数量在可接受范围内。

【实验讨论】

1. 如何制备纤维蛋白原测定的标准曲线？ 如何做好质量保证？

2. 如果待检标本的纤维蛋白原浓度过高或过低应如何处理？ 进一步分析原因。

（章海斌）

实验四　凝血酶时间测定

【实验目的】

掌握试管法测定凝血酶时间（thrombin time，TT）的原理和操作方法。

【实验原理】

在血浆中加入标准的凝血酶溶液，在凝血酶的作用下，血浆凝固所需要的时间即为凝血酶时间。

【实验材料】

1. **器材**

（1）移液管、洗耳球、可调加样器、吸头。

（2）试管、试管架。

（3）离心机。

（4）秒表。

（5）水浴箱。

2. **试剂**

（1）凝血酶溶液：有商品试剂盒供应，将标准凝血酶用生理盐水稀释 5 ～ 10 倍，使正常对照血浆的凝血酶时间在 16 ～ 18s 为标准。

（2）正常参比血浆。

3. **标本**　0.109mol/L 枸橼酸钠抗凝的静脉血（血液与抗凝剂之比为 9∶1）。

【实验操作】

1. **分离乏血小板血浆（血小板计数 ＜ 10×10⁹/L）**　室温条件下以相对离心力 1 500g（离心半径为 15cm，3 000r/min）离心 15min，分离血浆。

2. **温育血浆**　取 0.1ml 正常参比血浆加入试管中，置于 37℃水中温育 5min（图 4-4-1）。

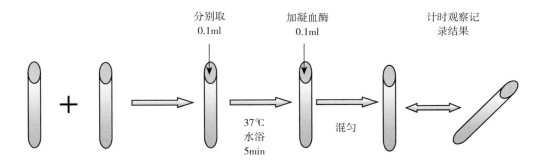

图 4-4-1　凝血酶时间测定操作示意图

3. **测定参比血浆**　在步骤 2 温育好的试管中加入凝血酶 0.1ml，同时启动秒表计时，记录血浆凝固时间，以透明、流动的混合液出现流速减慢、趋向浑浊的最初凝固为终点。重复测定 2 ～ 3 次，取其均值，即正常对照血浆的 TT。

4. **测定待测血浆**　重复步骤 2、3，以同样的方法检测待测血浆 TT。

5. **报告结果**　××s。

【参考区间】

16 ～ 18s（超过正常对照值 3s 为异常）。应建立本实验室所用测定方法相应的参考区间。

【注意事项】

1. 血浆应在采血后 1h 内完成，置于 2 ～ 8℃冰箱内保存不得超过 4h。

2. 血液标本采集要顺畅、快速，不能混入组织液，不能用肝素或 EDTA 类抗凝血。

3. 凝血酶溶液用前一定要充分混匀，稀释配好的凝血酶溶液不能久置于室温中，在 4℃环境中可保存 3 天。

4. 结果判断以顺利流动的透明混合液出现流动减慢、趋向浑浊的最初凝固为终点。

【实验讨论】

TT 测定影响因素有哪些？如何保证 TT 检测结果的质量？

（章海斌）

实验五　纤维蛋白（原）降解产物测定

【实验目的】

掌握纤维蛋白（原）降解产物的胶乳凝集法检测的原理、影响因素和操作方法。

【实验原理】

胶乳凝集法以抗纤维蛋白（原）降解产物（FDP）特异性抗体标记胶乳颗粒，与受检标本混合，当标本中 FDP 含量超过一定浓度时，便与胶乳颗粒上的抗体结合，胶乳颗粒发生凝集，呈现阳性反应。

【实验材料】

1. **器材** 胶乳反应板、搅拌棒、微量加样枪、冰箱、离心机等。

2. **试剂**

（1）胶乳试剂。

（2）甘氨酸缓冲液。

（3）FDP 阳性对照。

（4）FDP 阴性对照。

3. **标本** 0.109mol/L 枸橼酸钠抗凝的静脉血（血液与抗凝剂的体积之比为 9：1）。

【实验操作】

1. **分离血浆** 室温条件下以相对离心力 1 500g（离心半径为 15cm，3 000r/min）离心 15min，分离血浆，检查样本状态。

2. **混合试剂** 加样枪吸取 20μl 胶乳试剂，置于测试板的圆圈内，再加入 20μl 待测血浆，用搅拌棒搅拌均匀，轻轻摇动 3～5min。

3. **观察结果** 在较强的光线下观察结果，出现明显均一凝集颗粒则判断为阳性（FDP 含量≥ 5μg/ml），无凝集颗粒则判断为阴性（FDP 含量＜ 5μg/ml）。

4. **稀释阳性标本** 阳性结果的标本须进一步稀释，将待检样本用甘氨酸缓冲液做 1：2、1：4、1：8、1：16 等系列倍比稀释，分别按步骤 2、3 的方法进行检测，以凝集反应最高稀释度为反应终点。

5. **结果计算** 本法的最大灵敏度为 5μg/ml，因此待检标本中 FDP 含量（μg/ml）=5× 最高稀释倍数。如待检标本阳性最高稀释倍数为 8，则待测标本中的 FDP 含量为 5×8=40μg/ml。

6. **报告结果** ××μg/ml。

【参考区间】

＜ 5μg/ml。

【注意事项】

1. 检测前应提前将试剂从 2～8℃冰箱取出，于室温平衡后方可使用，使用前须轻轻摇匀。

2. 测试板要保持清洁干燥。

3. 测试温度应控制在 18～25℃。

4. 每批次检测均进行阴性、阳性对照。

【实验讨论】

1. 影响 FDP 检测结果的因素有哪些？如何提高检测结果的准确性？

2. FDP 的检测方法有多种，应如何选择？依据是什么？

（曹　喻）

实验六　D- 二聚体测定

◀ 一、胶乳凝集法

【实验目的】

掌握 D- 二聚体的胶乳凝集法检测的原理、影响因素和操作方法。

【实验原理】

标记抗 D- 二聚体单克隆抗体的胶乳颗粒中加入待测血浆,血浆中的 D- 二聚体浓度大于 0.5mg/L 时与胶乳颗粒上的抗体结合,胶乳颗粒就发生凝集,呈阳性反应。可根据被测血浆的稀释度计算出血浆 D- 二聚体的含量。

【实验材料】

1. **器材**　胶乳反应板、搅拌棒、微量加样枪、冰箱、离心机等。

2. **试剂**

（1）胶乳试剂。

（2）样本稀释缓冲液。

（3）阳性对照。

（4）阴性对照。

3. **标本**　0.109mol/L 枸橼酸钠抗凝的静脉血（血液与抗凝剂体积之比为 9 : 1）。

【实验操作】

1. **分离血浆**　室温条件下以相对离心力 1 500g（离心半径为 15cm,3 000r/min）离心 15min,分离血浆。

2. **混合试剂**　加样枪取 20μl 胶乳试剂,置于测试板的圆圈内,再加入 20μl 待测血浆,用搅拌棒搅拌均匀,轻轻摇动 3 ～ 5min。

3. **观察结果**　在较强的光线下观察结果,出现明显均一凝集颗粒则判断为阳性（D- 二聚体含量≥ 0.5mg/L）,无凝集颗粒则判断为阴性（D- 二聚体含量＜ 0.5mg/L）。

4. **稀释阳性标本**　阳性结果的标本须进一步稀释,将待检样本用缓冲液进行 1 : 2、1 : 4、1 : 8、1 : 16、1 : 32 等系列倍比稀释,分别按步骤 2、3 的方法进行检测,以凝集反应最高稀释度为反应终点。

5. **结果计算**　本法的最大灵敏度为 0.5mg/L,因此待检标本中 D- 二聚体含量（mg/L）=0.5 × 最高稀释倍数。如果被检标本阳性最高稀释倍数为 32,则待测标本中的 D- 二聚体含量为 0.5 × 32= 16mg/L。

6. **报告结果**　× ×mg/L。

【参考区间】

血浆 D- 二聚体含量＜ 0.5mg/L。

【注意事项】

1. 检测前试剂应提前从 2 ～ 8℃冰箱取出,于室温平衡后方可使用,使用前须轻轻摇匀。

2. 测试板要保持清洁干燥。

3. 测试温度应控制在 18 ～ 25℃。

4. 每批次检测均进行阴性、阳性对照。

二、ELISA 法

【实验目的】

掌握 D- 二聚体的 ELISA 法检测的原理、影响因素和操作方法。

【实验原理】

酶标板上包被抗 D- 二聚体单克隆抗体,与待测血浆中的 D- 二聚体结合,再加入酶标抗体,形成复合物,酶标抗体与底物作用呈现显色反应,在波长 492nm 处测得吸光度值与待测血浆中 D- 二聚体的含量成正比。

【实验材料】

1. **器材**　酶标板、酶标仪、微量加样枪、冰箱、离心机等。

2. **试剂**

（1）酶标抗体。

（2）标准品。

（3）底物。

（4）10× 稀释液。

（5）20× 洗涤液。

（6）H_2O_2。

3. **标本**　0.109mol/L 枸橼酸钠抗凝的静脉血（血液与抗凝剂的体积之比为 9：1）。

【实验操作】

1. **分离血浆**　室温条件下以相对离心力 1 500g（离心半径为 15cm，3 000r/min）离心 15min，分离血浆。2～8℃可保存 48h，−20℃可保存一个月。

2. **试剂准备**

（1）浓缩稀释液使用前置于 37℃温育 15min 后，用蒸馏水稀释 10 倍。

（2）浓缩洗涤液使用前置于 37℃温育 15min 后，用蒸馏水稀释 20 倍。

（3）酶标抗体用等量稀释液溶解。

（4）每支标准品用 300μl 稀释液复溶（1mg/ml），取出 150μl 用稀释液做倍比稀释，浓度分别为 1mg/ml、0.5mg/ml、0.25mg/ml、0.125mg/ml、0.062 5mg/ml、0.031 25mg/ml 6 个标准浓度。

（5）待测血浆用稀释液稀释 11 倍。

3. **混合试剂**　每孔加入不同浓度的标准品和稀释待测血浆各 0.1ml，空白对照孔加入稀释液 0.1ml，37℃温育 60min 后，弃反应孔内液体，用洗涤液反复洗涤 3 次，拍干。

4. **孵育抗体**　每孔加酶标抗体 0.1ml，37℃温育 60min 后，再次弃反应孔内液体，反复洗涤 3 次，拍干。

5. **显色测定**　用前每瓶底物用 5ml 蒸馏水溶解，然后加入 35μl H_2O_2 混匀，每孔加底物溶液 0.1ml，于 37℃温育 15～20min 后，每孔加终止液 50μl，在酶标仪 492nm 波长处，以空白孔调零，测定各孔吸光度。

6. **计算结果**　以吸光度对 D- 二聚体标准品浓度在半对数坐标纸上绘制标准曲线，待测标本 D- 二聚体含量可从标准曲线上查出，再乘以 11 即可。

7. **报告结果**　××mg/L。

【参考区间】

血浆 D- 二聚体含量＜ 0.5mg/L。

【注意事项】

1. 浓缩稀释液、浓缩洗涤液要充分溶解。

2. 测试温度要控制在 18～25℃。

3. 每批次检测均进行阴性、阳性对照。

【实验讨论】

1. D- 二聚体有哪些不同的检测方法，应如何选择？

2. 不同的 D- 二聚体检测方法有哪些优缺点？

（曹　喻）

第五章

血型与输血检验

实验一　ABO 血型鉴定

一、盐水介质试管法

【实验目的】

掌握 ABO 血型正、反定型鉴定盐水介质试管法的实验原理、操作步骤及结果判断。

【实验原理】

根据红细胞膜表面有无 A 抗原和 / 或 B 抗原,将血型分为 A 型、B 型、AB 型及 O 型 4 种。人类红细胞上 A、B 抗原的存在与血浆中抗 A、抗 B 抗体的存在有着相反的互补关系(抗原、抗体不见面原则),例如,血型为 AB 型的人,红细胞上存在 A、B 两种抗原,其血浆中就不含抗 A 和抗 B 抗体。

用抗 A、抗 B 血型试剂,检测红细胞上是否存在 A、B 抗原,以确定血型的方法称为正定型(也称红细胞定型试验);而用 A 和 B 型红细胞试剂,检测血清 / 血浆中是否存在抗 A、抗 B 抗体,以确定血型的方法称为反定型(也称血清定型试验)。上述抗原抗体结合后发生肉眼可见的凝集反应,通过观察有无凝集以及凝集强度来判断血型结果,当有补体存在时,可发生溶血现象。该凝集试验在试管中进行者称为试管法。

【实验材料】

1. 器材　小试管、试管架、记号笔、巴氏吸管、刻度吸管、洗耳球、离心机、显微镜、冰箱。
2. 试剂　抗 A、抗 B 试剂,2% ～ 5%A 型、B 型及 O 型标准红细胞悬液,生理盐水。
3. 标本　待检者 EDTA 抗凝全血。

【实验操作】

1. 样品制备

(1)离心:将待检抗凝全血标本以 900 ～ 1 000g 离心 3 ～ 5min。

(2)待检血浆样品:取上层血浆置于一干净试管中,做好标记。

(3)待检红细胞样品

1)用刻度吸管取一定量下层红细胞于另一干净试管中,做好标记。

2)向该试管中加入约 2 倍红细胞体积的生理盐水,轻轻将红细胞与生理盐水充分混匀,900 ～ 1 000g 离心 3 ～ 5min,用巴氏吸管吸弃上清液。再如此重复洗涤 2 次。

3)将洗涤好的红细胞配制成 2% ～ 5% 红细胞生理盐水悬液,为待检红细胞样品。

2. 正定型　检测红细胞上的 A 或 B 抗原。

(1)取干净试管 2 支,分别标记为抗 A、抗 B,并在相应试管中滴加抗 A、抗 B 试剂各 1 滴。

（2）如有需要可选做,加 1 滴抗 A B 试剂于第三支试管内,并标记。

（3）每支试管中各滴加待检红细胞样品 1 滴。

（4）轻轻混合试管中内容物,按校准速度和时间离心,900～1 000g 离心 15s。

（5）肉眼观察上清液有无溶血,再用手轻叩试管,重悬细胞扣,检查凝集情况;如果未见凝集或溶血现象,低倍镜观察确定。

（6）判读试验结果并记录,并与血清 / 血浆定型试验结果比对一致性。

3. 反定型 检测血清或血浆中抗 A 或 B 抗体。

（1）取 3 支干净试管,分别标记为 Ac、Bc 和 Oc,分别向其中滴加 2～3 滴待检血浆样品。

（2）每支试管中各滴加对应 2%～5%A 型、B 型及 O 型标准红细胞悬液 1 滴。

（3）轻轻混合试管内容物,按校准速度和时间离心,900～1 000g 离心 15s。

（4）肉眼观察上清液有无溶血,再用手轻叩试管重悬细胞扣,检查凝集情况;如果未见凝集或溶血现象,低倍镜观察确定。

（5）判读试验结果并记录,并与红细胞试验结果对照。

4. 结果判定

（1）正、反定型试验,如试管中出现凝集或溶血均为阳性结果。

（2）重悬细胞扣后无凝集,呈均匀细胞悬液者为阴性结果。

（3）当正、反定型结果不一致时,应重复试验,认真分析和查找是否为技术性原因所致,并通过进一步试验解决,绝不能草率给出 ABO 血型结果。

（4）如果出现部分细胞凝集,部分细胞不凝集的混合视野凝集情况,应进一步查明原因,如是否为混合血样标本,近期是否接受了与自身 ABO 血型不同的异型输血或骨髓移植,是否为白血病急性期或者 ABO 亚型等。

（5）ABO 血型鉴定的正、反定型结果解释见表 5-1-1;凝集强度判断标准参见表 5-1-2。

表 5-1-1　ABO 血型鉴定正、反定型结果解释

待检红细胞 + 抗体试剂（正定型）			待检血浆 + 试剂红细胞（反定型）			结果解释
抗 A	抗 B	抗 AB(可选)	A 型红细胞	B 型红细胞	O 型红细胞	待检者血型
+	−	+	−	+	−	A
−	+	+	+	−	−	B
−	−	−	+	+	−	O
+	+	+	−	−	−	AB

"+"表示凝集或溶血,"−"表示无凝集。

表 5-1-2　凝集强度判断标准

肉眼观察所见	凝集强度	评分
一个结实的凝集块	4+	12
数个大的凝集块	3+	10
中等大的凝集块,背景清晰	2+	8
小凝集块,背景混浊(颗粒状,但确定成块)	1+	5
非常细小的凝集,背景混浊(细小颗粒状)	1+^{w}	4

续表

肉眼观察所见	凝集强度	评分
几乎看不见的凝集,背景混浊	w+ 或 +/-	2
没有凝集	0	0
凝集和不凝集的细胞同时存在,混合视野	mf	
完全溶血	H	
部分溶血,还有一些红细胞	PH	

【注意事项】

1. **器材与标记** 所用器材必须干燥清洁;标记应准确且清晰易辨。

2. **血液标本** 选用新鲜标本,无溶血、无乳糜、无污染。

3. **标本和试剂** 标本和试剂的比例要适当;不论是正定型或反定型,一般先加血清/血浆,再加红细胞悬液,以便核查是否漏加血清/血浆。

4. **反应温度** 虽然抗 A 和抗 B IgM 与相对应红细胞发生凝集反应的最佳温度为 4℃,但为了防止冷凝集的干扰,试验一般在室温 20～24℃时进行。

5. **离心** 离心可加快抗原抗体反应,增强凝集反应,并可发现亚型和较弱的抗原抗体反应。但离心力过大/时间过长,会影响血型鉴定,应严格遵从操作规程。

6. **结果观察** ①从离心机中取出试管时尽可能避免摇晃,于白色背景观察上清液有无溶血,边轻弹试管边仔细观察有无凝块。②观察结果时,既要看有无凝集,更要注意凝集强度。对弱凝集要以显微镜确认,凝集强弱程度判断有助于发现 A、B 亚型以及类 B 抗原。另外,注意红细胞的特异性凝集与缗钱状排列的正确判别。③正定型中抗体试剂与待测红细胞产生 3+～4+ 的凝集为阳性反应。反定型中血清与试剂红细胞的凝集反应常较弱,可以置于室温中 5～15min,以期出现增强的凝集反应。

7. **结果报告与记录** ①正、反定型结果一致时才能报告血型结果。②如正定型与反定型鉴定的结果不一致,或是与待检者原来血型鉴定结果不一致,应查找原因,并重新鉴定。③准确报告血型结果并做好记录。

8. **标本保存** 标本置于 2～8℃保存 7 天,以备复查。

【实验讨论】

1. ABO 血型鉴定时,为什么要做反定型?

2. 引起正、反定型结果不一致的原因有哪些,如何解决?

◀ 二、盐水介质玻片法

【实验目的】

熟悉 ABO 血型正定型盐水介质玻片法的操作步骤。

【实验原理】

同盐水介质试管法,但凝集反应在载玻片或白瓷板上进行,通过肉眼或显微镜观察红细胞有无凝集,以及其凝集强度。

【实验材料】

1. **器材** 载玻片、记号笔、蜡笔、试管、试管架、尖滴管、吸管、吸耳球、离心机、显微镜。

2. **试剂** 抗 A、抗 B 及抗 AB 试剂。

3. **标本** EDTA 抗凝全血或 5% ～ 10% 待检红细胞生理盐水悬液。

【实验操作】

1. **标记** 取洁净的载玻片或白瓷板 1 块,用蜡笔画上方格,标记抗 A、抗 B、抗 AB。

2. **加抗体** 在玻片或白瓷板已标记的区域内分别滴加对应的抗 A、抗 B 及抗 AB 试剂各 1 滴。

3. **加待检红细胞** 在上述滴加抗体试剂的小格中分别加待检者 5% ～ 10% 红细胞生理盐水悬液各 1 滴。

4. **混匀** 分别用干净的搅拌棒彻底混合试剂和红细胞。再反复轻柔地向左右倾斜玻片或白瓷板,持续约 2min。其间,不要将玻片或白瓷板放置在热的物体表面。

5. **结果观察** 肉眼观察有无凝集反应。

6. **结果判断**

（1）任何 ABO 定型试剂与红细胞反应出现强凝集,为阳性结果。

（2）在反应 2min 后仍呈现均匀的红细胞悬液,为阴性结果。

（3）弱阳性或可疑结果须使用试管法进一步确认。

【注意事项】

1. 混匀要充分,摇动载玻片时动作要轻,时间要足够,室温太高时防止液体干涸。

2. 玻片法灵敏度比试管法低,凝集结果不明显时用显微镜检查或用试管法鉴定。

3. 玻片法可能存在实验人员暴露于感染性标本的风险,须注意防范。

4. 玻片法不适用于鉴定血清 / 血浆中的 ABO 抗体,故不适用于抗体鉴定和交叉配血,不应单独使用。

5. ABO 亚型的红细胞抗原与抗体的凝集反应慢,且凝集强度弱,易导致定型错误,故玻片法不适合 ABO 亚型的鉴定。

【实验讨论】

1. ABO 血型鉴定盐水介质玻片法为什么一般不做反定型?

2. 进行 ABO 血型鉴定盐水介质玻片法实验时,应该注意哪些问题?

◀ 三、柱凝集法

【实验目的】

掌握卡式柱凝集法血型鉴定的操作步骤和结果判断。

【实验原理】

微柱中填充介质凝胶,凝胶间隙具有分子筛作用。当红细胞与相应抗体结合后,凝聚的红细胞在一定的离心力作用下,不能通过凝胶而停留在凝胶上层或游离在凝胶中,为阳性反应;而抗原抗体没有反应时,未凝集的红细胞在一定的离心力作用下可通过凝胶而沉积在微柱凝胶管的底部,形成细胞扣,为阴性反应。

【实验材料】

1. **器材** 试管、试管架、标记笔、微量移液器、一次性吸头、柱凝集专用水平离心机。

2. **试剂**

（1）柱凝集法血型定型检测卡:正定型检测卡反应管的凝胶中分别含抗 A、抗 B 试剂。反定型检测卡的凝胶为中性凝胶,无抗原抗体成分。

（2）A 型、B 型试剂红细胞悬液。

3. **标本** EDTA 抗凝全血。

【实验操作】

1. **配制红细胞悬液** 分别将待检样本的红细胞和试剂红细胞配制成 0.8% ～ 1% 悬液。

2. 柱凝集法血型定型检测卡的准备 目视检查,如发现有干胶、杂质、气泡的检测卡不可使用;将检测卡平衡至室温(18 ～ 25℃),于专用离心机离心 2 ～ 3min;用标记笔在检测卡上标记标本唯一标识。

3. 正定型 在正定型(标记有抗 A 和抗 B)的微柱中分别用微量移液器加入一定的待检红细胞悬液。

4. 反定型 在反定型(标记有 A、B 红细胞)的微柱中分别先加入一定量的 A、B 型试剂红细胞悬液,再加入一定量的待检样本血清 / 血浆。

5. 质控 在质控管中加入一定量的待检红细胞悬液。

6. 离心 按检测卡说明书要求在柱凝集专用水平离心机中离心。

7. 结果观察与判断 取出柱凝集法血型定型检测卡,肉眼观察结果。结果判断如下。

(1)凝集:质控管红细胞沉淀在管底,检测管红细胞浮聚在胶上或胶中,或溶血。

(2)不凝集:质控管和检测管的红细胞均沉在管底。凝集强度结果判断见表 5-1-3、图 5-1-1。

表 5-1-3 柱凝集法凝集强度解释

反应强度	红细胞在凝胶内的反应
4+	红细胞全部位于凝胶表面
3+	大部分红细胞位于凝胶表面,少部分位于凝胶中上部
2+	大部分红细胞位于凝胶中部,少部分位于凝胶中下部
1+	红细胞位于凝胶中下近底部
+/−	绝大部分红细胞沉积在管尖底部,极少部分位于凝胶中近底部
−	红细胞全部沉积在管尖底部
Dep	混合视野凝集,同时存在两群细胞,分别位于凝胶表面和管尖底部
H	发生溶血,红细胞复合物部分或完全消失,柱内液体为均匀透明红色

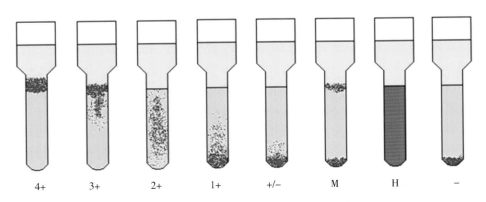

图 5-1-1 柱凝集法凝集强度结果判断

8. 结果判断 按表 5-1-3 判断血型鉴定结果。

【注意事项】

1. 柱凝集法血型定型检测卡 应置于 18 ～ 25℃,竖立保存。凝胶中不能有气泡,液面不能干涸。实验前应检查其封口是否完整。如若长期放在 4℃冰箱,检测卡从冰箱取出后应平衡至室温才可使用。

2. **检测标本**　必须为抗凝血。如血样本的血浆中存在冷抗体或蛋白异常,将干扰检测结果的判读。

3. **加样**　中性凝胶反定型时,先向反应管内加入标准红细胞,后加入血浆。加样时动作要轻,不要破坏凝胶面,抗体试剂或血浆要加在红细胞液面上。

4. **离心**　加样后不宜久置,在 30min 内离心。离心参数严格按照要求设置。

5. **质控观察**　质控管的红细胞在胶上或胶中,表明试验失败,应重新试验。

【讨论】

1. 影响柱凝集法检测血型的因素有哪些,如何控制?

2. 柱凝集法与盐水介质试管法相比较,有哪些优点?

（李　锐）

实验二　RhD 血型鉴定

◀ **一、盐水介质法**

【实验目的】

掌握 RhD 血型鉴定盐水介质法的操作步骤及结果判断。

【实验原理】

单克隆 IgM 抗 D 试剂与红细胞膜上 D 抗原反应,在盐水介质中产生肉眼可见的凝集反应。

【实验材料】

1. **器材**　小试管、试管架、标记笔、一次性吸管、微量移液器、离心机、载玻片、显微镜。

2. **试剂**　生理盐水,单克隆 IgM 抗 D 试剂,2% ～ 5% 的 RhD 阳性、阴性红细胞悬液。

3. **标本**　EDTA 抗凝全血或 2% ～ 5% 待检红细胞生理盐水悬液。

【实验操作】

1. **标记**　取 3 支小试管,分别标记为待检、阳性对照和阴性对照。

2. **加试剂**　各管加入 1 滴单克隆 IgM 抗 D 试剂。

3. **加红细胞悬液**　在对应各管中分别加入待检红细胞悬液,RhD 阳性、阴性红细胞悬液各 1 滴,混匀。

4. **离心**　900 ～ 1 000g 离心 15s（或按照试剂说明书要求）。

5. **观察结果**　轻摇试管,肉眼或显微镜下观察红细胞有无凝集。

6. **判断结果**　阳性对照管凝集,阴性对照管不凝集,方可判断待检红细胞的 RhD 血型结果。待测管若凝集,表明待检红细胞是 RhD 阳性;若不凝集（阴性反应）,则红细胞可能是 RhD 阴性,须进一步检测弱 D 表型。

【注意事项】

1. **方法**　本试验为 RhD 血型鉴定的初检。如用玻片法鉴定,红细胞浓度为 40% ～ 50%,玻片须预热为 40 ～ 50℃,反应 2min 后观察结果。

2. **对照**　鉴定时必须有严格的对照试验,包括阴性对照、阳性对照。

3. **阴性反应的处理**　待检红细胞与抗 D 试剂在盐水介质中不凝集,应进行 Rh 阴性确认试验,一般使用 3 种或以上 IgG 抗 D 试剂进行间接抗球蛋白试验。如 3 种 IgG 抗 D 试剂抗球蛋白试验的结果均为阴性,即可判定为 Rh 阴性;如果抗球蛋白试验有一种或一种以上的 IgG 抗 D 试剂的结果为阳性,即可判定为 Rh 阳性（弱 D 表型）。

4. **其他**　同 ABO 血型鉴定。

【实验讨论】

1. 什么是弱 D 表型,如何鉴定?
2. RhD 血型鉴定盐水介质法试验结果为阴性,如何处理?

二、酶介质法

【实验目的】

熟悉 RhD 血型鉴定酶介质法的操作步骤和结果判断。

【实验原理】

某些酶(木瓜酶、菠萝蛋白酶、胰蛋白酶等)既可破坏红细胞表面的唾液酸,减少其所带负电荷,降低红细胞间排斥力,使红细胞易于凝集;还可部分改变红细胞表面结构,暴露某些隐蔽抗原,增强凝集性;因对 IgG 的作用大于 IgM,故有利于检出不完全抗体。

【实验材料】

1. **器材**　小试管、标记笔、离心机、37℃水浴箱、微量移液器、显微镜等。
2. **试剂**　生理盐水、1% 木瓜酶(或菠萝蛋白酶)、IgG 抗 D 试剂,2% ～ 5% 的 RhD 阳性、阴性红细胞悬液。
3. **标本**　EDTA 抗凝全血,分离并洗涤红细胞,制备成 2% ～ 5% 待检红细胞悬液。

【实验操作】

1. **标记**　取 3 支试管,标记为待检样本、阳性对照、阴性对照。
2. **加样**　按表 5-2-1 加样。

表 5-2-1　RhD 血型鉴定酶介质直接法　　　　　　　　　　　　单位:滴

加入物	待检样本	阴性对照	阳性对照
待检红细胞悬液	1	/	/
RhD 阴性红细胞悬液	/	1	/
RhD 阳性红细胞悬液	/	/	1
1% 木瓜酶溶液	1	1	1
IgG 抗 D 试剂	2	2	2

3. **离心**　以上 3 管混匀后,置于 37℃水浴 15 ～ 30min,900 ～ 1 000g 离心 15s。
4. **观察结果**　轻摇试管,肉眼或显微镜观察红细胞有无凝集。
5. **判断结果**　同 RhD 血型鉴定盐水介质法。

【注意事项】

1. 酶试剂反复冻融会影响酶活性,因此试剂应分装后冻存,每次取 1 份一次性使用。
2. 将水浴温度严格控制为 37℃,温度太高可导致酶失活或红细胞直接溶血。
3. 其他同 RhD 血型鉴定盐水介质法。

【实验讨论】

1. 引起 RhD 血型鉴定酶介质法假阳性和假阴性的原因有哪些?
2. 为了保证 RhD 血型鉴定酶介质法的结果准确可靠,应注意哪些问题?

(李　锐)

实验三　交叉配血试验

◀ ## 一、盐水介质交叉配血法

【实验目的】

掌握盐水介质交叉配血法的实验原理和操作方法。

【实验原理】

在室温下的盐水介质中，天然 IgM 类血型抗体与对应红细胞抗原出现凝集反应或溶血现象。离心后，观察受血者血浆与供血者红细胞（主侧），以及受血者红细胞与供血者血浆（次侧）之间有无凝集和溶血现象，判断受血者与供血者之间有无 ABO 血型不合的情况。

【实验材料】

1. **器材**　载玻片、小试管、记号笔或蜡笔、试管架、尖滴管、乳胶吸头、刻度吸管、洗耳球、离心机、显微镜、37℃水浴箱等。

2. **标本**　受血者 EDTA 抗凝静脉血 2ml，供血者血液保存袋上的辫子中血液。

【实验操作】

1. **准备受血者和供血者标本**　取受血者和供血者血液标本，900 ～ 1 000g 离心 3 ～ 5min，分离的上层血浆分别置于已标记为"受血者血浆"和"供血者血浆"的 2 支小试管中。各取下层压积红细胞 1 滴，置于已标记为"受血者红细胞"和"供血者红细胞"的另外 2 支小试管中，分别加入生理盐水 19 滴，用尖滴管将红细胞与生理盐水充分混匀，制备成受血者和供血者 5% 红细胞生理盐水悬液。

2. **标记试管**　取 2 支小试管，分别标记主侧和次侧，即主侧配血管和次侧配血管。

3. **加血浆和红细胞悬液**　在主侧管内加 2 滴受血者血浆和 1 滴供血者 5% 红细胞生理盐水悬液，次侧管内加 2 滴供血者血浆和 1 滴受血者 5% 红细胞生理盐水悬液，混匀。

4. **离心观察**　以 900 ～ 1 000g 离心 15s，小心取出试管后，肉眼观察上清液有无溶血现象后，轻轻摇动试管，观察红细胞是否呈均匀的混悬液。对肉眼不能明确判定为凝集阴性或阳性的标本，取载玻片一张，用两支尖滴管分别从主侧管和次侧管内吸取红细胞悬液 1 滴，滴于载玻片两侧，用显微镜观察红细胞有无凝集。

5. **判断结果**　主侧管和次侧管内红细胞均不溶血或凝集，表明受血者和供血者血液盐水介质交叉配血试验相容。如果主侧管和次侧管或单独一侧试管内出现红细胞溶血或凝集，则表明受血者、供血者血液盐水介质交叉配血试验不相容。

6. **报告方式**

（1）受血者 ×××（× 型）血浆与供血者 ×××（× 型）红细胞：盐水介质凝集与否及强弱程度。

（2）受血者 ×××（× 型）红细胞与供血者 ×××（× 型）血浆：盐水介质凝集与否及强弱程度。

（3）受血者 ××× 与供血者 ××× 盐水介质配血是否相合。

【注意事项】

1. 试管、滴管的口径大小应基本一致，各种器材必须清洁干燥，防止溶血。

2. 本试验只能检出不相配合的 IgM 完全抗体，不能检出 IgG 不完全抗体。对有输血史（特别是有过输血反应的患者）、妊娠、免疫性疾病史和器官移植史等患者，必须增加聚凝胺介质法或抗球蛋白介质法交叉配血，以防止漏检 IgG 不完全抗体，确保输血安全。

3. 配血前严格查对受血者姓名、性别、年龄、科别、床号及血型，确保标本准确无误。

4. 受血者标本必须是 3 天内采集的,采集当日为第 0 天。供血者标本应取自血袋外部连接的密闭软管段,用盐水洗涤一次,不能重复使用或延长使用时间。如果受血者需要再次输注红细胞,尤其是受血者最后一次输注红细胞已间隔了 24h,应重新采集标本进行交叉配血试验,避免因回忆性反应而产生抗体漏检。红细胞要用生理盐水洗涤干净,防止血型物质中和抗体及其他物质(输注右旋糖酐、聚乙烯吡咯烷酮、肝素)干扰试验。

5. 主、次侧管加入红细胞悬液抗原和血浆抗体后,应立即离心,不宜在室温下放置太久,以免影响实验结果。

6. 如出现盐水介质交叉配血不相容,应先重新鉴定供血者和受血者的 ABO 血型,以排除因 ABO 血型鉴定错误导致的交叉配血不相容,再用其他方法进行交叉配血。

7. 患者在 48h 内输入 2 000ml 以上血液时需多个供血者,此时供血者之间也应进行交叉配血试验,以防止供血者之间血型不合及不规则抗体的存在,保证输血安全。

8. 观察结果要仔细,若不凝集或弱凝集,需要借助显微镜来观察判断。如怀疑是冷凝集素导致的红细胞凝集,需要在 37℃ 水浴箱中放置 2 ～ 5min 后再观察结果。盐水介质中 IgM 类抗体的最适温度为 4 ～ 22℃,如在 37℃ 则凝集力下降,可造成假阴性。

9. 配血后,应将受血者和供血者的全部标本置于 2 ～ 6℃ 冰箱内保存至少 7 天,以备复查。

【实验讨论】

1. 为什么交叉配血试验必须做主侧和次侧交叉配血?
2. 盐水介质交叉配血法检测出的抗体有何特点?

◀ 二、聚凝胺介质交叉配血法

【实验目的】

掌握聚凝胺介质交叉配血法的实验原理和操作方法。

【实验原理】

首先利用低离子强度溶液降低红细胞的 Zeta 电位,增加抗原抗体间的引力,使血型抗体与红细胞膜表面的相应抗原结合。再加入聚凝胺溶液,聚凝胺是带有高价阳离子的多聚季铵盐,溶解后能产生很多正电荷,可以中和大量红细胞表面的负电荷,减弱红细胞间的静电斥力,缩短红细胞间的距离,使正常红细胞出现可逆性的非特异性凝集。然后加入带负电荷的枸橼酸盐解聚液,以中和聚凝胺的正电荷。由聚凝胺引起的非特异性凝集的红细胞因电荷中和而散开,为阴性反应;而由 IgM 或 IgG 类血型抗体与红细胞产生的特异性凝集不会散开,为阳性反应。

【实验材料】

1. 器材　同盐水介质交叉配血法。
2. 试剂　低离子介质溶液、聚凝胺液、解聚液。
3. 标本　同盐水介质交叉配血法。

【实验操作】

1. 受血者和供血者标本准备　同盐水介质交叉配血法。
2. 标记试管　同盐水介质交叉配血法。
3. 加血浆和红细胞悬液　同盐水介质交叉配血法。
4. 加低离子强度溶液　在主侧管和次侧管内分别加低离子介质溶液 0.6ml,混合均匀,室温静置 1min。
5. 加聚凝胺液　每管各加聚凝胺液 2 滴,混合均匀,室温静置 15s。
6. 离心观察　以 1 000g 离心 15s,弃去上清液,底部留约 0.1ml 液体,轻轻摇动试管,观察红细胞有无凝集,如凝集,说明试剂有效,可进行下一步试验,如无凝集,必须重做前面试验。

7. **加解聚液**　每管各加解聚液2滴,轻轻摇动试管,肉眼观察凝块是否散开。

8. **结果判断**　如果主侧管和次侧管内红细胞凝集在1min内散开,则试验为阴性,配血结果相合;如果凝集不散开,则为阳性,配血结果不合。

9. **报告方式**

（1）受血者×××（×型）血浆与供血者×××（×型）红细胞:聚凝胺介质凝集与否及强弱程度。

（2）受血者×××（×型）红细胞与供血者×××（×型）血浆:聚凝胺介质凝集与否及强弱程度。

（3）受血者×××与供血者×××聚凝胺介质配血是否相合。

【注意事项】

1. 凝聚胺法对Kell血型系统的抗体检测结果不理想,容易漏检抗-K,虽然汉族人群中的K基因出现的频率几乎为零,但对我国少数民族或外籍人员的标本进行本试验为阴性结果时,应继续做抗球蛋白交叉配血试验确认。

2. 聚凝胺只能使正常红细胞发生凝集,对缺乏唾液酸的红细胞（如T/Tn多凝集红细胞）无作用。聚凝胺溶液放置在玻璃瓶中过久可能引起红细胞凝集过弱,因此,该溶液应保存在深色或黑色塑料瓶中。

3. 如标本中含枸橼酸钠、肝素,可中和聚凝胺,使红细胞之间非特异性凝集反应减弱,此时可增加聚凝胺溶液剂量,或在试验中逐步加入聚凝胺溶液到红细胞出现凝集为止。血液透析的患者建议改用抗球蛋白交叉配血试验,从而保证试验的准确可靠性。

4. 加聚凝胺溶液后,肉眼观察结果时,摇动试管时动作要轻,否则,可使凝集红细胞散开。当加入解聚液后,摇动试管时动作要轻,应在1min内观察结果,以免反应减弱或消失。凝集结果不明显,可用显微镜观察。

5. 其他同盐水介质法。

【实验讨论】

1. 聚凝胺交叉配血试验中的聚凝胺、解聚液的作用是什么?

2. 聚凝胺介质交叉配血较盐水介质交叉配血有何优点?

◀ 三、微柱凝胶抗球蛋白介质交叉配血法

【实验目的】

掌握微柱凝胶抗球蛋白介质交叉配血法的实验原理和操作方法。

【实验原理】

将供血者、受血者红细胞及血清或血浆分别加入含有抗球蛋白试剂的微柱凝胶柱主侧和次侧管中,如果血清或血浆中存在针对红细胞抗原的血型抗体（IgM或IgG）,抗原抗体复合物生成,凝胶中的抗球蛋白与抗原抗体复合物结合,形成红细胞凝集团块,凝胶柱中的凝胶为多孔网状结构,具有分子筛作用,阻止凝集成团的红细胞下沉,离心后红细胞留在微柱的上部或中间,为阳性反应。如果血清或血浆中不含针对红细胞膜表面血型抗原的抗体,红细胞则能通过凝胶,下沉到微柱管的底部,为阴性反应。

【实验材料】

1. **器材**　小试管、尖滴管、记号笔或蜡笔、微量移液枪、刻度吸管、洗耳球、试管架和微柱凝胶卡架、微柱凝胶卡专用水平离心机、专用37℃孵育器、普通水平离心机等。

2. **试剂**　含有抗球蛋白试剂的微柱凝胶检测卡（商品试剂）、生理盐水。

3. **标本**　同盐水介质交叉配血法。

【实验操作】

1. **受血者和供血者标本准备**　取受血者和供血者静脉血标本,以 1 000g 离心 3 ～ 5min,分离上层血浆于 2 支小试管中。各取下层压积红细胞 50μl 于另外 2 支小试管中,分别加入生理盐水 5.0ml,用尖滴管将红细胞与生理盐水充分混匀,制备成约 1.0% 的受血者和供血者红细胞生理盐水悬液。

2. **标记微柱凝胶检测卡**　取出含有抗球蛋白试剂的微柱凝胶检测卡,除去铝箔,分别标记主侧管和次侧管,即主侧配血管和次侧配血管。

3. **加血浆和红细胞悬液**　在主侧管内先加入 50μl 供血者 1.0% 红细胞生理盐水悬液,再加 25μl 受血者血浆;次侧管内先加入 50μl 受血者 1.0% 红细胞生理盐水悬液,再加 25μl 供血者血浆。

4. **孵育**　将加好反应物的微柱凝胶检测卡放入专用 37℃孵育器中孵育 15min。

5. **离心**　取出检测卡,放入微柱凝胶卡专用水平离心机,以 1 000r/min 离心 10min。

6. **观察结果**　取出检测卡,肉眼观察结果,主侧管和次侧管内红细胞完全沉降于凝胶管底部,表明受血者与供血者血液相容,若主侧管和次侧管或单独一侧管内红细胞凝集块位于凝胶中上部,和 /或出现溶血,提示受血者与供血者血液不相容。

7. **报告方式**

(1)受血者 ××××(× 型)血浆与供血者 ×××(× 型)红细胞:微柱凝胶抗球蛋白介质凝集与否及强弱程度。

(2)受血者 ×××(× 型)红细胞与供血者 ×××(× 型)血浆:微柱凝胶抗球蛋白介质凝集与否及强弱程度。

(3)受血者 ××× 与供血者 ××× 微柱凝胶抗球蛋白介质配血是否相合。

【注意事项】

1. 除去微柱凝胶检测卡铝箔时要小心,以免使凝胶溢出或抖动。

2. 此试验中,红细胞悬液浓度为 1% 左右,浓度过高影响结果判断。

3. 分子筛作用能提高交叉配血试验的特异度和灵敏度,可检出 IgG 和 IgM 红细胞血型抗体。

4. 由于抗球蛋白试剂在装配试剂过程中已加入微柱凝胶内,离心时血清蛋白成分和红细胞因其各自的重力加速度不同,而以不同的速度通过凝胶柱,从而消除了血清中未结合的球蛋白与抗球蛋白结合的可能性,因此本试验红细胞可不洗涤,且对于阴性的结果也不再需要加入 IgG 血型抗体致敏的阳性细胞来验证阴性结果的有效性。

5. 其他同 ABO 血型鉴定微柱凝胶检测卡法。

【实验讨论】

1. 微柱凝胶抗球蛋白介质交叉配血法的原理是什么?

2. 微柱凝胶抗球蛋白试验与传统的凝集试验有何区别?

(杨　超)

第六章

尿液一般检验

实验一　尿液理学检查

◀ **一、尿量和酸碱度测定**

【实验目的】

掌握尿量测定的方法和 pH 试纸法测定尿液酸碱度的方法。

【实验原理】

使用量筒等有刻度的容器直接测定尿量;pH 广泛试纸是由甲基红、溴甲酚绿、百里酚蓝等多种指示剂混合成的试带,能反映 pH 4.5 ～ 9.0 的变异范围,灵敏度约 pH 1.0,显色范围为棕红至深黑色,试带蘸取尿液后即可显色,再与标准比色板比较即可测得尿液酸碱度的近似值。

【实验材料】

1. **器材**　一次性尿杯、洁净量筒。

2. **试剂**　pH 广泛试纸及其标准比色板。

3. **标本**

（1）测定尿量:24h 尿液。

（2）测定尿液酸碱度:新鲜尿液。

【实验操作】

1. **测定尿量**　加入待检者全部的尿液于洁净的量筒中,读取量筒与尿液凹面相切的刻度并记录。

2. **测定酸碱度**　取出试纸 1 条,将其一端浸入尿液约 0.5s 后取出,在自然光线下与标准比色板比色,读取尿液 pH。

【参考区间】

成人尿量:1 000 ～ 1 500ml/24h,即 1ml/（h·kg）;儿童如按体重计算尿量,则为成人的 3 ～ 4 倍。晨尿 pH 为 5.5 ～ 6.5,平均 pH 为 6.0;随机尿 pH 为 4.5 ～ 8.0。

【注意事项】

1. 量具上刻度应清晰;pH 试纸应密封、避光、干燥保存并远离酸性和碱性物质,以防失效。

2. 待测定尿量的待检者上午 8 时排空膀胱,弃去此次的尿液后,留取至次日上午 8 时最后一次排尿的全部尿液,不可丢失尿液,尿量测定应精确至毫升,气温过高时注意防腐。

3. pH 试纸应定期做质控,检测 pH 试纸是否有效。用于测定酸碱度的尿液应新鲜,放置过久会因细菌繁殖或丧失挥发性酸而使 pH 增高;也不能使用有防腐剂的标本,否则可能会影响检测结果。

【实验讨论】
影响 pH 试纸法测定尿液酸碱度的因素有哪些？应如何控制？

◀ 二、颜色和透明度检查

【实验目的】
掌握观察尿液颜色和透明度的方法，判断尿液外观是否正常。

【实验原理】
通过肉眼观察和判断，报告尿液的颜色和透明度。

【实验材料】
1. 器材 一次性尿杯。
2. 标本 新鲜尿液。

【实验操作】
1. 准备尿液 将待检者尿液混匀，加入洁净的尿杯中。
2. 观察性状 在自然光线下用肉眼观察尿液的颜色和性状。
3. 判断结果
（1）颜色：客观描述观察到的尿液具体的颜色。
（2）透明度：描述尿液中有无浑浊及浑浊程度。
1）清晰透明：指没有肉眼可见的颗粒物质。
2）微浑：指出现少数可见的颗粒物质，但透过尿液能看清报纸上的字。
3）浑浊：指出现可见的颗粒物质，透过尿液所见报纸上的字迹模糊不清。
4）明显浑浊：指透过尿液看不见报纸上的字。若有沉淀、凝块等也须注明。

【参考区间】
淡黄色、清晰透明。

【注意事项】
1. 尿液的容器必须清洁、干燥、透明，尿液要求留取中段尿（三杯试验除外）。
2. 尿液颜色和透明度检查以新鲜尿液为准。女性的尿液常因阴道黏膜分泌的黏蛋白、少量上皮细胞或白细胞的混入，放置一段时间后稍有浑浊，无临床意义。
3. 观察尿液透明度时须在自然光、黑色背景下进行。
4. 新鲜尿液因含钙、磷、镁、尿酸等物质形成的结晶，外观常呈浑浊，尤其是遇冷或 pH 改变时易析出结晶，使尿液变浑，该类浑浊尿的初步鉴别程序如下，见图 6-1-1。

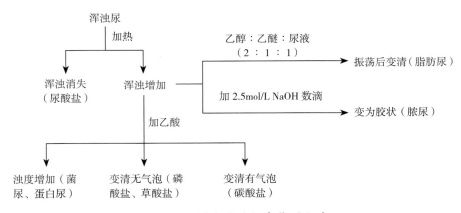

图 6-1-1 浑浊尿的初步鉴别程序

5. 尿液颜色受某些食物或药物的影响,如大量进食胡萝卜或服用呋喃唑酮、维生素 B_2、大黄等药物可使尿液呈亮黄色或深黄色,但振荡后所产生的泡沫无色,而尿液含有胆红素时的气泡呈黄色;应用氨基比林或碱性尿液中有酚红、酚酞时,尿液可呈亮红色,但不难与呈红色或暗红色且浑浊而无光泽的血尿区别。

【实验讨论】

如何通过实验鉴别浑浊尿的性质?

◀ 三、尿比重测定

（一）比重计法

【实验目的】

掌握用尿比重计测定尿比重的方法。

【实验原理】

尿液比重与所含溶质成正比,溶质越多,尿比重越高,对浮标的浮力就越大,浸入尿液中的比重计部分则越小,读数越大;反之,读数越小。

【实验材料】

1. 器材

（1）比重计 1 套,包括比重计 1 支（标示 $1.000 \sim 1.060$ 刻度及标定温度,国产比重计为 20℃）和比重筒 1 个,100℃水银温度计 1 个。

（2）100ml 洁净容器、一次性尿杯。

（3）滴管、乳胶吸头、镊子、吸水纸。

2. 标本 新鲜尿液（至少 50ml）。

【实验操作】

1. 准备尿液 充分混匀新鲜尿液后,沿筒壁缓缓将尿液倒入比重筒内（避免产生气泡,如有气泡,可用滴管或吸水纸吸去）,将比重筒垂直放置于水平工作台上。

2. 放置比重计 将比重计轻轻放入比重筒内,并加以捻转,使其垂直悬浮于尿液中,勿靠近筒壁或筒底。

3. 读取数据 待比重计悬浮稳定后,读取与尿液凹面相切的刻度并记录读数。

4. 校正结果 测量尿液温度,经校正后报告尿液的比重值。

【参考区间】

成人的晨尿为 $1.015 \sim 1.025$,随机尿为 $1.003 \sim 1.030$;新生儿为 $1.002 \sim 1.004$。

【注意事项】

1. 比重计校正

（1）清洗:选用刻度清晰、能在水中垂直悬浮的比重计,在洗涤剂中浸泡 30min 后用清水冲洗,再以重铬酸钾溶液浸泡 2h,然后依次用自来水和蒸馏水清洗待干。

（2）校正液的准备:①双蒸水,20℃时其密度为（0.997 0 ± 0.000 5）g/ml。②NaCl 标准液,用干燥至恒重的 NaCl 配制成 16.681 0g/L 和 31.168 9g/L 两种浓度的溶液,比重分别为 1.010 和 1.020。

（3）校正比重计:在比重计规定的温度下测定蒸馏水的比重应为 1.000,16.681 0g/L 的 NaCl 溶液比重应为 1.010,31.168 9g/L 的 NaCl 溶液比重应为 1.020。其测定的误差应 < 0.002,不符合要求者应更换。

2. 受检尿液应新鲜,以防尿素分解导致其比重下降;尿液过少不足以浮起比重计时,应重新留尿测定。尿液盐类结晶析出可影响其比重的测定,因低温所致的尿酸或其他盐类沉淀可使用 37℃水浴使其溶解,待尿液温度降至比重计所标定的温度时即可测定。

3. 尿液面应消除泡沫；比重计浮标要垂直悬浮于尿液中；要准确地读取受检尿液的比重值。每次测定完毕均须用纯净水冲洗比重计。浮标上若有蛋白质及盐类物质沉积，会影响结果的准确性，若有上述物质黏着，须用清洁剂洗净后方能再次使用。

4. 尿蛋白、尿葡萄糖和尿液温度会干扰尿比重测定，应作相应的校正。尿蛋白每增高 10g/L，比重计法须将结果减去 0.003，折射仪法须将结果减去 0.005。尿葡萄糖每增高 10g/L，须将结果减去 0.004。如果测定时尿液温度与比重计上所标定的温度不一致，每升高 3℃，测定结果应增高 0.001，如低于所标温度，应将尿液加温至所标温度后再测定。

（二）折射计法

【实验目的】

熟悉折射计的工作原理、校准方法及其测定尿比重的方法。

【实验原理】

折射计法利用溶液的比重与光线折射率成正比的关系进行测定。

【实验材料】

1. 器材　临床折射计或手提式折射计、一次性尿杯、滴管、乳胶吸头、吸水纸。

2. 标本　新鲜尿液。

【实验操作】

1. 调整仪器　将折光棱镜对准光亮方向，调节目镜视度环，直到标线清晰为止。

2. 校准零点　每次测试前须按照操作说明书用蒸馏水校准零点。

3. 测定标本　①拭干标本室和标本盖上的蒸馏水。②在标本室内滴入足够的尿液。③按动左侧开关，接通电源。④通过目镜读取数值或查表得出结果。

手提式折射计：①在测量玻璃板上滴加 1 滴尿液。②把上面平板放下，紧压在液滴上，使两块玻璃板平行，避免产生气泡。③手持折射计，面对光源，使光线通过尿液和棱镜，肉眼平视目镜中的专用刻度标尺，在明暗场分界线（或蓝白分界线）处读出比重值。

临床折射计：①开通光路。②按标本测定程序，用蒸馏水调整基准线位置。③加尿液 2 滴，盖上上面的塑料盖以防止产生气泡，即可在目镜中读出相应的比重值。

【参考区间】

同比重计法。

【注意事项】

1. 由于入射光和温度会影响折射率，一般手提式折射计已有补偿装置，但仍须调整折射计基准线；临床折射计用调整基准线的方法来降低温度的影响，也可用 10g/L、40g/L 和 100g/L 蔗糖溶液校正折射计，它们的折射率分别为 1.334 4、1.338 8 和 1.347 9。

2. 尿酸盐所致的混浊可影响结果，需要加温溶解后再测定，切不可弃去。当细胞等有形成分增多时，应离心后测定上清液，测试完毕后用纯净蒸馏水擦拭干净。

3. 尿液中的葡萄糖和蛋白质会影响尿比重的测定，尿液中葡萄糖每增高 10g/L，须将测得结果减去 0.004；尿液中蛋白质每增高 10g/L，须将测得结果减去 0.003。

【实验讨论】

尿液比重测定的主要方法有哪些？如何做好相应的质量控制？

（廖生俊）

实验二　尿液显微镜检查

◀ 一、未染色显微镜检查法

【实验目的】

掌握尿液有形成分未染色直接显微镜检查法的内容和方法,熟悉尿液有形成分定量计数板的构造和使用方法。

【实验原理】

在显微镜下观察尿液中细胞、管型、结晶等有形成分的形态特征,识别并记录其在一定显微镜视野内的数量,或换算为单位体积尿液中数量。

【实验材料】

1. 器材

（1）10ml 刻度离心管:尖底、带盖、透明、刻度清晰。

（2）滴管、载玻片及盖玻片（18mm × 18mm）、尿液有形成分定量计数板。

（3）仪器:显微镜、水平式离心机。

2. 标本　新鲜尿液。

【实验操作】

1. 未离心尿液直接涂片镜检法

（1）混匀尿液:充分混匀尿液标本。

（2）制备涂片:取混匀的尿液 1 滴于载玻片上,用小镊子轻轻加上盖玻片,注意防止产生气泡。

（3）观察、计数有形成分:①首先低倍视野（10 × 10 倍）观察全片细胞、管型、结晶等有形成分的分布情况,再用高倍视野（10 × 40 倍）确认。②确认后的管型,在低倍视野下至少观察计数 20 个视野;在高倍视野下至少计数 10 个视野;结晶按高倍视野中分布面积估计量;计数时注意细胞的形态、完整性,有无其他异常巨大细胞、寄生虫卵、滴虫、细菌和黏液丝等。未染色尿液标本各种有形成分的识别和鉴定特征见表 6-2-1、表 6-2-2。

（4）报告结果

1）细胞:最低数～最高数 /HP。

2）管型:最低数～最高数 /LP。

3）结晶、细菌、真菌、寄生虫:按高倍视野中分布范围估计报告,常用"+"表示。

2. 离心尿液直接涂片镜检法

（1）混匀、离心标本:充分混匀尿液标本,吸取混匀尿液 10ml 置于刻度离心管内,一般选用底部为锥形的一次性尿沉渣管,在水平式离心机以相对离心力 400g 离心 5min（离心半径为 16cm、1 500r/min）。

（2）留取沉淀物:用滴管吸去离心管内上清液（尿沉渣管可一次性倾弃上清液）,留在管底含有形成分的尿沉渣 0.2ml。

（3）制备涂片:混匀尿沉渣,取 1 滴（约 50μl）于载玻片上,用小镊子加盖玻片,防止产生气泡。

（4）观察、计数有形成分:同未离心直接涂片法。

3. 标准化尿液有形成分定量计数板法　标准化尿液有形成分定量计数板的计数室一侧有大的长方格计数区,内含 10 个中方格,每个中方格又细分为 9 个小方格。其中每个中方格面积为 1mm²,深 0.1mm,容积为 0.1mm³,即 0.1μl,每侧计数室的体积为 1μl。将尿液充入计数室,计数一定 10 个中方格内的有形成分数量,经过换算可得出单位容积尿液中的有形成分含量（细胞或管型数）。

（1）制备尿液标本：清晰透明的尿液采取离心浓缩法；如尿液有形成分含量丰富，可直接镜检测定。

（2）充入定量计数板：取混匀的尿沉渣冲入计数室（图6-2-1）。

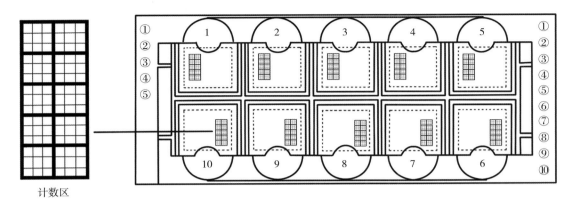

图 6-2-1　FAST-READ10 尿液有形成分标准化定量计数板

（3）观察、计数有形成分：在低倍视野下观察计数 10 个中方格内的管型总数，在高倍视野下观察计数 10 个中方格内的细胞总数，计算 1μl 尿液中某种细胞或管型的数量。

（4）报告结果：细胞、管型以"个/μl"表示。尿结晶、细菌、真菌、原虫、寄生虫及寄生虫卵的报告方法见表6-2-1。

表 6-2-1　尿结晶、细菌、真菌、原虫、寄生虫等报告方法

	报告等级				
	−	±	1+	2+	3+
结晶	0		1～4个/HP	5～9个/HP	＞10个/HP
原虫、寄生虫卵	0		1个/全片～4个/HP	5～9个/HP	＞10个/HP
细菌及真菌	0	数个视野散在可见	各视野均可见	量多、团状聚集	无数
盐类	无	罕见	少量	中等量	多量

注：离心沉淀法报告时须注明"离心取沉渣"。

【参考区间】

尿液有形成分的参考区间见表6-2-2。

表 6-2-2　尿液有形成分的参考区间

方法	红细胞	白细胞	透明管型	上皮细胞	结晶	细菌和真菌
非离心尿液有形成分直接涂片镜检法	0～偶见/HP	0～3/HP	0～偶见/LP	少见	少见	−
离心尿液有形成分直接涂片镜检法	0～3/HP	0～5/HP	0～偶见/LP	少见	少见	−
标准化尿液有形成分定量计数板法	男 0～5/μl 女 0～24/μl	男 0～12/μl 女 0～26/μl	0～1/μl（不分性别）	少见	少见	极少见
1h 尿有形成分排泄率（成人）	男性＜3万/h 女性＜4万/h	男性＜7万/h 女性＜14万/h	＜3 400/h（不分性别）	难于检出	难于检出	难于检出

【注意事项】

1. **使用合格的尿液标本** ①采用新鲜中段尿,防止生殖道分泌物混入。②排尿后1h之内完成检查,或加甲醛并冷藏。③尿液pH调整为5.5左右,以免管型破坏、细胞溶解。④浑浊尿液可加温清除非晶形尿酸盐,加乙酸溶解非晶形磷酸盐。⑤尿比重可影响受检者有形成分形态,检查前不宜大量饮水。⑥尿液有形成分含量丰富者,可采取未离心尿液直接涂片镜检法。

2. **使用合格器材** 显微镜、离心机、刻度离心管、盖玻片等器材均应符合要求。

3. **未离心尿液直接涂片镜检法仅适用于尿液外观浑浊者。**

4. **遵守操作规程** ①尿液标本离心、涂片、镜检的条件应保持一致,以便对比。②离心力和时间应控制准确,离心后手持离心管倾斜45°～90°,倾去上层尿液。③显微镜光线要适当:非染色尿液标本的有形成分的分辨率和对比度较低,在进行普通光学显微镜观察时要采用稍弱的光线,有利于形态识别,尤其是透明管型,如果光线过强很容易漏掉。④正确的观察方式:显微镜的使用要遵循先低倍视野观察有形成分分布情况,后用高倍视野仔细分辨的原则。按照标准化要求观察足够的视野范围,即检查细胞应观察10个高倍视野,检查管型应观察20个低倍视野。

5. **注意形态相似的有形成分之间的鉴别** 尿液中白细胞、肾小管上皮细胞、底层尿路上皮细胞的鉴别见表6-2-3。尿液中红细胞、白细胞和上皮细胞三种细胞管型的鉴别见表6-2-4。

表6-2-3 尿液白细胞、肾小管上皮细胞、底层尿路上皮细胞的鉴别

细胞名称	白细胞	肾小管上皮细胞	底层尿路上皮细胞
大小	10～12μm	较中性粒细胞大1.5倍	与肾小管上皮细胞接近
形态	圆形,脓细胞边缘不整	多边形,可不规则	圆或卵圆形
核形	分叶形,加酸后结构明显紧密	核大、圆形,结构细致,染色后明显	圆形稍大,结构细微,染色后明显
胞质颗粒	胞质多,脓细胞中可有多种颗粒	胞质少,胞质可含不规则颗粒、脂肪滴等,偶见含铁血黄素颗粒	胞质稍多,一般无颗粒
过氧化物酶	中性粒细胞呈阳性	阴性	阴性
其他	常见于炎症	可见于肾实质损害	偶见于炎症

表6-2-4 尿液中红细胞、白细胞和上皮细胞三种细胞管型的鉴别

管型名称	红细胞管型	白细胞管型	上皮细胞管型
颜色	淡黄或微褐色	无色或灰白色	无色或灰白色
大小/μm	7～9	10～14	13～18
核形	无核	分叶形核	类圆形核
加10%乙酸	红细胞溶解	白细胞不溶,核形更清晰	上皮细胞不溶,核形更清晰
过氧化物酶	阴性	阳性	阴性
背景细胞	散在的红细胞	散在的白细胞	散在的上皮细胞

6. **提供完整的检验报告** 除完整、规范地报告检验结果外,报告单上还应注明尿液留取时间、标本收到时间及检测完成时间、尿液标本是否离心浓缩等。

◀ 二、染色后显微镜检查法

【实验目的】

掌握Sternheimer-Malbin(S-M)染色尿液有形成分显微镜检查的方法、染色后尿液有形成分的形

态特点。

【实验原理】

尿沉渣中的有形成分,特别是细胞和管型经 S-M 染色液中的结晶紫和沙黄染色后,细胞质、细胞核呈现不同颜色,形态清晰,对比度明显,易于识别。

【实验材料】

1. **器材**　同非染色法尿液有形成分显微镜检查。

2. **试剂**　S-M 染色液的贮存液。

（1）Ⅰ液:结晶紫 3.0g、草酸铵 0.8g,溶于 95%（v/v）乙醇 20.0ml、蒸馏水 80.0ml 中,冷藏保存。

（2）Ⅱ液:沙黄 O（safranin O）0.25g,溶于 95%（v/v）乙醇 10.0ml、蒸馏水 100ml 中。

（3）S-M 染色液应用液:Ⅰ液、Ⅱ液按照 3:97 混合,过滤后贮存于棕色瓶中,冷藏保存。室温下可保存 3 个月。

3. **标本**　新鲜尿液。

【实验操作】

1. **标本准备**　将尿液离心,使有形成分浓缩 50 倍。操作步骤同未染色的离心尿液直接涂片镜检法。

2. **染色**　向尿沉渣管中加入 1 滴 S-M 染色液应用液,混匀,静置 3min。

3. **制备涂片或充液**　将染色的尿沉渣充分混匀,依未染色的离心尿液直接涂片镜检法制备涂片,或充入尿液有形成分定量计数板的计数室。

4. **计数有形成分**　将涂片或计数板水平放置在显微镜载物台上,根据尿液各种有形成分 S-M 染色特点（表 6-2-5）,观察、计数尿液中各种有形成分。观察内容及范围同非染色的尿液有形成分显微镜检查。

5. **报告方式**　同未染色的尿液有形成分显微镜检查。

表 6-2-5　尿液各种有形成分 S-M 染色特点

有形成分	染色特点
红细胞	淡紫色
白细胞:浓染细胞	细胞质为淡红色,核为深红紫色,为老化死亡细胞
白细胞:淡染细胞	细胞质不着色,核为蓝色
白细胞:闪光细胞	淡蓝色或几乎无色,细胞质内颗粒呈布朗运动
上皮细胞	细胞质为淡红色,核为紫红色
透明管型、颗粒管型	淡红色、紫色
细胞管型	深蓝色
滴虫	蓝色或紫色,易见鞭毛及轴柱
细菌	活菌不着色或略带淡红色,死菌着紫色

【参考区间】

同未染色显微镜检查法。

【注意事项】

染色时间要适当,染色过久可引起淡染细胞向浓染细胞过渡,也会使闪光细胞失去布朗运动特征。标本制作及有形成分识别同未染色显微镜检查法。

◀ 三、1h 尿液有形成分排泄率的测定

【实验目的】

熟悉 1h 尿液有形成分排泄率的测定方法。

【实验原理】

在正常生活不受限制的情况下，准确保留 3h 的全部尿液。取混匀尿液离心、浓缩 10 倍，冲入改良牛鲍血细胞计数板的计数池中，计数一定体积尿沉渣中的红细胞、白细胞或管型数，然后换算为 1h 尿液中的细胞、管型的数量。

【实验材料】

1. 器材　量筒、刻度离心管、改良牛鲍血细胞计数板、离心机。
2. 标本　新鲜的尿液。

【实验操作】

1. 收集标本　收集上午 6—9 时的尿液标本，开始留尿时先排尿并弃去，再准确收集此后 3h 内的全部尿液。
2. 记录样本量　用量筒准确测定 3h 内的全部尿量（精确至 ml），并作记录。
3. 离心　取混匀尿液 10ml，置于刻度离心管内，以 1 500r/min（RCF 约 400g）离心 5min。
4. 提取尿沉渣　弃去上层尿液 9ml，留取离心管底部尿沉淀物 1ml。
5. 充液计数　取混匀尿沉渣 1 滴充入计数板的计数池，细胞计数 10 个大方格，管型计数 20 个大方格。

$$1h 细胞数 = 10 大方格细胞总数 \times \frac{1\,000}{10} \times \frac{3h 尿总量 ml 数}{3}$$

$$1h 管型数 = \frac{20 大方格管型总数}{2} \times \frac{1\,000}{10} \times \frac{3h 尿总量 ml 数}{3}$$

式中，1 000 为每 ml 尿液换算成 μl 的数；10 为尿液浓缩倍数。

【参考区间】

尿液有形成分的参考区间见表 6-2-2。

【注意事项】

1. 尿液应新鲜，pH 应在 6.0 以下，若为碱性尿，则血细胞和管型易溶解。
2. 待检尿液比重最好在 1.026 以上，如小于 1.016 为低渗尿，细胞易被破坏。
3. 如尿液中含多量磷酸盐，可加入 1% 乙酸 1～2 滴，使其溶解，但切勿加酸过多，以免红细胞及管型溶解；含大量尿酸盐时，可 37℃ 水浴加温使其溶解，以便观察。

（廖生俊）

实验三　尿蛋白定性检查

◀ 一、磺基水杨酸法

【实验目的】

掌握磺基水杨酸法测定尿蛋白的原理、操作、结果判读和注意事项。

【实验原理】

磺基水杨酸是一种生物碱，在酸性条件下，其磺酸根阴离子与蛋白质氨基酸阳离子结合，形成不

溶性蛋白盐沉淀。

【实验材料】

1. **器材**　小试管、试管架、刻度吸管、洗耳球、pH 广泛试纸。

2. **试剂**　200g/L 磺基水杨酸溶液：20.0g 磺基水杨酸溶解于 100ml 蒸馏水中。5% 冰乙酸溶液：冰乙酸 5ml 加蒸馏水至 100ml，密闭保存。

3. **标本**　新鲜尿液或模拟蛋白尿标本。

【实验操作】

1. **调整 pH**　测试尿液酸碱度，必要时加酸或碱调节 pH 为 5～6。

2. **准备标本**　取小试管 2 支，分别标记为实验管和对照管，各加尿标本 1ml。如为浑浊尿标本，应离心后取上清液。

3. **加入试剂**　实验管内滴加磺基水杨酸溶液 2 滴并混匀；对照管不加试剂为空白对照。

4. **判断结果**　1min 时进行两管比较，结果判读。

阴性（－）：仍清晰透明，含蛋白量＜ 0.05g/L。

微量（±）：轻微浑浊，含蛋白量为 0.05～0.2g/L。

阳性（1+）：白色浑浊，但无颗粒，含蛋白量为 0.2～0.5g/L。

（2+）：明显白色浑浊且出现颗粒，含蛋白量为 0.5～2.0g/L。

（3+）：乳白浑浊且有絮片状沉淀，含蛋白量为 2.0～5.0g/L。

（4+）：絮状浑浊且有大凝块沉淀，含蛋白量＞ 5.0g/L。

【参考区间】

阴性。

【注意事项】

1. 标本要新鲜，取中段尿，防污染。

2. 尿液 pH＞9 或 pH＜3 时本方法检验结果可呈假阴性，如大剂量奎宁、磺胺等药物引起的强碱性尿。故实验前须先将尿液 pH 调为 5～6。

3. 要在 1min 内观察结果，反应时间超过 1min，阳性程度会增加或出现假阳性。

二、加热乙酸法

【实验目的】

掌握加热乙酸法测定尿蛋白的原理、操作、结果判读和注意事项。

【实验原理】

加热使蛋白质变性凝固，加酸使尿 pH 接近蛋白质等电点（pH 4.7），加速蛋白沉淀。此外，加酸还可以溶解碱性盐类沉淀。

【实验材料】

1. **器材**　酒精灯、大试管、试管架、试管夹、一次性吸管、pH 广泛试纸。

2. **试剂**　5% 冰乙酸溶液：冰乙酸 5ml 加蒸馏水至 100ml，密闭保存。

3. **标本**　新鲜尿液或模拟蛋白尿标本。

【实验操作】

1. **调整 pH**　测试尿液酸碱度，必要时加酸或碱调节 pH 为 5～6。

2. **准备标本**　取大试管 1 支，加尿标本至试管高度 2/3 处。如为浑浊尿标本，应离心后取上清液。

3. **加热标本**　用试管夹夹持试管下端 1/3 处，于酒精灯上加热试管上 1/3 的尿标本至沸腾（应不断转动试管防止尿液沸溅），观察煮沸部分有无浑浊。

4. **加入乙酸试剂**　滴加 5% 冰乙酸溶液 2 ～ 4 滴。

5. **再次加热**　再加热至沸腾,方法同步骤 3,立即观察结果。

6. **判断结果**

阴性(−):仍清晰透明,含蛋白量< 0.1g/L。

微量(±):轻微浑浊,含蛋白量为 0.1 ～ 0.15g/L。

阳性(1+):白色浑浊,但无颗粒,含蛋白量为 0.2 ～ 0.5g/L。

(2+):明显白色浑浊且出现颗粒,含蛋白量为 0.5 ～ 2.0g/L。

(3+):乳白浑浊且有絮片状沉淀,含蛋白量为 2.0 ～ 5.0g/L。

(4+):絮状浑浊且有大凝块沉淀,含蛋白量> 5.0g/L。

【**参考区间**】

阴性。

【**注意事项**】

1. 标本要新鲜,取中段尿,防污染。

2. 尿液 pH > 9 或 pH < 3 时本方法检验结果可呈假阴性,故实验前须先将尿液 pH 调为 5 ～ 6。

3. **标本**　限盐患者的尿中无机盐浓度较低,可出现假阴性。实验前,可在尿液中滴加饱和氯化钠 1 ～ 2 滴,混匀后再进行操作。

4. **操作要规范**　①加入乙酸量必须适当,过多或过少均可减少阳性反应的程度。②操作必须按照"加热、加酸、再加热"的程序,以保证检查出微量蛋白质。因为尿蛋白含量很低时,加酸后才显示浑浊。同时,可避免盐类析出导致的假阳性混浊。③加热时只加热试管上部尿液,有利于上下层尿液对照判断。

【**实验讨论**】

1. 对磺基水杨酸法与加热乙酸法测定尿蛋白的方法进行评价。

2. 导致尿蛋白定性检查假阴性和假阳性结果的影响因素有哪些?

（邹安庆）

实验四　尿葡萄糖班氏法定性检查

【**实验目的**】

掌握班氏(Benedict)法尿液葡萄糖定性检查的原理、操作、结果判读和注意事项。

【**实验原理**】

葡萄糖含有醛基,在热的、碱性溶液中,能将班氏试剂中蓝色硫酸铜还原为黄色氢氧化亚铜,产生红色氧化亚铜沉淀。根据沉淀有无和颜色变化判断尿糖含量。

【**实验材料**】

1. **器材**　酒精灯、中试管、试管架、试管夹、刻度吸管、洗耳球、胶头滴管。

2. **班氏试剂**

（1）甲液:取柠檬酸钠 173g,无水碳酸钠 100g 和 600ml 蒸馏水共热,溶解后冷却并加水至 850ml。

（2）乙液:无水硫酸铜 1.47g 溶于 100ml 热水中,冷却后稀释至 150ml。

冷却后将乙液缓慢加入甲液中,边加边搅拌,最后加蒸馏水补至 1 000ml,随后观察溶液性状,如不澄清,须进行过滤处理。

3. **标本**　新鲜尿液或模拟葡萄糖尿标本。

【实验操作】

1. **鉴定试剂** 取班氏试剂 1ml 置于试管中,在酒精灯上加热煮沸 1min,如不变色方可使用。

2. **加入标本** 取离心后尿液 0.1ml(约 2 滴)于已鉴定的试剂中,混匀。

3. **加热标本** 继续加热煮沸 1 ~ 2min,或置于沸水浴中 5min,自然冷却后观察结果。

4. **判断结果**

阴性(-):仍呈透明蓝色。

微量(±):呈蓝绿色,但无沉淀,含葡萄糖量< 6mmol/L。

阳性(1+):绿色,伴少许黄绿色沉淀,含葡萄糖量为 6 ~ 28mmol/L。

(2+):较多黄绿色沉淀,以黄为主,含葡萄糖量为 28 ~ 55mmol/L。

(3+):土黄色浑浊,有大量沉淀,含葡萄糖量为 56 ~ 110mmol/L。

(4+):大量棕红色或砖红色沉淀,含葡萄糖量> 110mmol/L。

【参考区间】

阴性。

【注意事项】

1. 标本要新鲜,久置尿液可能因细菌繁殖消耗葡萄糖,可使结果偏低或造成假阴性。

2. 试剂与尿液比例应为 10∶1,改变比例会影响检查的灵敏度。

3. 维生素 C、水合氯醛、氨基比林、对氨基苯磺酸、阿司匹林、青霉素、链霉素、异烟肼、头孢菌素等还原性药物可导致假阳性反应。用药者 5 天内不宜做尿糖定性,或定性时先将尿液煮沸使之分解破坏。

4. 煮沸时应不时移动试管,防止液体爆沸喷出。加热煮沸时间不得少于 1min。

5. 自然冷却后才能观察结果,不应用冷水使其变冷。

6. 存在大量尿酸盐时,尿液煮沸后也可出现浑浊并带绿色,但久置后并不变黄色而呈灰蓝色。

7. 实验前班氏试剂必须先煮沸鉴定。

8. 尿中含大量铵盐时可抑制氧化亚铜沉淀的生成,应预先加碱煮沸除去。蛋白含量较高时也会影响铜盐的沉淀,可用加热乙酸法除去。

9. 其他糖类,如果糖、乳糖、半乳糖、麦芽糖及戊糖等,都可与班氏试剂反应,易出现假阳性。

【实验讨论】

1. 为什么要自然冷却后才能观察结果?

2. 导致尿葡萄糖定性检查假阴性和假阳性结果的影响因素有哪些?

(邹安庆)

实验五 尿酮体定性检查

◀一、朗格法

【实验目的】

掌握朗格(Lange)法测定尿酮体的原理、操作和注意事项。

【实验原理】

尿中丙酮和乙酰乙酸与亚硝基铁氰化钠混合后,与氨水接触呈紫色环。

【实验材料】

1. **器材** 中试管、试管架、刻度吸管、洗耳球。

2. 试剂

（1）亚硝基铁氰化钠。

（2）5% 冰乙酸溶液：冰乙酸 5ml 加蒸馏水至 100ml，密闭保存。

（3）浓氨水溶液。

3. 标本　新鲜尿液。

【实验操作】

1. 准备标本　取中试管 1 支，加尿标本 2ml。

2. 加入试剂　加亚硝基铁氰化钠约 30mg，振摇促其溶解，再加冰乙酸溶液 0.5ml 混合。倾斜试管，沿管壁轻轻加入浓氨水溶液约 1ml，使之与尿液形成界面。

3. 观察结果　观察两液体交界面是否出现紫色环。

4. 判断结果　根据出现紫色环的快慢和颜色深浅判断结果。

阴性：5min 内无紫色环出现。

阳性：逐渐出现淡紫色环为（1+）；接触时立即出现淡紫色，随后转为深紫色为（2+）；立即出现深紫色环为（3+ ～ 4+）。

【参考区间】

阴性。

【注意事项】

1. 标本要新鲜，乙酰乙酸不稳定，丙酮容易挥发，陈旧尿液会出现假阴性。

2. 倾斜试管加入浓氨水溶液时速度要慢。

3. 如尿中含有大量非晶形尿酸盐，易产生黄至褐色环。

◀ 二、改良 Rothera 法

【实验目的】

掌握改良 Rothera 法测定尿酮体的原理、操作和注意事项。

【实验原理】

尿中的丙酮和乙酰乙酸与亚硝基铁氰化钠混合后，在碱性环境中可生成紫色化合物。

【实验材料】

1. 器材　试管、药匙、滴管、乳胶吸头。

2. 试剂　酮体粉：亚硝基铁氰化钠 0.5g，无水碳酸钠 10.0g，硫酸铵 10.0g，分别研磨成细粉后充分混匀，装入棕色瓶，密闭防潮保存。

3. 标本　新鲜尿液。

【实验操作】

1. 加酮体粉　取 2 支试管，各加入 1 小勺酮体粉，分别作为测定管和对照管。

2. 滴加尿液　滴加 2 ～ 3 滴尿标本在测定管的粉剂上，以完全将酮体粉浸湿为宜。

3. 观察结果　观察测定管的颜色变化，与对照管比较，5min 内出现紫色为阳性。

4. 判断结果　根据粉剂出现紫色的快慢和颜色深浅判断结果，结果判断标准同朗格（Lange）法。

【参考区间】

阴性。

【注意事项】

1. 酮体粉剂应在干燥棕色瓶内密闭保存，防止受潮失效。

2. 本方法要在碱性和加热条件下进行，因此冬季要在 30℃ 水浴中进行实验。

【实验讨论】

1. 尿酮体成分有哪些？朗格（Lange）法主要检测哪些成分？
2. 实验中有哪些因素可导致检测结果出现假阴性？

（华　星）

实验六　胆红素改良 Harrison 法定性检查

【实验目的】

掌握胆红素改良 Harrison 法定性检查的原理、操作和注意事项。

【实验原理】

尿中的硫酸根与所加入的氯化钡形成硫酸钡,后者吸附胆红素使之浓缩,滴加酸性三氯化铁试剂,使胆红素氧化成胆绿素而呈绿色。

【实验材料】

1. **器材**　离心机、10ml 刻度离心管、试管架、洗耳球、滴管、尿杯、酒精灯、试管夹。

2. **试剂**

（1）酸性三氯化铁试剂（Fouchet 试剂）：100g/L 三氯化铁溶液 10ml 与 250g/L 三氯乙酸溶液 90ml 充分混合。

（2）100g/L 氯化钡溶液：氯化钡 10.0g,溶于 100ml 蒸馏水中。

3. **标本**　新鲜尿液。

【实验操作】

1. **准备标本**　取尿液 5ml 于 10ml 刻度离心管中。
2. **加入试剂**　向试管中加入 2.5ml 的氯化钡溶液,充分混匀,此时出现白色的硫酸钡沉淀。
3. **离心**　将上述混合物 3 000r/min 离心 3～5min,弃去上清液,留取沉淀物。
4. **加 Fouchet 试剂**　向沉淀物表面滴加 2 滴 Fouchet 试剂,放置片刻,观察沉淀物颜色的变化。
5. **再次加热**　再加热至沸腾,立即观察结果。
6. **判断结果**

阴性:长时间不显色。

阳性:(1＋)为沉淀逐渐变成淡绿色;(2＋)为沉淀显示绿色;(3＋)为沉淀即刻显示蓝绿色。

【参考区间】

阴性。

【注意事项】

1. 留尿后要及时测试,久置尿液的胆红素不稳定,光照下易分解,使结果偏低或造成假阴性。
2. 如尿液呈碱性反应,应加入乙酸使尿液呈酸性;当尿液内硫酸根不足时,加入氯化钡可能无沉淀,此时可滴加硫酸铵试剂 1～2 滴,以促使沉淀物形成。
3. 水杨酸盐和阿司匹林等可与 Fouchet 试剂反应,使结果出现假阳性。
4. 加入 Fouchet 试剂要适量,过量可使胆红素氧化过度而生成胆黄素,使结果出现假阴性。

【实验讨论】

1. 尿液标本的收集和保存对胆红素的检测是否有影响？
2. 实验中有哪些因素可导致检测结果出现假阴性？

（华　星）

实验七　尿胆原改良 Ehrlich 法定性检查

【实验目的】

掌握尿胆原改良 Ehrlich 法的实验原理、操作方法及注意事项。

【实验原理】

尿胆原在酸性条件下与对二甲氨基苯甲醛反应,生成樱红色化合物,该反应与尿胆原分子中的吡咯环有关,颜色深浅、出现快慢与尿胆原含量成正相关。

【实验材料】

1. **器材**　一次性尿杯、10ml 试管、10ml 刻度离心管、1ml 和 5ml 刻度吸管、洗耳球、离心机、白色衬纸、试管架。

2. **试剂**

（1）100g/L $BaCl_2$ 溶液:氯化钡（$BaCl_2 \cdot 2H_2O$）10.0g,溶解于 100ml 蒸馏水中。

（2）Ehrlich 试剂:对二甲氨基苯甲醛 2.0g 溶解于 80ml 蒸馏水中,逐滴缓慢加入浓盐酸 20ml,边加边摇,直至完全溶解,贮存于棕色瓶中保存备用。

（3）蒸馏水。

3. **标本**　新鲜晨尿或随机尿。

【实验操作】

1. **去胆红素**　待检尿液中如含有胆红素应先去除,取 4ml 尿液加入 100g/L $BaCl_2$ 溶液 1ml,充分混匀后离心,取上清液备用。

2. **加尿液**　取不含胆红素或去除胆红素的尿液上清液 2ml 于试管中。

3. **加 Ehrlich 试剂**　向上述尿液中加 Ehrlich 试剂 0.2ml,混匀,室温下静置 10min。

4. **观察结果**　以白色衬纸为背景,观察试管内溶液颜色变化。

5. **判断结果**　10min 后判断结果。

（1）阴性:不变色,加温后也不变色。

（2）阳性:(1+)呈微红色;(2+)呈樱红色;(3+)立即呈深红色。

6. **稀释阳性标本**　如上述结果为阳性,须将尿液用蒸馏水分别按 1:10、1:20、1:40、1:80 和 1:160 稀释,然后重复上述操作过程,以最高稀释倍数报告。如稀释 1:160 以上仍为阳性则不再稀释。

7. **结果报告**　尿胆原定性检查结果为阴或弱阳性,阳性结果按 1:× 稀释阳性报告。

【参考区间】

阴性或弱阳性,1:20 稀释阴性。

【注意事项】

1. **标本**　①尿液标本应新鲜、避光收集、及时检测,以防尿胆原被氧化而呈假阴性。②尿胆原含量与饮水量、排尿时间和尿液 pH 有关。大量饮水可导致尿胆原被稀释,呈阴性;夜间和上午排泄较少,午餐后迅速增高（2～4h 达最高峰）;pH 为 5.0 时排泄率为 2ml/min;pH 为 8.0 时排泄率为 25ml/min,在碱性尿反应中常出现黄色沉淀而干扰结果观察,为提高阳性检出率,检测前可嘱附患者口服少量 $NaHCO_3$ 碱化尿液,留取午餐后 2～4h 的尿液,检测前再用乙酸调节 pH 至弱酸性。

2. **干扰因素**　①酸性条件下,尿胆红素可与 Ehrlich 试剂反应,呈绿色,干扰尿胆原与 Ehrlich 试剂的樱红色反应,因此须先去除尿胆红素。②内源性吲哚、卟胆原等可与 Ehrlich 试剂反应产生红色,引起假阳性,可用氯仿抽提法鉴别和确证。③尿液中含吡啶、酮体时会引起假阳性,可用加戊醇的方法进行鉴别。加戊醇后仍显红色为真阳性;由酮体等造成的假阳性会变成淡绿色。④抗生素可抑制肠道菌群,使尿胆原生成减少从而呈阴性。⑤磺胺、对氨基水杨酸等药物可使反应呈黄色或黄色浑浊状,含氯丙嗪的尿液呈紫色反应。

3. **操作**　①Ehrlich 试剂与尿液用量应控制在 10∶1 为宜。②反应速度受温度影响大,要求室温为 20℃左右,室温过低应加温。

【实验讨论】

1. 为什么建议收集午餐后 2～4h 的尿液标本进行尿胆原定性实验?
2. 糖尿病酮症酸中毒患者,尿胆原会出现什么结果?

（乔凤伶）

实验八　尿含铁血黄素定性检查

【实验目的】

熟悉尿含铁血黄素定性检查(Rous 试验)的原理、操作方法及注意事项。

【实验原理】

含铁血黄素是不稳定铁蛋白聚合物,其中的高铁离子(Fe^{3+})在酸性条件下与亚铁氰化物反应,生成蓝色亚铁氰化铁沉淀,又称普鲁士蓝反应。

【实验材料】

1. **器材**　试管、试管架、离心机、载玻片、盖玻片、显微镜等。

2. **试剂**

(1) 20g/L 亚铁氰化钾溶液:取 0.2g 亚铁氰化钾溶于 10ml 蒸馏水中,加热溶解,使用时应新鲜配制。

(2) 3% 盐酸(V/V)。

3. **标本**　新鲜晨尿或随机尿。

【实验操作】

1. **准备标本**　收集全部待检尿液,静置后取沉淀物离心,2 000r/min(RCF 为 550g)离心 5min后,弃上清液。

2. **加试剂**　在沉淀物中加入新鲜配制的 20g/L 亚铁氰化钾溶液及 3% 盐酸各 1～2ml,充分混匀后,静置 10min。

3. **离心**　以 2 000r/min(RCF 为 550g)离心 5min 后,弃上清液。

4. **镜检**　取沉淀物涂片,加盖玻片后用高倍镜(必要时使用油镜)观察有无游离的蓝色颗粒,或含蓝色颗粒的细胞。

5. **判断结果**　镜下查见分散或成堆出现的胞内、胞外蓝色颗粒(直径为 1～3μm)即为阳性。

6. **报告结果**　尿含铁血黄素定性实验为阴/阳性。

【参考区间】

阴性。

【注意事项】

1. **标本**　最好采集晨尿或多次检查,以提高阳性检出率。

2. **铁剂污染**　所用器材、试剂和标本必须无铁剂污染,否则会造成假阳性结果。

3. **试剂**　亚铁氰化钾在中性溶液中会水解,因此试剂要新鲜配制,避免亚铁氰化钾在中性溶液中水解而造成假阴性。若亚铁氰化钾与盐酸混合即出现蓝色,提示试剂可能被高铁离子(Fe^{3+})污染,应重新配制。

4. **加试剂** 若盐酸过少，易出现假阴性，必要时可加 1 ～ 2 滴浓盐酸，以提高检出率。

5. **结果观察** 含铁血黄素颗粒直径在 $1\mu m$ 以上时，显微镜才能检出。如颗粒太小，普通光学显微镜下无法识别，则不能完全排除血管内溶血。

【实验讨论】

Rous 试验显微镜下未发现蓝色颗粒能排除血管内溶血吗？如果不能，为什么？

（乔凤伶）

实验九 尿本周蛋白定性检查

◀ **一、凝溶法**

【实验目的】

熟悉尿本周蛋白凝溶法定性检查的原理、操作方法及注意事项。

【实验原理】

本周蛋白又称凝溶蛋白，该蛋白在一定 pH 条件下加热为 40 ～ 60℃时沉淀，温度继续升高为 90 ～ 100℃时溶解，温度下降为 40 ～ 60℃时再次沉淀，实验室常利用这一特性来检查尿液中的本周蛋白。

【实验材料】

1. **器材** 离心机、恒温水浴箱、计时器、大试管、试管夹、10ml 刻度吸管、2ml 刻度吸管、洗耳球、漏斗、玻璃棒、滤纸、pH 试纸等。

2. **试剂**

（1）200g/L 磺基水杨酸溶液：20.0g 磺基水杨酸，先溶于蒸馏水，再加蒸馏水至 100ml。

（2）2mol/L 乙酸缓冲液（pH 4.8 ～ 5.0）：乙酸钠（$CH_3COONa \cdot 3H_2O$）17.5g，加冰乙酸 4.1ml，再加蒸馏水至 100ml，pH 调节为 4.8 ～ 5.0。

3. **标本** 新鲜尿液。

【实验操作】

1. **准备标本**

（1）尿蛋白定性：尿液离心后取上清液，用磺基水杨酸法做尿蛋白定性，如呈阴性，则认为本周蛋白定性试验为阴性；如呈阳性，继续以下操作。

（2）调节 pH：用广谱 pH 试纸测试尿液 pH，若低于 4.0，pH 应调节为 4.5 ～ 5.5。

2. **加入试剂** 取清晰透明的尿液 4ml 加入大试管中，加 2mol/L 乙酸缓冲液 1ml，混匀。再按每 10ml 尿液 1g 的比例加入氯化钠，观察有无沉淀，如果有（为黏蛋白），则过滤除去。

3. **加热观察** 将试管置于 56℃水浴 15min，观察有无沉淀形成。如果有，则将试管置于沸水中加热 3min，如果反应液由浑浊变清或者沉淀减少，均提示本周蛋白阳性；若浑浊加重，则表明尿液中还有其他蛋白质，需要进一步进行验证。

4. **冷却观察** 将煮沸的尿液趁热过滤，观察滤液在自然冷却的过程中的变化，如果滤液在冷却为 56℃左右时又变浑浊，则本周蛋白阳性。

5. **结果报告** 尿本周蛋白（凝溶法）：阳性或阴性。

【参考区间】

阴性。

【注意事项】

1. **标本** 应新鲜，以排除清蛋白、球蛋白分解变性产生的假阳性。浑浊尿应离心沉淀，取上清尿液做检查。

2. **pH**　应严格控制 pH,凝溶法最适 pH 为 4.5 ～ 5.5。pH 低于 4.0 时,分子聚合受到抑制而呈现假阴性。

3. **设置对照管**　尿中本周蛋白含量过高时,在 90 ～ 100℃不易完全溶解,须做阴性对照或将标本稀释。

4. **煮沸过滤**　应保持高温状态,不断振荡、过滤,迅速除去尿白、球蛋白,防止本周蛋白夹杂于其他蛋白质沉淀中被过滤掉而出现假阴性。过滤用的漏斗、试管等器材均须保持高温状态,以免因温度降低而使本周蛋白凝固。

◀ 二、对 - 甲苯磺酸法

【实验目的】

熟悉尿本周蛋白对 - 甲苯磺酸法定性检查的原理、操作方法及注意事项。

【实验原理】

在酸性条件下,对 - 甲苯磺酸可以与相对分子质量较小的本周蛋白结合,形成沉淀,一般蛋白质等电点多在 5.0 以下,而本周蛋白略高于一般蛋白质,故本法测定本周蛋白有相对的特异度。

【实验材料】

1. **器材**　离心机、试管架、大试管、试管夹、2ml 刻度吸管、洗耳球。

2. **试剂**

(1) 120g/L 对 - 甲苯磺酸溶液:取对 - 甲苯磺酸 12g 溶解于 100ml 冰乙酸,备用。

(2) 冰乙酸。

3. **标本**　新鲜尿液。

【实验操作】

1. **准备标本**　取两支试管分别标记为试验管和对照管,两管各加离心后的尿液上清液 1ml。

2. **加入试剂**　试验管中加入 1ml 的 120g/L 对 - 甲苯磺酸溶液,对照管中加入 1ml 冰乙酸,分别混匀,室温静置 15 ～ 30min。

3. **观察结果**　5min 内出现沉淀或浑浊,提示本周蛋白为阳性。

(1) 试验管浑浊加重或出现沉淀,对照管清晰透明或轻度浑浊,则本周蛋白阳性。

(2) 试验管清晰透明或与对照管相似,则本周蛋白阴性。

4. **报告结果**　尿本周蛋白(对 - 甲苯磺酸法):阳性或阴性。

【参考区间】

阴性。

【注意事项】

1. **标本**　同凝溶法。

2. **结果观察**　尿中有其他球蛋白(大于 5.0g/L)时可出现假阳性,须进行确证试验。确证试验通常选免疫电泳法,若本周蛋白含量低,应将尿液透析浓缩约 50 倍,检测时,应同时做患者血清、健康人血清的对照和参比。

3. **药物影响**　服用利福平类抗结核药可使本试验结果出现假阳性。

【实验讨论】

1. 影响尿本周蛋白定性检查的因素有哪些?

2. 实验室如何进行尿本周蛋白定性检查质量控制?

3. 哪些疾病尿液中可出现本周蛋白?

(乔凤伶)

实验十　尿苯丙酮酸定性检查

【实验目的】

掌握尿苯丙酮酸定性检查（三氯化铁法）的原理、方法及注意事项。

【实验原理】

尿中苯丙酮酸在酸性条件下与三氯化铁作用，生成 Fe^{3+} 与苯丙酮酸烯醇基的蓝绿色螯合物。磷酸盐对本试验有干扰，应先将其改变成磷酸铵镁沉淀后除去。

【实验材料】

1. **器材**　试管、刻度吸管、离心机、滤纸。

2. **试剂**

（1）100g/L 三氯化铁溶液：称取三氯化铁（$FeCl_3 \cdot 6H_2O$）10.0g，加蒸馏水至 100ml，室温保存备用。

（2）磷酸盐沉淀剂：称取氯化镁（$MgCl_2 \cdot 6H_2O$）2.20g，氯化铵（NH_4Cl）1.40g，浓氨水 2.0ml，加蒸馏水并稀释至 100ml，室温保存备用。

（3）浓盐酸。

3. **标本**　新鲜尿液。

【实验操作】

1. **去除磷酸盐**　取尿液 4ml 加磷酸盐沉淀剂 1ml，混匀，静置 3min，如出现沉淀，可用滤纸过滤或 2 000r/min 离心 5min 除去。

2. **酸化尿液**　滤液或上清液中加入浓盐酸 2～3 滴，充分混匀。

3. **滴加三氯化铁试剂**　逐滴加入三氯化铁溶液 2～3 滴，注意每加 1 滴应立即观察溶液颜色变化。

4. **结果判定**　如尿液显蓝绿色并持续 2～4min 即为阳性。如绿色很快消失，可报告苯丙酮酸定性试验阴性。

【参考区间】

阴性。

【注意事项】

1. 容器要清洁，不能含有氧化还原性杂质，最好使用一次性有盖尿杯。

2. 尿中苯丙酮酸室温下不稳定、易分解，标本采集后应立即检测。若不能及时检测，可加 5% 硫酸 1ml 或者麝香草酚防腐后再放入冰箱，可保藏数天。

3. **实验中主要干扰来自**　①含酚类药物（水杨酸制剂）及氯丙嗪会造成假阳性，实验前要停药；②胆红素尿能造成假阳性；③婴儿出生后 6 周内不易查出苯丙酮酸；④尿液中尿黑酸、乙酰乙酸、丙酮酸等物质可与三氯化铁发生呈色反应，尽管显色不同，仍要注意排除。

【实验讨论】

1. 本实验阳性常见于哪些疾病？

2. 本实验的主要干扰来源有哪些？

（唐　敏）

实验十一　乳糜尿定性检查

【实验目的】

了解乳糜尿定性检查的原理、方法及注意事项。

【实验原理】

乳糜尿是由脂肪颗粒与蛋白质组成的乳糜状浑浊尿。脂肪被有机溶剂（如乙醚）萃取后，尿液变澄清，即为乳糜尿试验阳性；乳糜尿中较大脂肪微粒可在显微镜下观察；过小的脂肪小滴不易在镜下观察，可利用其溶解于乙醚的特性，提取后再通过苏丹Ⅲ染色识别。

【实验材料】

1. 器材　试管、玻片、显微镜、离心机。

2. 试剂

（1）乙醚（分析纯）。

（2）苏丹Ⅲ染液：取苏丹Ⅲ粉末一药匙，溶于95%乙醇（10ml）和冰乙酸（90ml）的混合液中，充分搅匀溶解。

3. 标本　新鲜尿液。

【实验操作】

1. 观察标本外观　肉眼观察尿液是否浑浊呈乳白色牛奶样，外观澄清透明的尿液直接报告阴性；外观浑浊呈乳白色牛奶样则继续进行以下试验。

2. 乙醚萃取脂肪成分　取尿液5ml，加乙醚2～3ml，用力混合振荡，待乙醚、尿液分层后观察尿液是否澄清。

3. 苏丹Ⅲ染色镜下观察　将上述乙醚、尿液混合振荡后的液体静置数分钟后，2 000r/min离心5min。取出乙醚层滴于玻片上，加苏丹Ⅲ染液1滴，镜检观察是否有红色脂肪小滴。

4. 观察结果　如浑浊尿因加乙醚而澄清，即为脂肪或乳糜尿。镜检下可见大小不等的红色球形脂肪滴，即为乳糜尿阳性。

【参考区间】

阴性。

【注意事项】

1. 尿液中加入数滴饱和的NaOH、再加入乙醚，有助于乳糜微粒的萃取。

2. 乳糜尿与过多的盐类结晶尿或者脓尿的外观不容易鉴别，盐类结晶尿显微镜下可见各类结晶，加热或者加酸后浑浊消失。脓尿显微镜下可见大量脓细胞，临床表现主要为泌尿生殖系统感染表现。

3. 乳糜尿与脂肪尿鉴别　乳糜尿易于凝结，呈白色透明胶状凝块。严重的乳糜尿静置后可分为三层：上层为脂肪（比重最轻）；中层为乳白色或色泽较清的液体，常有小凝块混悬于其中；下层为红色或粉红色的沉淀物，内含红细胞及白细胞等，常见于导致腹部淋巴管或胸导管阻塞破裂的疾病，如丝虫感染等。脂肪尿中不含纤维蛋白原，排出后尿液无凝结现象，经离心沉淀后脂肪浮于尿液的上层；显微镜下检测，可见大量脂肪球，临床上常见于各类原因所致的肾病综合征，特别是类脂性肾病等。

4. 乳糜尿试验阳性者，应该注意在尿沉渣中查找微丝蚴。也可将标本静置后，取中层（乳糜样层或者粉红色层，并有小凝块漂浮其中）的凝集物观察是否有微丝蚴。

【实验讨论】

1. 本试验阳性结果可见于哪些疾病？

2. 如何将乳糜尿与结晶尿、脓尿和脂肪尿进行鉴别？

（唐　敏）

实验十二　尿液人绒毛膜促性腺激素定性检查

【实验目的】

掌握尿液人绒毛膜促性腺激素胶体金定性检测的实验原理、操作方法及注意事项。

【实验原理】

人绒毛膜促性腺激素（hCG）检测试剂的原理是采用免疫层析式双抗体夹心法技术、以胶体金为指示标记的一步法。其中一种抗人 β-hCG 抗体固定在硝酸纤维素薄膜（NC膜）上，另一种抗人β-hCG 抗体结合在金溶胶颗粒表面（金标抗体）。检测时，将干燥的 NC 膜试带一端浸入尿液中一定时间后取出，尿液中 hCG 先与胶体金标记的抗人 β-hCG 抗体结合，通过层析作用，当尿液移动至膜上固定有抗体的区域（检测线处）时，形成"抗体-hCG-金标抗体"的双抗体夹心复合物，检测条上呈现 2 条紫红色或红色条带为阳性。

【实验器材】

1. 试剂　商业化尿液 hCG 定性检测试剂盒。
2. 容器　一次性干净尿杯或尿管。
3. 标本　用一次性尿杯或尿管收集随机新鲜尿液 5～10ml。

【实验操作】

1. 试剂准备　将检测用的检测条在室温下平衡。

2. 插入检测条　将检测条标有箭头的一端插入待检尿液标本中，插入深度不能超过标记线（MAX），至少 5s 后取出，平放于干净平整的台面上，或者平放在尿杯口，等待判断结果。

3. 结果观察　应在 5min 内肉眼观察显色结果，10min 后判读无效。

4. 结果判定

（1）阴性：仅在质控线位置出现一条紫红色线。

（2）阳性：在检测线位置及质控线位置各出现一条紫红色线。

（3）弱阳性：检测条上质控线为紫红色，检测线为浅红色。

（4）无效：检测条上质控线位置无紫红色线出现，或仅在检测线位置出现一条紫红色线，都为实验失败或者检测条失效。

【参考区间】

非妊娠期健康女性：阴性。

【注意事项】

1. 尿液收集应使用一次性尿杯或洁净容器，以晨尿为佳。

2. 标本储存　如尿液不能及时送检，可置于 4℃冰箱保存 48h，长期保存须冷冻于 -20℃，忌反复冻融。测试前注意复温。

3. 个别 hCG 含量高的尿液标本会出现钩状效应（后带现象）而显假阴性。

4. 不宜使用有严重蛋白尿、菌尿、血尿的标本，以防干扰结果。

5. 不同试剂盒的检测方法有差异，以配套说明书为准。

【实验讨论】

1. 尿液 hCG 检测为何以晨尿为佳？

2. 如何保证胶体金法检测尿液 hCG 的质量？

3. 胶体金法检测尿液 hCG 结果阴性表示可以排除怀孕，阳性表示一定是怀孕，这种说法是否正确？为什么？

（李云慧）

第七章

尿液分析仪检验

实验一　尿液干化学分析仪检查

【实验目的】

掌握尿液干化学分析仪及检测项目的检测原理、标准化操作、质量控制和注意事项。

【实验原理】

1. 尿液干化学试纸条是以滤纸为载体,将各种试剂成分浸渍后干燥,作为试剂层,固定在塑料底层上。尿液中的化学物质与干化学试纸条上检测模块的试剂发生颜色反应,颜色的深浅与尿液中相应物质的浓度成正相关。

2. 尿液干化学分析仪由反射式光度计、微电脑和打印机以及与该仪器相配套的尿试纸条等组成的。发生化学反应、产生颜色变化的试纸条被波长不同的发光二极管照射后,产生反射光,反射光由光电倍增管接收,光信号转化成为电信号,电信号传送至模拟数字转换器,经微处理控制器处理,自动显示结果。

3. 尿液干化学分析仪主要检测项目包括蛋白质、葡萄糖、酸碱度、酮体、胆红素、尿胆原、亚硝酸盐、隐血、比重、白细胞、维生素 C、肌酐、白蛋白等。

常用尿液干化学试纸条测试项目的原理见表 7-1-1。

表 7-1-1　常用尿液干化学试纸条测试项目原理

参数	英文缩写	反应原理
尿胆原	URO	醛反应或重氮反应法
胆红素	BIL	偶氮反应法
酮体	KET	亚硝基铁氰化钠法
亚硝酸盐	NIT	Griess 法 / 偶氮法
隐血	BLD	类过氧化物酶法
白细胞	LEU	中性粒细胞酯酶法
蛋白质	PRO	pH 指示剂蛋白质误差法
葡萄糖	GLU	葡萄糖氧化酶法
酸碱度	pH	酸碱指示剂法
比重	SG	多聚电解质离子解离法
维生素 C	VitC	吲哚酚法
肌酐	CRE	Benedict-Behre 法

【实验材料】

1. **器材**　尿液干化学分析仪、一次性尿杯、10ml 尿沉渣刻度离心管、试管架等。

2. **试剂**

（1）尿液干化学分析仪配套试纸条。

（2）尿质控品（含阴性水平和阳性水平）：可自行配制或购买商品化质控品。

3. **标本**　新鲜尿液 10ml。

【实验操作】

不同品牌、不同类型的尿液干化学分析仪操作步骤不尽相同，使用前仔细阅读仪器操作说明书，严格按说明书操作。

1. **试纸条和仪器准备**

（1）准备当日检测所需的试纸条，测定中试纸条不足时，仪器将自动停止，在添加试纸条前，不可继续测定。

（2）仪器检查：检查管路和电路的连接，进样器上无异物，检查清洗液、废液等。

2. **开启仪器电源**　仪器开始自检过程，自检无误后进入检测准备状态。

3. **检测尿液质控**　按照质控品说明书上的方式混合质控品（从冰箱取出后请平衡至室温并轻柔混匀），并确保各质控品的量超过 1ml。按常规标本检测模式（部分仪器有专用质控模式）进行质控操作，确定是在控范围内才能开始进行样本检测。

4. **标本检测**　用尿沉渣刻度离心管收集新鲜尿液 10ml，将装有尿液标本的试管架放置在进样器槽中，启动测试。待仪器自动检测后，自动打印出结果或自动传输数据到 LIS 系统。

【参考区间】

尿液干化学试纸条法分析结果的参考区间见表 7-1-2。

表 7-1-2　尿液干化学试纸条法分析参考区间

项目	参考区间	项目	参考区间
pH	随机尿 pH 为 4.5～8.0	酮体	阴性
比重	随机尿为 1.003～1.030	亚硝酸盐	阴性
蛋白质	阴性	隐血或红细胞	阴性
葡萄糖	阴性	白细胞	阴性
胆红素	阴性	维生素 C	阴性
尿胆原	阴性或弱阳性	肌酐	阴性

注：晨尿比重＞1.020；新生儿为 1.002～1.004。

【注意事项】

1. 注意定期保养仪器，试纸条检测槽应保持清洁、无尿渍污物残留，测试光路应无污物和灰尘阻挡，仪器应保持最佳状态。

2. 选用优质稳定的试纸条，试纸条须避光、防潮、干燥保存，并在有效期内使用。试纸条使用前应平衡至室温再打开筒盖，每次只取出所需要的量的试纸条，并立即盖好筒盖。多余试纸条不得放回原容器，更不能合并多筒试纸条。试纸条如有颜色变化均应弃用。

3. 操作前仔细阅读仪器操作说明书和了解试纸条性能，各类尿液分析仪设计的结果档次存在较大差异，不同厂家生产的试纸条在检测量级上也有差异。干化学只是半定量检查。参考值仅是一个大致范围，不能单独以符号代码来解释结果，必要时与临床医生联系，进行综合分析。

4. 应至少使用阴性和阳性质控品进行室内质控，每个工作日至少检测 1 次，阳性质控品结果与靶值偏差不超过 1 个等级,且阴性质控品不可为阳性,阳性质控品不可为阴性,超过此范围即为失控,出现失控要及时查找和排除引起失控的原因。

5. 使用一次性洁净尿液容器,防止非尿液成分混入,黏液、血液、气泡样本会影响检测结果。标本收集后,应在 2h 内完成测试。

6. 尿液干化学分析仪是一种筛查仪器,当检测结果有异常时,应选择适当的确证试验进行验证。尿蛋白的确证试验为磺基水杨酸法;尿葡萄糖的确证试验为葡萄糖氧化酶定量法;尿胆红素的确证试验为 Harrison 法;尿白细胞、红细胞的确证试验为尿沉渣显微镜检查法。

7. 尿液干化学试纸条检查仅是一个过筛手段,适用于健康普查和疾病筛选,但不能完全替代尿液有形成分显微镜检查,特别是蛋白质、白细胞、红细胞、亚硝酸盐中任一项阳性须进行人工镜检。

【实验讨论】
1. 请分析干化学法检测蛋白质出现假阴性和假阳性的影响因素。
2. 请分析干化学法各检测项目的影响因素。
3. 为什么蛋白质、白细胞、红细胞、亚硝酸盐中任一项阳性须进行人工镜检?

(梁指荣)

实验二　自动尿液有形成分分析仪检查

【实验目的】
掌握自动尿液有形成分分析仪及检测项目的检测原理、标准化操作、质量控制和注意事项。

【实验原理】
1. **静止式 - 数字影像拍摄技术尿液有形成分分析仪原理**　尿液标本以离心或自然沉淀的方法使得有形成分静止并停留在一个专用计数池内,利用机器视觉技术自动显微镜影像分析原理,对尿液有形成分进行检测。仪器首先通过自动调节清晰度、光照等,实现最佳的视觉环境,然后采用自动聚焦技术,通过精密控制及定位跟踪,在低倍、高倍视野下智能采集实景图。根据目标的特征参数,通过图像处理识别软件对有形成分的大小、形态、质地等特殊形态学特征进行识别及分类计数,操作人员可对仪器拍摄的镜下实景图像在屏幕上进行人工审核及修改,最终提供镜下实景图及图文并茂的检验报告。

2. **流式 - 数字影像拍摄技术尿液有形成分分析仪原理**　采用流式平板鞘流技术,样本进入流动室时,同时注射泵推动鞘液进入流动池,使样本在鞘液的包裹下以单层细胞的厚度在流动池的薄层结构处流经物镜镜头前,仪器采用高速频闪光源,对运动中的有形成分连续摄影,所以又称流动型数字图像法有形成分分析系统,每个检测样品由数码相机拍摄含有有形成分的图像。结合数字成像和自动颗粒识别分析技术(APR 软件),将每幅图像中的单个粒子的影像进行分离,提取其形态学特征,将其大小、对比度、形状、质地与自动识别系统中的模型进行多图像、多方位比对,从而达到粒子的自动化识别。

3. **流式细胞技术尿液有形成分分析仪原理**
(1)采用蓝色半导体激光技术、鞘流技术和核酸荧光染色技术以及电阻抗原理,定量吸入的尿液中各种颗粒成分经荧光色素染色后,在鞘液的包围下通过喷嘴以单柱形式喷出,使每个有形成分沿中心竖轴线依次快速通过鞘液流动池。仪器检测单个颗粒的电阻抗变化并捕捉各粒子产生的前向散射光、侧向散射光、消偏振的侧向散射光以及侧向荧光信号和散射光强度,综合这些信号,分析相应颗粒的大小、长度、体积和染色质多少等,得到尿液有形成分的直方图和散点图,并给出红细胞、白细胞、上皮细胞、管型和细菌等的散点图报告和定量报告。

（2）流式细胞术（FCM）采用将激光照射至细胞等粒子的方法测定产生的散射光和荧光以确定粒子的特性。对细胞中的特定物质进行荧光染色，将细胞置于悬浮状态并包裹在鞘液中，继而通过喷嘴排出。然后用紧密聚焦的激光束照射到细胞上，产生散射光和荧光。使用这些光信号作为参数，可以生成基于光强度的一维直方图以及基于荧光强度和散射光强度的二维散点图，从而对细胞进行详细的测定。前向和侧向散射的入射激光被称为散射光，散射光的强度可指示细胞的大小和表面状况。根据从细胞中染色元素发出的荧光，可基于荧光标记抗体和荧光颜料的属性对细胞表面、胞质和细胞核（RNA 和 DNA 数量）等细胞特性进行定量测定。流式尿液有形成分分析仪的参数与各有形成分特性的对照关系见表 7-2-1。基于流式细胞仪原理，全自动尿液有形成分分析仪可将尿液中的粒子分为红细胞（RBC）、白细胞（WBC）、上皮细胞（EC）、管型（CAST）和细菌（BACT）等，并予以定量。

表 7-2-1　流式尿液有形成分分析仪仪器参数与有形成分特性对照表

仪器参数	有形成分特性
前向散射光强度（Fsc）	有形成分大小
前向散射光脉冲宽度（Fscw）	有形成分长度
荧光强度（Fl）	染色质强度
前向荧光脉冲宽度（Flw）	染色质长度
电阻 - 电压	体积
脉冲信号数	有形成分数量

【实验材料】

1. **仪器**　静止式 - 数字影像拍摄技术尿液有形成分分析仪、流式 - 数字影像拍摄技术尿液有形成分分析仪、流式细胞技术尿液有形成分分析仪中的任一种类型。

2. **试剂**

（1）稀释液、鞘流液、染色液等仪器配套试剂。

（2）质控品。

3. **标本**　新鲜尿液 10ml。

【实验操作】

各种仪器操作步骤不尽相同，操作前应仔细阅读仪器说明书，严格按照说明书操作。

1. **开启电源**　仪器开始自检，自检无误后进行液体本底测试，通过后进入测试状态。

2. **检测质控**　应至少使用 2 个浓度水平（正常和异常水平）的质控品，每检测日至少检测 1 次，确定在控才能进行临床样本检测。

3. **检测标本**　测试方式可选择自动或手动两种方式，具体操作按照仪器说明书进行。

4. **报告结果**　综合有形成分仪器分析结果和干化学仪器分析结果，筛选异常标本进行人工显微镜复查，最后给出定量参数、提示参数等报告。

【注意事项】

1. 注意仪器保养工作和定期校准，保证仪器处于最佳工作状态。

2. 尿液有形成分分析仪是一种筛查仪器，当结果异常或仪器报警时，应进行人工镜检复查。

【实验讨论】

1. 探讨不同原理、方法的尿液有形成分分析仪结果的临床应用价值。

2. 结合尿液化学和有形成分分析结果，什么情况下需要人工镜检复查？

（梁指荣）

实验三 尿液干化学分析仪校准

【实验目的】

了解尿液干化学分析仪校准实验。

【实验原理】

尿液干化学分析仪根据尿液中被测成分与尿试纸条上检测模块的试剂进行独立反应产生的颜色变化,定性或定量测量尿液成分。仪器校准应至少包含分析设备的加样系统、检测系统、温控系统(适用时)。

【实验材料】

1. **器材** 尿液干化学分析仪。

2. **试剂**

(1)相关试剂和标准溶液配制见表 7-3-1,或采用仪器配套校准品和质控品。

表 7-3-1 工作标准溶液的配制

试剂	成分
人工原尿	称取 20.0g 尿素、10.0g 氯化钠、1.0g 肌酐、2.0g 氯化钾、40mg 维生素 C、3.5mg 食用色素柠檬黄,溶解后定容至 250.0ml
尿酸钠溶液	称取 0.75g 尿酸钠,溶解后定容至 500.0ml
560mmol/L 葡萄糖溶液	称取 25.222 5g 无水葡萄糖,溶解后定容至 250.0ml
10mmol/L 亚硝酸钠水溶液	称取 0.344g 亚硝酸钠,溶解后定容至 500.0ml
5mmol/L 尿胆原溶液	称取 0.485g 尿胆原冻干粉,溶解后定容至 500.0ml
0.1mol/L 维生素 C 溶液	称取 1.761g 维生素 C,溶解后定容至 100.0ml
空白溶液	取人工原尿 25.0ml,尿酸钠溶液 18.0ml,缓冲液约 20.0ml,加入适量水使其约为 90ml,摇匀,然后边用 pH 计测量,边调节 pH 至 5.5,用氯化钠调节密度至 1.005,加水至 100.0ml
1 号工作标准溶液	称取牛血清白蛋白 0.2g,8 000 个 /μl 白细胞溶液 5ml,5 000 个 /μl 红细胞溶液 3ml,560mmol/L 葡萄糖溶液 5ml,10mmol/L 亚硝酸钠水溶液 3ml,0.1mol/L 维生素 C 溶液 10ml,丙酮 0.1ml,2mmol/L 胆红素溶液 5ml,5mmol/L 尿胆原溶液 5ml,人工原尿 150.0ml,尿酸钠溶液 90.0ml,缓冲液 150.0ml,0.1mol/L 氢氧化钠溶液 50.0ml,摇匀,然后边用 pH 计测量,边加入 0.1mol/L 氢氧化钠溶液,使 pH 为 6.5,用氯化钠调节密度至 1.015,加水至 1 000.0ml
2 号工作标准溶液	称取牛血清白蛋白 2.0g,8 000 个 /μl 白细胞溶液 25ml,5 000 个 /μl 红细胞溶液 30ml,560mmol/L 葡萄糖溶液 75ml,10mmol/L 亚硝酸钠水溶液 10ml,0.1mol/L 维生素 C 溶液 40ml,丙酮 0.6ml,2mmol/L 胆红素溶液 37.5ml,5mmol/L 尿胆原溶液 20ml,人工原尿 150.0ml,尿酸钠溶液 90.0ml,缓冲液 150.0ml,0.1mol/L 氢氧化钠溶液 50.0ml,摇匀,然后边用 pH 计测量,边加入 0.1mol/L 氢氧化钠溶液,使 pH 为 7.5,用氯化钠调节密度至 1.025,加水至 1 000.0ml

(2)检测相关试剂:尿液干化学试纸条和清洁液等。

【实验操作】

1. **外观检查** 仪器外表面、显示屏、各装置、调节器、开关和按键应完整、功能良好、不影响使用;试纸条应切口整齐、无变色、无分层、基片平直、无掉块现象,并在使用保质期内。

2. **单条测量时间** 应符合说明书的要求,可选做。

3. **绝缘电阻**　仪器绝缘电阻应≥10MΩ，可选做。

4. **仪器运行环境及状态检测**　对仪器工作环境温度、相对湿度、工作电源、电压、排废情况和仪器组成部分运行状态等进行检测，仪器应功能完好，运行正常，环境应满足仪器正常运行要求（表 7-3-2）。

表 7-3-2　仪器示值的技术要求

	SG	pH	WBC/（个/μl）	NIT/（μmol/L）	PRO/（g/L）	GLU/（mmol/L）	KET/（mmol/L）	URO/（μmol/L）	BIL/（μmol/L）	RBC/（个/μl）	VitC/（mmol/L）
1	1.010～1.020	6.0～7.0	5～70	13～40	0.1～0.3	1.7～5.6	0.5～1.5	16～34	3.3～17.1	5～25	0.6～1.4
2	1.020～1.030	7.0～8.0	≥125	50～150	1.0～3.0	28～56	3.9～8.1	66～131	50～100	80～200	2.8～5.6

注：查看仪器说明书，找出仪器"+""–"表示结果与浓度对应的关系。个别仪器 2 号溶液 BIL 的结果可以落在 33～103μmol/L 浓度范围内。

5. **空白的校准**　将空白溶液倒入试管中，按照样本检测，重复检测 3 次，空白溶液检测结果应符合：比重（SG）为 1.000～1.010，pH 为 5.0～6.0，尿胆原（URO）正常，其余均为阴性。

6. **示值的校准**　分别取 1 号和 2 号工作标准液，按照样本检测，重复检测 5 次，5 次测量值应符合表 7-3-2 要求。

7. **携带污染率**　检测除比重和 pH 外各项目最高浓度结果的阳性样本，再检测阴性标本，阴性标本不得出现阳性结果。

8. **样本重复性检测**　重复检测 1 号和 2 号工作标准液 20 次，分别计算 20 次检测结果的变异系数（CV，%），应符合仪器规定要求。

【注意事项】

1. 仪器使用注意事项参见"实验一　尿液干化学分析仪检查"。

2. **仪器校准频率**　至少每年校准一次。

遇下列情况，使用人必须及时进行校准。

（1）检验数据明显偏离控制线，排除其他原因时。

（2）仪器故障核心部件（如光路系统）进行维修后。

3. **规范性引用文件**

（1）JJF 1129—2005《尿液分析仪校准规范》。

（2）YY/T 0475—2011《干化学尿液分析仪》。

（3）WS/T 806—2022《临床血液与体液检验基本技术标准》。

（4）CNAS-CL01-G002：2021《测量结果的计量溯源性要求》。

【实验讨论】

什么是携带污染率？

（张丽霞）

实验四　尿液干化学分析仪性能验证

【实验目的】

掌握尿液干化学分析仪性能验证实验。

【实验原理】

尿液干化学分析仪法的检测原理参考"实验一　尿液干化学分析仪检查"。尿液干化学分析仪的性能验证内容至少包括准确度、重复性、检出限和符合率（包括阳性符合率和阴性符合率）。

【实验材料】

1. **器材**　尿液干化学分析仪。

2. **试剂**

（1）尿质控液（含低浓度和高浓度）。

（2）标准溶液（可参照实验三配制）。

（3）尿液干化学试纸条及其他辅助试剂等。

【实验操作】

1. **准确度**　对标准溶液重复检测 3 次，检测结果与标示值同向相差不得超过 1 个量级，不得出现反向相差。阳性参考液不能出现阴性结果，阴性参考液不能出现阳性结果。

2. **重复性**　选取一份阳性标本，采用同批号试纸条重复检测 20 次，结果一致性应不低于 90%。

3. **检出限**　采用同批号试纸条，对每个项目的第一个非阴性的量级测定 20 次，除了比重和 pH 外，所有检测结果不可为阴性。

4. **批间差**　随机抽取 3 个不同批号试纸条各 20 条，分别对同一份阳性标本进行检测，计算批间各项目检测结果的量级的差。

判断要求：检测结果阳性不能为阴性，阳性结果相差不超过 1 个量级。比重偏差 ≤ 0.005，pH 偏差 ≤ 0.5，90% 符合为合格。

5. **符合率**　质控品每水平每天测定 4 次，连续检测 5 天，按照下面评判标准观察其符合率：以 20 次的平均值作为靶值，与靶值相比，阴性不能为阳性，阳性不能为阴性，阳性结果相差不超过 1 个量级，符合率应符合临床诊断的要求。

6. **生物参考区间**　选取 20 例体检合格的健康人尿液标本，其中男、女各 10 例，分别检测各项目。检测结果落在参考区间的例数与总标本数的比例要求 ≥ 90%。

【注意事项】

1. 仪器使用注意事项参见"实验一　尿液干化学分析仪检查"。

2. **以下情况必须进行性能验证**

（1）新仪器设备在首次使用之前应依据制造商技术手册中相关技术指标或相关行业标准进行性能验证，符合要求后方能使用。

（2）当检测系统发生改变时（如试剂品牌更换、影响性能的部件维修等），应对检测系统进行评估，合格后方能使用。

（3）当检测结果偏倚时，应对性能进行评估，合格后方能使用。

（4）每年应至少 1 次对检测系统进行性能评审（实验室可利用室间质评、室内质控和日常工作产生的检验结果及检验程序的稳定性等进行评审），合格后方能使用。

3. **规范性引用文件**

（1）WS/T 229—2002《尿液物理学、化学及沉渣分析》。

（2）YY/T 0478—2011《尿液分析试纸条》。

（3）YY/T 0475—2011《干化学尿液分析仪》。

（4）WS/T 806—2022《临床血液与体液检验基本技术标准》。

【实验讨论】

1. 什么叫量级？

2. 什么叫检出限？

（张丽霞）

实验五　数字成像尿液有形成分分析仪校准

【实验目的】

了解数字成像尿液有形成分分析仪校准实验。

【实验原理】

数字成像尿液有形成分分析仪采用全自动数码显微镜对尿液标本进行扫描拍摄,采集图像后经过软件识别统计后得到各项数据。仪器校准应至少包含对测量结果有重要影响的性能,如加样、检测、温控等。

【实验材料】

1. **器材**　全自动数字成像尿液有形成分分析仪。

2. **试剂**

（1）采用国内、外有证标准物质进行仪器校准,尿沉渣红细胞和白细胞标准物质技术指标见表7-5-1。

表 7-5-1　尿沉渣标准物质技术指标

标准物质的特性量	量值范围 /（个 /μl）	相对不确定度（k=2）
红细胞（RBC）	150 ～ 2 000	≤ 10%
白细胞（WBC）	150 ～ 2 000	≤ 10%

（2）检测相关试剂:如鞘液、清洁液、稀释液等。

【实验操作】

1. **仪器运行环境及状态检测**　对仪器工作环境温度、相对湿度、工作电源、电压、排废情况和仪器组成部分运行状态等进行检测,应功能完好、运行正常,环境须满足仪器正常运行要求。

2. **空白值**　取仪器配套的空白稀释液进行上样计数,连续测量4次。舍去第1次测量值,记录其余3次测量结果的最大值,即为RBC、WBC的空白值。

3. **示值误差**　取尿沉渣标准物质,上下颠倒多次（计2min左右）从而保证充分混匀后（瓶底无沉积物）进行上样计数,连续测量10次,记录测量值,并按照下列公式进行示值误差计算:

$$\Delta C_r = \frac{\bar{C} - C_s}{C_s} \times 100\%$$

式中,ΔC_r为细胞计数相对示值误差;$\bar{C}$为10次测量值的平均值;C_s为标准物质的标准值。

4. **重复性**　选取测量浓度范围内的尿沉渣细胞标准物质,上下颠倒多次（计2min左右）从而保证充分混匀后（瓶底无沉积物）连续测量20次,记录每次RBC、WBC的测量值,按照下列公式进行相对标准偏差RSD计算,通过RSD衡量仪器测量的重复性。

$$\text{RSD} = \sqrt{\frac{\sum_{i=1}^{n}(C_i - \bar{C}_i)^2}{n-1}} \times \frac{1}{C_i} \times 100\%$$

式中,RSD为相对标准差（%）;n为测量次数;C_i为第i次测量值;$\bar{C}_i$为细胞标准物质测量平均值。

5. **携带污染率**　选取有确定浓度值的尿沉渣红细胞、白细胞标准物质和生理盐水,使用前上下颠倒多次（计2min左右）从而保证充分混匀（瓶底无沉积物）。先对标准物质连续检测3次,检测结果分别为i_1、i_2、i_3;紧接着对生理盐水连续检测3次,检测结果分别为j_1、j_2、j_3,按照下列公式分别计算RBC、WBC的污染率。

$$CO = \frac{j_1 - j_3}{i_3 - j_3} \times 100\%$$

式中,CO 为携带污染率;i_3 为标准物质的第 3 次测量值;j_1 为生理盐水的第 1 次测量值;j_3 为生理盐水的第 3 次测量值。

【注意事项】

1. 仪器使用注意事项参见"实验二　自动尿液有形成分分析仪检查"。

2. 仪器校准频率　至少每年校准一次。遇有下列情况,使用人必须及时进行校准。

（1）检验数据明显偏离控制线,排除其他原因时。

（2）仪器故障核心部件（如光路系统）进行维修后。

3. 规范性引用文件

（1）JJF 1823—2020《全自动尿沉渣分析仪校准规范》。

（2）YY/T 0996—2015《尿液有形成分分析仪（数字成像自动识别）》。

（3）WS/T 806—2022《临床血液与体液检验基本技术标准》。

（4）CNAS-CL01-G002:2021《测量结果的计量溯源性要求》。

【实验讨论】

什么情况下应该对仪器进行校准?

（张丽霞）

实验六　数字成像尿液有形成分分析仪性能验证

【实验目的】

掌握数字成像尿液有形成分分析仪性能验证实验。

【实验原理】

数字成像尿液有形成分分析仪性能验证至少应包括检出限、重复性、符合率、假阴性率和携带污染率。

【实验材料】

1. 器材　全自动尿液有形成分分析仪。

2. 试剂

（1）尿质控液（含低浓度和高浓度）:可自行配制或购买商品化试剂。

（2）仪器配套检测相关试剂:如鞘液、清洁液、稀释液等。

【实验操作】

1. 检出限　数字成像分析技术尿液有形成分自动分析仪应该至少检出 5 个 /μl 的红细胞和白细胞样本。分析仪对 5 个 /μl 的红细胞和白细胞的样本重复检测 20 次,18 次以上结果 >0 个 /μl,则符合要求。

2. 重复性　分析仪对以下浓度样本各重复检测 20 次,分别计算 20 次检测结果的变异系数（CV, %）,应符合表 7-6-1 的要求。

表 7-6-1　重复性变异系数（CV）

有形成分名称	浓度 /（个 /μl）	变异系数（CV）/%
细胞	50	≤ 25
	200	≤ 15

3. **符合率** 分析仪分别对其中至少 90 份为红细胞病理样本的 150 份临床尿液样本、其中至少 90 份为白细胞病理样本的 150 份临床尿液样本和其中至少 30 份为管型病理样本的 150 份临床尿液样本进行检测,按以下公式计算阴、阳性结果与镜检阴、阳性结果的符合率,应符合表 7-6-2 的要求。

$$C = \frac{t_1 + t_2}{t_{总}} \times 100\%$$

式中,C 为符合率(%);t_1 为镜检结果阳性同时待检仪器测试结果阳性的样本数量;t_2 为镜检结果阴性同时待检仪器测试结果阴性的样本数量;$t_{总}$ 为总样本量。

表 7-6-2 单项结果与镜检结果的符合率

有形成分名称	符合率 /%
红细胞	≥ 70
白细胞	≥ 80
管型	≥ 50

4. **假阴性率** 分析仪对至少 200 份随机尿液进行红细胞、白细胞和管型检测,同时以显微镜镜检为金标准测试结果,按以下公式计算分析仪检测结果的假阴性率 F_n,应不大于 3%。

$$F_n = \frac{t_{假阴性数}}{t_{总}} \times 100\%$$

式中,F_n 为假阴性率(%);$t_{假阴性数}$ 为红细胞、白细胞和管型镜检结果阳性而待测仪器测试结果阴性的样本数量;$t_{总}$ 为总样本数量。

镜检结果阴阳判断的临界值:红细胞 3 个 /HP、白细胞 5 个 /HP、管型 1 个 /HP。

5. **携带污染率** 取细胞浓度为 5 000 个 /μl 的尿液样本和生理盐水,先对尿液样本连续检测 3 次,检测结果分别为 i_1、i_2、i_3,紧接着对生理盐水连续检测 3 次,检测结果分别为 j_1、j_2、j_3,按以下公式计算携带污染率,应 ≤ 0.05%。

$$携带污染率 = \frac{j_1 - j_3}{i_3 - j_3} \times 100\%$$

6. **生物参考区间验证** 选择 40 份体检合格的健康人尿液标本,年龄分布尽可能覆盖各年龄段,男女各 20 例,按仪器说明书要求检测。结果须符合:将每个测定值与实验室现行的参考区间比较,≥ 90% 的检测值在参考范围内为合格。

【注意事项】

1. 实验操作人员应熟悉仪器的方法原理与日常操作,包括样本处理、校准、维护程序、质量控制等,确保检测系统工作状态正常。

2. 验证过程中应使用适宜的质控品进行室内质量控制。

3. 规范性引用文件

（1）YY/T 0996—2015《尿液有形成分分析仪（数字成像自动识别）》。

（2）CNAS-CL02-A001：2023《医学实验室质量和能力认可准则的应用要求》。

（3）CNAS-GL037：2019《临床化学定量检验程序性能验证指南》。

【实验讨论】

数字成像尿液有形成分分析仪有哪几种?

（张丽霞）

第八章
粪便检验

实验一 粪便理学检查

【实验目的】
掌握不同病理性粪便标本留取要求和粪便理学检查的方法。

【实验原理】
用肉眼观察粪便的颜色、性状以及有无寄生虫虫体和异物等。

【实验材料】
1. 器材 一次性带盖粪便标本盒、竹签。
2. 标本 新鲜粪便标本。

【实验操作】
1. 观察外观性状 打开装有粪便标本的一次性标本盒盖,仔细观察粪便的形状、硬度、颜色等理学性状,同时注意有无异常或病理成分,如黏液、脓血等。
2. 观察寄生虫虫体 必要时用竹签挑取粪便内、外多处,肉眼进行认真观察,或将粪便过滤后再检查有无寄生虫。

【参考区间】
成人:黄褐色、成形、柱状软便,无脓血、黏液及寄生虫等病理成分。
婴儿:黄色或金黄色、稀软、糊状,无脓血、黏液及寄生虫等病理成分。

【注意事项】
1. 粪便标本盒必须是洁净、干燥、不渗漏、无吸水性的一次性有盖容器,并有明确的唯一标识。取粪便的竹签应干燥、洁净,长短适宜。
2. 一般留取指头大小(约5g)的新鲜粪便即可,血吸虫毛蚴孵化应留不少于30g的新鲜粪便。
3. 用竹签选择挑取有脓、血、黏液等病理成分处指头大小的新鲜粪便,置于一次性粪便标本盒内,立即送检,如无病理成分,可从粪便内、外多处取材,但要注意粪便中不能混入其他杂质。观察原虫滋养体时应取粪便脓血和稀软部分迅速送检,冬季须保温以防虫体死亡,导致检出率降低。
4. 由于粪便可能含有各种病原生物,故标本的采集、运送、检查和处理应符合实验室生物安全原则,应注意个人生物安全防护,使用过的物品应按照相应规范处理。
5. 应有标本送检、签收、拒收、生物安全处理等相关记录。
6. 生理状态下,粪便的形状、硬度、粗细、颜色、气味等性状可受食物的种类与性质的影响而发生改变,应注意与病理状态鉴别。

【实验讨论】

1. 粪便理学检查的注意事项有哪些？
2. 粪便理学检查中导致黏液、脓血、寄生虫虫体等病理成分检出率低的可能原因是什么？

（罗小娟）

实验二　粪便显微镜检查

◀ 一、直接涂片法

【实验目的】

掌握粪便直接涂片显微镜镜检的方法。熟悉粪便中各种病理成分的镜下形态特点。了解常见植物细胞、植物纤维、植物种子、花粉的识别和鉴别。

【实验原理】

用生理盐水与粪便混合后涂成薄片，利用显微镜放大成像的原理，在显微镜下对粪便中各种细胞、真菌、寄生虫卵、食物残渣、结晶等有形成分进行辨识。

【实验材料】

1. **器材**　显微镜、竹签、载玻片、封片用盖玻片、一次性带盖粪便标本盒。
2. **试剂**　生理盐水、苏丹Ⅲ溶液（将 1～2g 苏丹Ⅲ溶于100ml 70% 乙醇溶液）、碘液、冰乙酸等。
3. **标本**　消化系统相关疾病患者的新鲜粪便标本。

【实验操作】

1. **制作标本涂片**　取生理盐水 1～2 滴于洁净的载玻片上，用竹签挑取适量外观异常粪便中的可疑部分，置于上述载玻片上，与盐水均匀混合，制成面积为载玻片 2/3 的薄涂片（厚度以能透视纸上字迹为宜），加封片用的盖玻片。
2. **观察低倍视野**　用低倍视野观察全片有无虫卵、原虫滋养体、包囊、脂肪滴等各种可疑成分。
3. **观察高倍视野**　用高倍视野对疑似虫卵、原虫滋养体、包囊、脂肪滴等成分进行鉴别。
4. **观察细胞成分**　高倍视野下仔细观察有无红细胞、白细胞、巨噬细胞、上皮细胞等病理成分，观察其形态、结构及数量，至少检查 10 个视野。
5. **报告结果方式**

（1）寄生虫虫卵、原虫滋养体、包囊等以"检出"或"未检出"的方式报告，如检出两种以上时，均应报告，并注明该虫卵数量，以低倍视野或高倍视野计算。

（2）细胞应写明名称，以"最低数～最高数/HP"的方式报告。

（3）脂肪滴以"脂肪滴个数/HP"的方式报告。

（4）霍乱弧菌以"制动试验阴性"或"制动试验阳性"的方式报告。

【参考区间】

正常粪便标本应符合下列特征。

1. 粪便中无红细胞，无或偶见白细胞、巨噬细胞和上皮细胞。
2. 真菌极少见，无寄生虫卵、原虫滋养体和包囊。
3. 可见少量食物残渣，淀粉颗粒偶见，脂肪滴少见。
4. 可见多种少量结晶，如磷酸盐、草酸钙、碳酸钙结晶。
5. 可见较多正常菌群，其中阳性球菌和阴性杆菌比例大约为 1∶10。

【注意事项】

1. 标本采集后应立即送检,以免因 pH 及消化酶等影响导致有形成分被分解破坏。特别是检查原虫滋养体时,应于排便后立即采样送检,冬季注意保温。

2. 涂片检查一般应于接收标本后 1h 内完成。应挑取粪便有脓、血、黏液等外观异常的可疑部分;如无可疑之处,可从粪便内、外多处取材涂片。

3. 涂片应均匀,厚度以能透视纸上字迹为宜;如检查寄生虫虫卵、包囊、滋养体和幼虫等,应采用涂厚片镜检,如疑似为寄生虫感染,可制备多张涂片进行检查,以提高检出率;镜检时应盖上盖玻片,以免污染物镜。

4. **涂片观察顺序** 镜检时必须遵循由上至下、由左至右的规律进行观察,避免重复或遗漏。先低倍视野观察全片,检查虫卵、原虫滋养体、包囊、脂肪及寄生虫幼虫等各种可疑成分,如查见可疑虫卵、包囊、滋养体时,须用高倍视野进行鉴别。同时还应注意有无肌纤维、弹性纤维、结缔组织、淀粉颗粒、脂肪滴等,如大量出现则提示消化不良或胰腺外分泌功能不全。再换高倍视野检查红细胞、白细胞、巨噬细胞、上皮细胞等病理成分,至少观察 10 个视野。

5. **有形成分的鉴别** ①粪便中的人体细胞及感染的寄生虫虫卵、原虫滋养体、包囊等应注意与植物细胞、植物纤维、植物种子、花粉等鉴别,必要时用瑞 - 吉染色或碘液染色相鉴别。②对疑似有病理性成分,但生理盐水涂片镜检又不能确认的标本,应根据其疑似病理成分的不同采用不同方法进一步确认,如红细胞、真菌孢子和脂肪滴无法鉴别时,可加稀乙酸和苏丹Ⅲ染液进行鉴别。

6. **检查寄生虫虫卵应注意** ①蛲虫卵在晚 12 时或清晨排便前由肛门四周用透明胶带或浸泡生理盐水的棉拭子拭取标本,立即送镜检。②原虫和某些蠕虫有周期性排卵现象,对疑为寄生虫感染又未检出寄生虫虫体或虫卵者,应连续送检 3 天,以免漏诊。

【实验讨论】

1. 粪便显微镜检查中如何鉴别红细胞、白细胞、吞噬细胞与植物细胞、植物纤维等?

2. 粪便显微镜检查中如何进行寄生虫虫卵、原虫滋养体、包囊与植物种子、花粉等的鉴别?

二、虫卵及包囊浮聚法

【实验目的】

熟悉虫卵和包囊沉淀法和浮聚法的操作步骤。

【实验原理】

1. **沉淀法** 比密较大的原虫包囊或虫卵可沉积于水底,有助于提高检出率。

2. **浮聚法** 比密较小的钩虫卵和某些原虫包囊,采用比密大的液体,使虫卵或原虫包囊上浮,集中于液体表面,收集后镜检,从而提高检出率。

【实验材料】

1. **器材** 竹签、纱布、离心管、玻璃棒、小烧杯、一次性吸管、显微镜、载玻片、橡皮塞。

2. **试剂** 蒸馏水、10% 甲醛、生理盐水、碘液、乙酸乙酯试剂、饱和盐水、33% 硫酸锌溶液等。

3. **标本** 新鲜粪便标本。

【实验操作】

1. **沉淀法(以甲醛 - 乙酸乙酯沉淀法为例)**

(1)制备标本悬液:用竹签将 1.0 ~ 1.5g 粪便加到含 10ml 甲醛液的离心管内,并混匀形成悬液,将悬液通过 2 层湿纱布直接过滤到另一离心管中,然后弃掉纱布,补充 10% 甲醛到 10ml。

(2)振荡混匀标本:振荡、分层标本加入 3.0ml 乙酸乙酯,塞上橡皮塞,混匀后,剧烈振荡 10s。除去橡皮塞,将离心管放入离心机,以 1 500r/min,离心 2 ~ 3min。取出离心管,内容物分为 4 层,从上往下依次为乙酸乙酯、脂性碎片层、甲醛层和沉淀物层。

（3）留取底层沉淀：将上面 3 层液体一次性吸出，再将试管倒置至少 5s 使管内液体流出后，将剩余的沉淀物层混匀，用一次性吸管吸取 1 滴混匀液涂片检查（必要时加 1 滴生理盐水），也可用碘液染色制片。

（4）观察沉淀物：先以低倍视野检查，再用高倍视野鉴别，观察整个沉淀物涂片。

2. 浮聚法（以饱和盐水浮聚法为例）

（1）准备标本：取 1 份蚕豆大小粪便，放于小烧杯内，先加入少量饱和盐水，用玻璃棒将粪便充分混合。

（2）制作镜检浮聚物：加入饱和盐水至液面略高于瓶口，以不溢出为止。用洁净载玻片覆盖瓶口，静置 15min 后，平执载玻片向上提，迅速翻转后镜检。

【参考区间】

阴性。

【注意事项】

1. 甲醛 - 乙酸乙酯沉淀法对布氏嗜碘阿米巴包囊、蓝氏贾第鞭毛虫包囊和微小膜壳绦虫卵等的检查效果较差。

2. 饱和盐水浮聚法不适用于检查吸虫卵和原虫包囊。

【实验讨论】

沉淀法和浮聚法各有什么优缺点？

（罗小娟）

实验三　粪便隐血试验

◀ 一、邻联甲苯胺法

【实验目的】

掌握化学法（邻联甲苯胺法）粪便隐血试验的方法。

【实验原理】

血红蛋白具有过氧化物酶活性，可使过氧化物分解产生氧，氧化色原物质而呈色，借以检出微量的血红蛋白。显色的深浅可大致反映血红蛋白量（出血量）的多少。本法中邻联甲苯胺氧化成邻甲偶氮苯而显蓝色。

【实验材料】

1. **器材**　一次性有盖粪便盒、竹签、试管或白瓷板。

2. **试剂**　3%（V/V）过氧化氢溶液、10g/L 邻联甲苯胺冰乙酸溶液（取邻联甲苯胺 1.0g，溶于冰乙酸及无水乙醇各 50ml 的混合液中）。

3. **标本**　消化道出血患者的新鲜粪便。

【实验操作】

1. **准备标本**　用竹签挑取少量粪便置于试管中或白瓷板上。

2. **加入试剂**　滴加 10g/L 邻联甲苯胺冰乙酸溶液 2 ～ 3 滴，然后滴加等量的 3% 过氧化氢溶液。

3. **观察结果**　立即观察结果，2min 内呈现蓝色为阳性，蓝色深浅与出血量大小有一定的正相关性。

【参考区间】

阴性。

【注意事项】

1. 检查前三天内必须禁食动物肉、血、肝及富含叶绿素的食物、铁剂、中药，以免产生假阳性。标本应新鲜送检，及时检查，以免降低检出率。

2. 检查前须询问病史，齿龈出血、鼻出血等情况或粪便中混入经血等可导致假阳性；大量服用维生素 C 或其他具有还原作用的药物可引起假阴性。

3. 试验所用器材要求不能含有铁、铜等氧化物，更不能有血液或脓液污染，以免导致假阳性。试管、玻片、滴管等应加热处理，以破坏可能存在污染的过氧化物酶。

4. 注意所用试剂质量　①3% 过氧化氢溶液极不稳定，长时间放置后有效浓度降低，反应减弱，导致假阴性。因此，宜使用现配试剂，且试验前应验证试剂是否有效。方法：在新鲜的血涂片上滴加 3% 过氧化氢溶液，如产生足量气泡则表示该试剂有效。②邻联甲苯胺溶液应置于棕色瓶内，于 4℃ 冰箱保存，可保持稳定 8 ～ 12 周，若由微黄色变为深褐色，应重新配制。

5. 严格遵守试验操作规程，控制反应时间，试验应做阳性和阴性对照。

【实验讨论】

1. 化学法粪便隐血试验的原理是什么？

2. 可能造成粪便化学法隐血试验假阳性和假阴性的原因分别有哪些？

二、单克隆抗体胶体金法

【实验目的】

掌握粪便隐血试验单克隆抗体胶体金检测的方法。

【实验原理】

胶体金是由氯化金和枸橼酸合成的胶体物质，呈紫红色。胶体金与羊抗人血红蛋白单克隆抗体（羊抗人 Hb 单抗）和鼠 IgG 吸附在特制的乙酸纤维膜上，形成一种有标记抗体的胶体金物质，再在检测条的上端涂上包被羊抗人 Hb 多抗和羊抗鼠 IgG 抗体。将检测条浸入粪便悬液中，其中若有血红蛋白（Hb），粪便悬液通过层析作用沿着检测条上行，在上行过程中 Hb 与胶体金标记羊抗人 Hb 单抗结合，待行至羊抗人 Hb 多抗体线时，形成胶体金标记抗人 Hb 单抗 -Hb- 羊抗人 Hb 多抗复合物，在检测条上显现 1 条紫红色线（被检测标本阳性）；检测条上无关的胶体金标记鼠 IgG 随粪便悬液上行至羊抗鼠 IgG 处时，与之结合形成另 1 条紫红色线，为试剂质控对照线。

【实验材料】

1. **器材**　一次性粪便盒、竹签、一次性小塑料杯、小试管。

2. **试剂**　单克隆抗体胶体金粪便隐血检测条、蒸馏水。

3. **标本**　消化道出血患者的新鲜粪便。

【实验操作】

1. **制作标本悬液**　取洁净小试管 1 支加入 0.5ml 蒸馏水，加入火柴头大小粪便（0.05 ～ 0.1g）调成混悬液。

2. **检测标本**　将检测条反应端浸入混悬液中，按说明书要求的时间观察结果。

3. **观察结果**　检测区和质控区均出现紫红色线为阳性，仅质控区出现紫红色线为阴性。检测区和质控区均不出现紫红色线为试剂条失效。

【参考区间】

阴性。

【注意事项】

1. **可导致假阳性结果的情况**　①生理情况下，胃肠道每天排出血液量为 0.5 ～ 1.5ml/24h，个别健康人可达 3ml/24h。特殊人群，如长跑运动员平均可达 4ml/24h，此类情况下该法粪隐血试验可呈阳性。②某些患者服用刺激胃肠道的药物后可造成假阳性,如服用阿司匹林2.5g,即可引起消化道出血2～5ml/24h,易导致假阳性。

2. 可导致假阴性结果的情况　①消化道出血常具有间断性,单次检测容易漏检,故必要时须连续送检。②检测条保存不当导致失效或直接使用低温(15℃以下)保存的标本进行试验,可出现假阴性结果。③粪便在高温、潮湿、放置过久的情况下,血红蛋白被细菌分解,可造成假阴性。④抗原、抗体比例不合适时可出现假阴性。如消化道大量出血时,粪便中血红蛋白浓度过高,即抗原过剩,粪便标本外观明显呈柏油样,隐血试验却为阴性反应,应考虑假阴性可能,此为后带现象。此时应将标本再稀释50～100倍,重复此方法或用化学法复检。

3. 本法只能作为筛查或辅助诊断,不能替代内镜和X线检查。

4. 上消化道出血患者有时血红蛋白经肠道消化酶降解、变性而不具有原来的反应原性,故此法主要用于检测下消化道出血。

【实验讨论】

1. 单克隆抗体胶体金法检查粪便隐血的原理是什么?

2. 可能造成单克隆抗体胶体金法粪便隐血试验假阳性和假阴性的原因分别有哪些?

（李轶勋）

实验四　粪便有形成分分析仪使用

【实验目的】

掌握粪便有形成分分析仪的基本操作。

【实验原理】

综合利用机器视觉技术、智能搅拌技术、病理成分富集技术、显微镜快速自动聚焦及采图技术、病理成分智能捕捉技术、图像处理与识别技术、防交叉污染和防堵塞技术等先进技术对粪便的颜色、性状、化学和免疫学检测结果以及富集后的有形成分进行图像采集,并通过图像处理软件对有形成分进行自动识别和分类。

【实验材料】

1. **器材**　粪便有形成分分析仪、与设备配套的一次性粪便盒。

2. **试剂**　与设备配套的单克隆抗体胶体金粪便隐血检测条、设备所需各种试剂。

3. **标本**　消化道出血患者的新鲜粪便、仪器配套质控品。

【实验操作】

1. **开机**　开仪器电源开关→按下电脑启动按钮→开显示器→进入电脑操作系统。

2. **登录操作软件**　选择用户名称→输入用户密码→登录系统。

3. **仪器状态确认**　确认仪器完成自检,无报警。

4. **试剂和耗材**　检查试剂耗材是否充足,不足则进行添加。

5. **质控检测**　将质控品从冰箱内取出,放置于室温20～30min,按照质控品检测程序进行检测。检测完成后按照质控规则判断结果是否在控,如失控则进行相应处理。

6. **标本准备及检测**　用仪器配套的标本容器采集适量标本置于容器中→插入标本架→放入仪器待检区→选择检测项目→启动检测。

7. **结果审核**　仪器完成自动检测后,于控制软件中对检测结果进行人工复核,并完成结果报告。

8. **关机前保养**　按照设备要求完成关机前保养。

【参考区间】

正常粪便标本应符合下列特征。

1. 粪便中无红细胞,无或偶见白细胞、巨噬细胞和上皮细胞。

2. 真菌极少见。无寄生虫卵、原虫滋养体和包囊。

3. 可见少量食物残渣,淀粉颗粒偶见,脂肪小滴少见。

4. 可见多种少量结晶,如磷酸盐、草酸钙、碳酸钙结晶。

5. 可见较多正常菌群,其中阳性球菌和阴性杆菌比例大约为 1：10。

【注意事项】

1. 标本采集后应立即送检,以免因 pH 及消化酶等影响导致有形成分被分解破坏。特别是检查阿米巴滋养体时,应于排便后立即采样送检,冬季注意保温。

2. 一般应于接收标本后 1h 内完成检查。应挑取粪便有脓、血、黏液等外观异常的可疑部分;如无可疑之处,可从粪便内、外多处取材涂片。

3. 仪器检测完成后,应进行结果复核。

4. 仪器在开始使用前应确保所接电源符合要求,接地良好,放置平稳无晃动。

【实验讨论】

采用仪器进行粪便有形成分分析有何优缺点?

(李轶勋)

实验五　粪便有形成分分析仪校准

【实验目的】

了解粪便有形成分分析仪校准实验。

【实验原理】

自动粪便分析仪能自动或人工辅助分析粪便中的理学指标和有形成分等,并提供有形成分实景图。至少应对对测量结果有重要影响的性能进行校准,如加样、检测、温控等。

【实验材料】

1. **器材**　粪便有形成分分析仪。

2. **试剂**

(1)校准品或配制标准液。

(2)粪便隐血质控品。

(3)检测相关试剂,如稀释液等。

【实验操作】

1. **仪器运行环境及状态检测**　对仪器工作环境温度、相对湿度、工作电源、电压、排废情况和仪器组成部分运行状态等进行检测,须满足仪器正常运行要求。

2. **清洗量及稀释液量校准**　将 3 个样品杯放入试管架中,仪器排出标本时记录加入稀释液的量,连续排出 3 次,分别排到 3 个取样杯子中,测量、记录杯子中稀释液的量,应符合相关仪器评价标准。

3. **空白值**　取仪器配套稀释液作为本底测试的标本,上机进行测试,连续测量 3 次,3 次测量的镜检结果和 OB 检测卡结果均应为阴性。

4. **模拟样本配制**

(1)如采用新鲜血常规(EDTA 抗凝)标本,为降低后续稀释比例,可先预稀释 10 倍后作为待用样本,在经过校准的血球分析仪上检测 5 次,取均值作为理论靶值(若采用参考物质作为样本,可直接进入下一步)。

（2）将上述已知浓度的样本按适当比例稀释为各目标浓度的模拟样本。（如模拟样本浓度太低,可考虑先稀释至合适浓度再稀释至目标浓度,以减少误差）。

示例:假定经过预稀释的血常规标本在血球分析仪上测得的红细胞浓度(测试 5 次取均值)为 4.0×10^5 个 /μl(原液)。模拟样本配制方法见表 8-5-1。

表 8-5-1　模拟样本配制方法

序号	模拟样本浓度 /(个 /μl)	配制方法	稀释倍数	浓度代码
1	5 000	原液 500μl+ 生理盐水 39 500μl	80	A
2	200	A 液 1 000μl+ 生理盐水 24 000μl	25	B
3	50	A 液 200μl+ 生理盐水 19 800μl	100	C
4	10	B 液 1 000μl+ 生理盐水 19 000μl	20	D

5. 示值误差　按照步骤 4 制备目标浓度模拟样本。将上述标本添加正常的粪便标本 3g,搅拌均匀后分别上机检测 10 次,记录结果。示值误差应符合仪器相关评价标准。

$$\Delta C_r = \frac{\bar{C} - C_s}{C_s} \times 100\%$$

式中,ΔC_r 为细胞计数相对示值误差;$\bar{C}$ 为 10 次测量值的平均值;C_s 为标准物质的标准值。

6. 重复性　按照步骤 4 中方法制备细胞浓度为 50 个 /μl 和 200 个 /μl 的模拟样本,连续测量 20 次,按照下列公式计算变异系数(CV,%),应符合以下要求:细胞浓度为 50～200 个 /μl,$CV \leqslant 20\%$,细胞浓度 > 200 个 /μl,$CV \leqslant 15\%$。

$$CV = \frac{s}{\bar{x}} \times 100\%$$

$$S = \sqrt{\frac{\sum_{i=1}^{n}(x_i - \bar{x})^2}{n-1}}$$

式中,$\bar{x}$ 为测量结果的算术平均值;x_i 为每次实测结果;n 为实测的次数。

7. 携带污染率　按照步骤 4 中方法制备细胞浓度为 5 000 个 /μl 的模拟样本和生理盐水,先对细胞浓度为 5 000 个 /μl 的样本连续检测 3 次,检测结果分别为 i_1、i_2、i_3,紧接着对生理盐水连续检测 3 次,检测结果分别为 j_1、j_2、j_3,按以下公式计算携带污染率,应 ≤ 0.05%。

$$携带污染率 = \frac{j_1 - j_3}{i_3 - j_3} \times 100\%$$

8. OB 检测卡识别校准　取"正常值""低值""高值"的粪便隐血质控品;分别倒入质控杯中,关闭稀释液后上机检测,每个浓度分别做 3 次;记录 3 次仪器检测结果,并与质控靶值进行比对分析。阴性不可为阳性,阳性不可为阴性。

【注意事项】

1. 模拟样本上机测试前应充分混匀,但细胞类样本不应剧烈振荡,防止细胞破碎。

2. 如采用新鲜 EDTA 抗凝标本配制,应在 4h 内检测完毕,如想放置更长时间可将红细胞醛化后放置。

3. 仪器使用注意事项参见"实验四　粪便有形成分分析仪使用"。

4. 建议 1 年校准 1 次。

5. 规范性引用文件

（1）JJ F 1823—2020《全自动尿沉渣分析仪校准规范》。

（2）YY/T 1745—2021《自动粪便分析仪》。

【实验讨论】

什么叫重复性？

（张丽霞）

实验六 粪便有形成分分析仪性能验证

【实验目的】

掌握粪便有形成分分析仪性能验证实验。

【实验原理】

粪便有形成分分析仪性能验证要求至少应包括精密度、与手工方法检查结果的可比性（符合率）、有形成分检出率。

【实验材料】

1. 器材 粪便有形成分分析仪、移液枪、吸头和试管等。

2. 试剂

（1）OB 质控（含低浓度和高浓度）：可自行配制或购买商品化试剂。

（2）有形成分质控品：可自行配制或购买商品化试剂。

（3）仪器配套检测相关试剂：如 OB 检测卡、清洗液、稀释液等。

【实验操作】

1. 精密度（重复性） 制备细胞浓度为 50 个 /μl 和 200 个 /μl 的模拟样本，连续测量 20 次，按照下列公式计算变异系数（CV, %），应符合以下要求：细胞浓度为 50 ～ 200 个 /μl，$CV \leq 20\%$，细胞浓度 > 200 个 /μl，$CV \leq 15\%$。

$$CV = \frac{s}{\bar{x}} \times 100\%$$

$$S = \sqrt{\frac{\sum_{i=1}^{n}(x_i - \bar{x})^2}{n-1}}$$

式中，$\bar{x}$ 为测量结果的算术平均值；x_i 为每次实测结果；n 为实测的次数。

2. 与手工方法检查结果的可比性（符合率） 采用的临床标本应不少于 200 例（其中阳性标本不少于 30%），分别用分析仪和人工显微镜标准方法对其进行分析，检出阳性标本的例数为 N_p，N 为样本总例数，按照公式（2）计算仪器和人工镜检的阳性检出率（Pr），再将两种方法的阳性检出率（仪器为 Pr_1，人工为 Pr_2）进行比较，计算符合率（C_r），符合率应 ≥ 80%。

$$Pr = \frac{N_p}{N} \times 100\% \qquad Cr = \frac{Pr_1}{Pr_2} \times 100\%$$

3. 有形成分检出率 采用灵敏度质控品或者配制浓度为 10 个 /μl 的红细胞和白细胞悬液，按照仪器正常程序上机检测 20 次，人工或者计算机自动识别分类，审核得出仪器检测结果，统计结果大于 0 的次数 N。按照以下公式计算检出率（Dr），应 ≥ 90%。

$$Dr = \frac{N}{20} \times 100\%$$

【注意事项】

1. 实验操作人员应熟悉仪器的方法原理与日常操作，包括样本处理、校准、维护程序、质量控制等，确保检测系统工作状态正常。

2. 验证过程中应使用适宜的质控品进行室内质量控制。

3. 规范性引用文件

（1）WS/T 662—2020《临床体液检验技术要求》。

（2）YY/T 1745—2021《自动粪便分析仪》。

【实验讨论】

什么叫符合率？

（张丽霞）

第九章

精液检查

实验一　精液理学检查

◀ 一、精液外观

【实验目的】

掌握精液颜色、透明度的观察方法及报告方式。

【实验原理】

肉眼观察精液的颜色、透明度。

【实验材料】

1. 器材　37℃水浴箱或温箱、广口带刻度量杯或专用取精杯。

2. 标本　新鲜精液。

【实验操作】

1. 颜色　肉眼观察精液颜色，以"灰白色""乳白色""黄色""淡黄色""鲜红色""红褐色"等报告。精液呈棕色或红色提示红细胞存在；黄色见于黄疸患者和服用维生素或其他药物者。

2. 透明度　肉眼观察精液透明度，以"透明""半透明"或"不透明"报告。

【参考区间】

正常液化的精液标本呈均质性、灰白色外观。久未排精者精液略带黄色；精子浓度非常低时，精液略显清亮、透明。

【注意事项】

1. 精液标本采集后应立即送检，院外采集的标本应在60min内保温（20～37℃）送检。

2. 不建议使用普通乳胶避孕套，也不可用性交中段法采集精液标本。

3. 精液外观应在精液液化后观察。

【实验讨论】

精液标本清亮、透明，说明什么？

◀ 二、精液量

【实验目的】

掌握精液量的测量方法及报告方式。

【实验原理】

通过电子天平称重或采用直接测量法。

【实验材料】

1. **器材**　电子天平、广口带刻度量杯或专用取精杯、记号笔。

2. **标本**　新鲜精液。

【实验操作】

推荐使用称重法或直接测量法，并以 ×× ml 报告。

1. **称重法**　用电子天平预先测定贴有标识的取精杯重量，采集精液后再次称重，减去原始重量，得到的差值即为精液体积（假定精液密度为 1g/ml，精液实际密度平均约为 1.01g/ml）。

2. **直接测量法**　将精液标本直接采集到一个带刻度的广口量杯中，并读取精液量（精确到 0.1ml）。

【参考区间】

每次射精量（精液体积）≥ 1.5ml。

【注意事项】

1. 在接收精液标本时，一定要询问标本是否留取完整，如有丢失须在报告单中记录或建议下次复查。对于逆行射精的患者可在射精后留取尿液检查。

2. 不推荐将精液从采集容器中吸到移液管、注射器或倒入量筒测量精液体积，因为此操作会导致精液丢失，丢失的体积可为 0.3 ～ 0.9ml。

3. 推荐使用自动去皮的精密度达 0.01g 的电子天平，且每年应由有资质的计量机构检定一次。

【实验讨论】

精液量测定应首选什么方法？

◀ 三、精液液化时间

【实验目的】

掌握精液液化的观察方法及报告方式。

【实验原理】

肉眼或显微镜观察。

【实验材料】

1. **器材**　显微镜、计时器、精密移液器、巴斯德滴管（口径为 1.5mm）等。

2. **标本**　新鲜精液。

【实验操作】

1. 精液标本留取后应充分混匀，并置于 37℃温箱内液化。

2. 可通过肉眼、吸管及尼龙网袋法观察，最好每隔 15min 观察一次，记录精液由胶冻状转变为自由流动状所需要的时间，以液化时间 ×× min 报告。

【参考区间】

在 37℃下，正常精液标本在 60min 内完全液化。

【注意事项】

1. 如果精液标本已液化，进入后续分析流程；如果 30min 未完全液化，不要进行分析，须等待至 60min 再观察。

2. 精液标本在 60min 部分液化，部分不液化，呈非均质性黏稠状，称为不完全液化；60min 仍处于稠厚、凝胶团块状，吸管难以吸取，称为不液化，临床少见。

3. 可通过显微镜观察，如果在显微镜下精子分布不均、不动或活动力受限，则需要更长时间来完成液化过程。

4. 正常液化的精液标本可能含有不液化的胶冻状颗粒（凝胶状团块），这不表明任何临床意义。

5. 精液不液化和不完全液化只是液化程度不同而已,其液化状态都会随时间延长而发生改变。

6. 对未完全液化的精液标本,分析前应进行特殊处理,如用吸管吹打或酶消化,否则会影响加样及结果的准确性。可按以下方法进行处理,并做记录。

（1）用吸管搅拌并反复缓慢吹打精液,可加速液化并降低精液的非均匀状态。

（2）应用广谱蛋白水解酶——菠萝蛋白酶（10IU/ml）消化,有助于精液液化。

【实验讨论】

对未完全液化的精液标本,分析前应如何处理?

四、精液黏稠度

【实验目的】

掌握精液黏稠度的观察方法及报告方式。

【实验原理】

肉眼观察精液的拉丝长度。

【实验材料】

1. **器材**　巴斯德滴管、玻璃棒。

2. **标本**　新鲜精液。

【实验操作】

1. **滴管法**　将液化后的精液标本吸入滴管中,使精液借助重力滴落,并观察精液的拉丝长度。正常精液形成不连续的小滴,从吸液管口滴下,如果拉丝长度大于2cm,视为黏稠度异常,应做记录,并以拉丝长度×cm报告。

2. **玻璃棒法**　用玻璃棒插入精液中,提起玻璃棒,观察有无拉丝及拉丝长度,以拉丝长度×cm报告。

【参考区间】

正常精液的拉丝长度不超过2cm。

【注意事项】

1. 精液黏稠度增高与不完全液化常同时出现,且难以区分。

2. 不完全液化标本常伴有黏稠（非均质）,其黏稠度会随时间延长而降低。而黏稠度异常的标本（均质性）,其黏稠度不随时间的延长而变化,应注意分辨,勿将黏稠度高的精液标本报告为不液化。

3. 黏稠度高的精液标本在显微镜下观察,精子分布是均匀的,但精子的活力受到影响。

4. 降低黏稠度的方法与不完全液化的处理方法相同。

【实验讨论】

精液黏稠度增高与不完全液化如何鉴别?

五、精液 pH

【实验目的】

掌握精液 pH 的检测及报告方式。

【实验原理】

化学指示剂法。

【实验材料】

1. **器材**　精密 pH 试纸或 pH 计、移液器。

2. **标本**　新鲜精液。

【实验操作】

1. 精液 pH 应在液化后的同一时间测量,使用测量范围在 5.5 ～ 9.0 的 pH 试纸。

2. 充分混匀精液标本,在 pH 试纸上均匀地涂上一滴精液,等待浸渍区的颜色变得均匀(30s 内),与标准条带进行颜色对比,以 pH ×.× 报告。

【参考区间】

精液 pH ≥ 7.2。

【注意事项】

1. 精液 pH 测定应在 0.5 ～ 1h 完成,最好不要超过 1h,否则其检测结果会受精液中 CO_2 逸出的影响,pH 随时间延长而升高。

2. 无论使用哪种 pH 试纸,在使用前都应该用已知的标准品来检验其准确性。

【实验讨论】

pH 测定应在取精后多长时间内完成,为什么?

（袁长巍）

实验二 精液显微镜检查

◀ **一、精子凝集**

【实验目的】

掌握精子的凝集类型及报告方式。

【实验原理】

显微镜下观察活动精子以头对头、尾对尾或混合型的方式粘连在一起的现象,应在报告单中注明"见到零散、中等、大量或全部精子凝集"。

【实验材料】

1. 器材 显微镜、载玻片、盖玻片(22mm × 22mm)、精密移液器。

2. 标本 新鲜精液。

【实验操作】

1. 充分混匀精液标本,取 10μl 精液置于洁净的载玻片上,加盖玻片。

2. 当液面不再漂移后,立即进行评估。

3. 记录精子的凝集类型,如头对头、尾对尾或混合型,可采用一种半定量的分级方法来评估精子凝集,具体评判标准见表 9-2-1。

表 9-2-1 精子凝集的程度

凝集程度	评判标准
1 级	零散的,每处凝集 < 10 个精子,有很多自由活动精子
2 级	中等的,每处凝集为 10 ～ 50 个精子,存在自由活动精子
3 级	大量的,每处凝集 > 50 个精子,仍有一些自由活动精子
4 级	全部的,所有的精子凝集,数处凝集粘连在一起

【参考区间】

正常无凝集。

【注意事项】

1. 活动精子黏附细胞或细胞碎片,以及不活动精子之间相互黏附,为精子聚集,不应该记为凝集。

2. 严重的凝集会影响精子的活力和浓度评估。

3. 存在凝集并不足以推断免疫因素导致的不育,但暗示可能存在抗精子抗体,需要做进一步的实验证明。

【实验讨论】

显微镜下发现大量精子凝集,说明什么?

二、精子计数

【实验目的】

掌握精子计数的方法和注意事项。

【实验原理】

稀释液中的碳酸氢钠破坏精液的黏稠性,甲醛固定精子。依据精子数量确定稀释倍数,将稀释、混匀的精液冲入改良牛鲍血细胞计数板,在显微镜下计数一定区域内精子的数量,换算成每毫升精液中的精子数,并报告精子的浓度和一次射精的精子总数。

【实验材料】

1. **器材** 显微镜、改良牛鲍血细胞计数板、精密移液器、细胞分类计数器、小试管、载玻片、盖玻片等。

2. **试剂** 精子稀释液:碳酸氢钠 5g,35% 甲醛 1ml,加蒸馏水至 100ml,完全溶解后使用。

3. **标本** 新鲜精液。

【实验操作】

1. 确定精液标本的稀释倍数

(1)充分混匀精液标本,立即取样 10μl 于载玻片上,加盖玻片,使精液形成一个约 20μm 深的池。

(2)当制片内精液不再漂移时,计数每高倍视野(×400)下的精子数目。

(3)按每高倍镜视野下的精子数目确定稀释倍数,如果精子数目小于 15 个,精液按 2 倍(1+1)稀释;如果精子数目为 16～100 个,精液按 5 倍(1+4)稀释;如果精子数目大于 100 个,精液按 20 倍(1+19)稀释。

2. 充池 将稀释好的精液充分混匀(涡旋混匀 10s),立即取样 10μl 进行充池,并将计数板水平放置于湿盒内至少 4min,在此时间内,已制动的精子会沉降在网格上。

3. 评估精子数量

(1)首先评估计数池中央大方格(第 5 号大方格),见图 9-2-1,逐排计数精子,必须计数完整一排,不能因为计满 200 个精子而在某一排的中间停住。

(2)如果在中央大方格的 5 排计数不到 200 个精子,继续计数两个相邻大方格中每排内的精子(9 个大方格的第 4 和 6 号大方格)。

(3)借助细胞分类计数器记录,计数精子数目和记录排数。

(4)是否计数一个精子由精子头部的位置决定,精子尾部摆放的位置不重要。中方格的边界由 3 条线的中间线表示,如果精子头大部分位于两条内侧线中间,计数这条精子,如果精子头大部分位于两条外侧线中间,则不计数。

(5)当精子头部大部分位于边界线上时,为避免在相邻的方格里计数同一个精子,其计数原则为数上不数下,数左不数右。

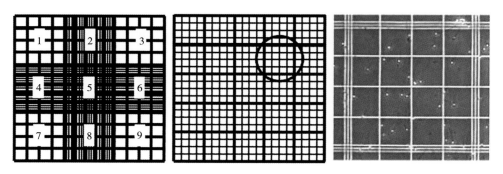

图 9-2-1　改良牛鲍血细胞计数板

注：左图为血细胞计数板的一个计数池上全部 9 个大方格；中图为 5 号大方格，
圆圈部分为一中方格；右图为中方格镜下精子图像。

4. 计算精子　精液中精子浓度（C）是精子数目（N）除以相对应的体积，即每个标本所计数总排数（n）的体积（第 4、5 和 6 号大方格有 5 排，每排体积为 20nl），再乘以稀释倍数。

$$C = \frac{N}{n} \times \frac{1}{20} \times 稀释倍数 \times 10^6$$

式中，N 表示计数的精子总数；n 表示每个标本所计数的总排数；20 表示第 4、5 和 6 号大方格有 5 排，每排体积为 20nl；$\times 10^6$ 表示以 nl 为单位的数值换算成以 ml 为单位的数值。

每次射精精子总数 = 精子浓度 × 精液体积。

【参考区间】

精子浓度 ≥ 15×10^6/ml，每次射精精子总数 ≥ 39×10^6。

【注意事项】

1. 精液标本应完全液化，吸取前要充分混匀，避免精子沉降。

2. 在充池过程中，应避免盖玻片移动，计数池不能填充太满或不足。

3. 如果每个视野中的精子数目差异较大，说明标本混匀不充分，应重新混匀后再取样。

4. 仅计数完整的精子，即带有头部和尾部的精子。如果镜下存在较多无头精子的尾部（大头针状），或无尾的精子头，应在报告中记录这种情况。

5. 最好在 10 ~ 15min 评估精液标本，如果时间过长，水分蒸发后对精子计数池内精子的位置会产生影响。

6. 为达到可接受的低取样误差，每份标本至少计数 200 个精子。如条件允许，在整个评估过程中应做到两次取样、两次稀释及两次计数，以确保两次结果无较大差异。

7. 如果按照推荐的倍数稀释后，视野中精子数目太少，应降低稀释倍数或扩大计数范围；若视野中有很多精子重叠，则应增大稀释倍数。

8. 如果每 400 倍视野中精子数目 < 4 个（精子浓度约为 1×10^6/ml），考虑到精子数目少时，抽样误差大，可直接报告精子浓度 < 2×10^6/ml，但须注明是否观察到前向运动精子。

9. 如常规检查未发现精子，疑为无精子症时，应离心全部精液标本（3 000g，15min），取沉淀物再次涂片检查，若 2 张涂片均未观察到精子，则在报告单中注明"精液标本经 3 000g，15min 离心沉淀检查未见精子"；若在任意一张涂片中观察到精子（提示隐匿精子症），则在报告单中注明"精液标本经 3 000g，15min 离心沉淀检查，阅全片见 × 个精子，其中前向运动或非前向精子 × 个，余均为不动精子"。

10. 计数板和盖玻片使用后，应清洗干净，轻擦网格表面，除去残留精子，以免影响下一个标本计数。

【实验讨论】

为保证精子计数结果的准确性和重复性,应注意哪些环节?

三、精子活力

【实验目的】

掌握精子活动率、活力分级的检查方法及注意事项。

【实验原理】

显微镜下观察活动精子占精子总数的比例,计算精子活动率;观察前向运动精子、非前向运动精子及不动精子的数量,并计算百分率。

【实验器材】

1. **器材**　显微镜、载玻片、盖玻片、精密移液器、细胞分类计数器。

2. **标本**　新鲜精液。

【实验操作】

1. 充分混匀精液标本,立即取样 10μl 于载玻片上,加盖玻片。

2. 待制片内精液不再漂移后,立即进行评估。

3. 在 200 倍或 400 倍的显微镜视野下观察,首先评估前向运动(PR)的精子,然后在同一个视野内计数非前向运动(NP)和不活动(IM)精子的数量,精子活力分级判断标准见表 9-2-2。

表 9-2-2　精子活力分级评判标准

活力分级	评判标准
PR	精子主动地呈直线或沿一大圆周运动,不管其速度如何
NP	所有其他非前向运动的形式,如以小圆周泳动,尾部动力几乎不能驱使头部移动,或者只观察到尾部摆动
IM	没有运动

4. 借助细胞分类计数器,记录每种活力级别的精子数目,连续观察 5 个视野,并至少评估 200 个精子,计算各级精子活力的百分率,PR 精子和 NP 精子的百分率相加则为精子的活动率。

【参考区间】

前向运动(PR)精子百分率 ≥ 32%,精子活动率(PR+NP)≥ 40%。

【注意事项】

1. 精子活力检测易受时间和温度的影响,时间过长、温度过低都将可能导致精子活动力降低。

2. 应充分混匀精液标本,并立即取样,以免精子沉降影响取样代表性。

3. 精子活力分析应在加热载物台(37℃)的显微镜下进行,在距离盖玻片边缘至少 5mm 的区域有顺序地观察精子,避免重复观察相同的区域。

4. 仅评估完整(有头部和尾部)精子的活力,有头无尾或有尾无头(大头针状)的精子均不计数。

5. 快速浏览玻片,并立即计数视野内的所有活动精子,避免既计数先前存在的精子,又计数了在评估过程中游入视野的精子,而导致活动精子计数结果偏高。

【实验讨论】

为保证精子活力检测的准确性和重复性,应注意哪些环节?

四、精子存活率

【实验目的】

掌握精子存活率的检测方法、结果评定及注意事项。

【实验原理】

通过检测精子膜的完整性来评价精子的存活率,由于存活的精子细胞膜完整,外源的伊红染料不能进入精子内,精子头部不着色(白色);而精子死亡后其细胞膜破损,失去完整屏障功能,染料进入精子内,使精子着色(红色或粉红色)。苯胺黑染料使染色用的玻片形成黑色背景,构成反差,让精子更容易分辨。在光镜下计数着色和不着色精子的数目,并计算存活精子的百分率。

【实验材料】

1. **器材** 显微镜、载玻片、盖玻片(22mm×22mm)、移液器、可调加样器、细胞分类计数器、滤纸、量筒、小试管。

2. **试剂**

（1）伊红 Y:将 0.67g 伊红 Y(颜色指数为 45 380)和 0.9g NaCl 溶解在 100ml 纯水中,稍微加热。

（2）伊红 - 苯胺黑:将 10g 苯胺黑(颜色指数为 50 420)加入 100ml 伊红 Y 溶液中。将悬液煮沸,然后冷却至室温。用滤纸过滤溶液,除去残渣和凝胶状沉淀物,储存在暗色的密封玻璃瓶中。

3. **标本** 新鲜精液。

【实验操作】

1. **伊红 Y 染色法** ①待精液标本完全液化后,充分混匀。②取 5μl 精液和 5μl 伊红 Y 染液,置于洁净载玻片上,用移液器吸头将其充分混匀。③覆盖盖玻片,静置 30s。④在显微镜下(×200 或 ×400)观察,借助细胞分类计数器,计数存活精子(白色)和死精子(红色或粉红色)的数目,至少计数 200 个精子,并计算存活精子的百分率,以 ××% 报告。

2. **伊红 - 苯胺黑染色法(首选)** ①待精液标本完全液化后,充分混匀。②取 50μl 精液与等体积的伊红 - 苯胺黑染液,置于洁净试管中,充分混匀,等待 30s。③取 5～10μl 混合液,置于洁净载玻片上,制成涂片,干燥后在油镜下(×1 000)评估,计数及评估方法同上。

【参考区间】

精子存活率 ≥ 58%。

【注意事项】

1. 采用伊红 Y 染色时,对于头部染成淡粉色的精子比较难分清,可加入苯胺黑染料,形成黑色背景,会更加容易辨认,减少评估误差。

2. 只有精子头部为白色的,才能定义为存活精子,精子头部呈红色、暗粉红色及淡粉红色均评判为死精子。

3. 如果仅颈部区域染色,头部的其余区域未染色,则考虑为"颈部膜渗漏",这不是精子死亡和整个细胞膜破裂的征象信号,这些精子应被评估为活精子。

4. 为了减少取样误差,每份标本最好评估两次,以确保两次结果无较大差异。

【实验讨论】

显微镜下不动的精子是否为死精子? 如何鉴别?

◀ 五、精子形态

【实验目的】

掌握精子形态学检查的染色方法、评判标准、报告方式及注意事项。

【实验原理】

精子涂片通过染色后,在光学显微镜亮视野下,精子的头部、中段及尾部呈不同颜色。

【实验器材】

1. **器材** 显微镜、细胞分类计数器、载玻片、精密移液器等。

2. 试剂

（1）95% 乙醇、香柏油。

（2）巴氏染色液：包括 EA-50、橙黄 G6、Harris's 苏木精、酸性乙醇等，染色液可自行配制，也有商品化产品。

3. 标本 新鲜精液。

【实验操作】

1. 涂片制备 精液充分混匀后，根据精子浓度取 5～10μl 精液于载玻片一端，采用推片法制片（用推玻片沿载玻片表面拖拉精液滴制成涂片），在空气中干燥。

2. 巴氏染色法 将涂片浸入 95% 乙醇中固定至少 15min，随后按表 9-2-3 所示的步骤进行染色。

表 9-2-3 巴氏染色法步骤

步骤	溶液	时间
1	80% 乙醇	30s
2	50% 乙醇	30s
3	纯水	30s
4	Harris's 苏木精	4min
5	纯水	30s
6	酸性乙醇	浸 4～8 次 *
7	冷流水冲洗	5min
8	50% 乙醇	30s
9	80% 乙醇	30s
10	95% 乙醇	至少 15min
11	橙黄 G6	1min
12	95% 乙醇	30s
13	95% 乙醇	30s
14	95% 乙醇	30s
15	EA-50	1min
16	95% 乙醇	30s
17	95% 乙醇	30s
18	无水乙醇	15s
19	无水乙醇	15s

注：* 浸 1 次约 1s

3. 形态学评估 在光学显微镜亮视野下，精子涂片经巴氏染色后，精子头部顶体区呈淡蓝色，顶体后区染成深蓝色，中段略呈红色，尾部染成蓝色或淡红色。通常位于头部或围绕中段的过量残留胞质染成红色。精子形态学分析应严格遵循《世界卫生组织人类精液检查与处理实验室手册》（第 5版）中的评判标准进行分类和计数。

（1）正常形态精子：在评估精子正常形态时，应严格采用以下标准，精子形似蝌蚪，长约 60μm，由头、颈、中段、主段和末段组成。由于在光学显微镜下很难观察到精子末段，因此可认为精子是由头和尾（颈、中段和主段）组成。只有头和尾都正常的精子才认为是正常的。正常精子各部分形态如下。

1）头部：光滑，轮廓规则，大体上呈椭圆形；顶体清晰可辨，占头部的 40% ～ 70%，顶体区没有大的空泡，小空泡不超过 2 个，空泡大小不超过头部的 20%，顶体后区不含空泡。

2）中段：细长、规则，约与头部等长。胞质小滴小于精子头部的 1/3，当残留胞质超过精子头大小的 1/3 时，应认为是异常。

3）主段：均一，比中段细，长约 45μm（约为头部长度的 10 倍），尾部可能有弯曲但没有显示鞭毛折断的锐利折角。

（2）异常形态精子

1）头部缺陷：大头、小头、锥形头、梨形头、圆头、无定形头、有空泡头（空泡超过 2 个，空泡超过头部大小的 20%，或者顶体后区有空泡）、双头、顶体过小或过大（小于头部的 40%，或大于头部的 70%）等。

2）颈段和中段缺陷：颈部弯曲，中段非对称地接在头部，中段增粗、变细、不规则、呈锐角弯曲或分支等。

3）主段缺陷：短尾、多尾、发卡形尾、尾部断裂、尾部宽度不规则、尾部卷曲、呈锐角弯曲等。

4）过量残留胞质：胞质的大小超过精子头部的 1/3，通常伴有中段的缺陷。

4. 计数方法　由于异常形态精子通常有多种缺陷，建议使用多键计数器，可在按键上标记正常、头部缺陷、中段缺陷、主段缺陷和过量残留胞质。精子头部缺陷就按一次对应按键，并作为一个细胞计数；如果一个精子同时表现出头部、中段和主段缺陷，记录时应同时按相应的三个键，且将三种缺陷分别记录在相应的分类中，而这个精子只作为一个细胞被计数。按照上述分类方法，至少计数 200 个精子。可以得到正常形态和异常形态精子的百分率（两者相加应等于 100%），也可以得到每种缺陷（头部缺陷、中段缺陷、主段缺陷、过量残留胞质）的百分率。

【参考区间】

正常形态精子百分率 ≥ 4%。

【注意事项】

1. 精液液化后才能制片，涂片制备厚薄要适宜。

2. 如果精子浓度 < 2×10^6/ml，应将标本 600g 离心 10min，去除大部分上清后，取精子悬液涂片检查。对于碎片过多或黏稠的精液标本，可用生理盐水洗涤后，用巴斯德吸管平推，将 5 ～ 10μl 的精子混悬液均匀地涂在载玻片上。

3. 制备精液涂片时，使用推玻片在精液滴的前面"拖"制涂片，而不要用玻片在精液滴的后面"推"制涂片。

4. 每张涂片至少评估 200 个精子，并尽可能评估两次，以确保两次结果无较大差异。

5. 只有头和尾都正常的精子才认为是正常形态精子，而所有处于临界形态的精子则被认为是异常的。

6. 当精液中检出高比例的大头精子、圆头精子、无头精子（大头针状）及短尾精子时，应报告精子的缺陷类型及比例，因为这些特异性畸形精子症的发生与基因突变密切相关。

7. 在评估精子形态时，常可见非精子细胞成分，主要包括未成熟的生精细胞、白细胞及上皮细胞等，如数量增多应进行分类计数。白细胞增多通常提示炎症的发生或可能存在生殖道感染，而生精细胞增多则要考虑精子发生障碍或生精上皮受损。

8. 精液标本可能含有危险的传染性病原体，做好个人防护，如有溢洒，应立即对污染的环境和设备进行消毒处理。

【实验讨论】

1. 简述正常精子的形态特征。

2. 异常形态精子包括哪些类型？

3. 与遗传因素相关的畸形精子症包括哪几种类型？

（袁长巍）

实验三　计算机辅助精子分析

【实验目的】

熟悉计算机辅助精子分析（CASA）的原理和分析参数。

【实验原理】

在计算机控制下,通过摄像机对显微镜下精子的活动状态进行录制,再运用图像分析技术对视频中的精子进行跟踪定位,然后根据精子的个数、运动轨迹及位移得到精子的浓度、活力等动力学参数。采集染色后的精子显微图像,运用计算机对精子图像进行分析识别,得到精子形态分类计数及百分比。

【实验材料】

1. **器材**　CASA 系统、数字摄像机、相差显微镜、电子天平、细胞分类计数器、恒温设备、精密移液器、打印机、精子计数板等。

2. **标本**　新鲜精液。

【实验操作】

1. **开机**　接通电源,打开计算机辅助精子分析系统。将精子计数板预热至37℃。

2. **输入信息**　在精子质量分析软件中输入待检者信息及精液理学检查结果。

3. **加精液及预温**　取混匀的已液化精液 $10\mu l$ 滴加于预热的精子计数板上,置于37℃恒温载物台上,待液面稳定后进行分析。

4. **分析**

（1）在 200 倍相差显微镜下,手动调整显微镜的焦距和亮度（亮度合适,不能过亮或过暗）,确保软件屏幕上的精子运动视野清晰。

（2）点击"自动分析",图像显示区内将显示不同活力精子的运动轨迹,可根据分析结果进行人工校正,包括增加、修改、删除等。

（3）应至少分析 6 个视野,每个样本至少分析 200 个活动精子的运动轨迹。

（4）精子形态评估可通过人工检测后录入或计算机自动分析后生成形态学报告。

5. **分析项目**

（1）精子动力学分析项目:①被检精子数、精子浓度、精子总数、活动精子总数、活动精子浓度。②前向运动（PR）精子百分率、非前向运动（NP）精子百分率、不活动（IM）精子百分率、精子活动率（PR+NP）。③平均路径速率（VAP）:精子头沿其平均路径移动的时均速率。④曲线速率（VCL）:精子头沿其实际曲线移动（在显微镜下见到的二维方式运动轨迹）的时均速率,反映精子活动能力。⑤直线速率（VSL）:精子头在开始检测时的位置与最后所处位置之间进行直线运动的时均速率。⑥侧摆幅度（ALH）:精子头相对其平均路径的侧向位移幅度,以侧摆的最大值或平均值表示。⑦平均角位移（MAD）:精子头沿其曲线轨迹瞬时转折角度的时均绝对值。⑧直线性（LIN）:曲线路径的直线性,即 VSL/VCL。⑨前向性（VSL/VAP）:平均路径的直线性。⑩摆动性（VAP/VCL）:实际的曲线路径相对于平均路径的摆动值。⑪鞭打频率（BCF）:精子曲线路径跨越其平均路径的平均频率。

（2）精子形态学分析项目:①形态分析精子个数、正常形态精子个数及百分率、异常形态精子个数及百分率、异常形态缺陷总数。②头部异常精子个数及百分率,中段异常精子数及百分率、主段异常精子数及百分率、过量残留胞质精子个数及百分率。③头部异常精子分类：大头精子、小头精子、圆头精子、梨形头精子、锥形头精子、不定形头精子、顶体过大或过小精子、空泡异常精子等。④中段异常精子分类：锐角弯曲精子、中段粗或细精子、中段不规则精子、非对称性插入精子。⑤主段异常精子分类：锐角弯曲精子、短尾精子、卷曲精子、多尾精子、粗尾精子等。

6. 打印报告 分析结束后，打印精液分析报告单，见表9-3-1。

表 9-3-1 精液分析报告单

精液分析报告单					
姓名	×××	年龄	31 岁	病历号	×××
标本号	×××	禁欲天数	3 天	取精日期	年—月—日
取样方式	手淫法	取样完整性	完整	检测时间	时—分—秒
精液理化特征					
精液外观	灰白色	精液量	3.3ml	稀释比	1∶0
液化状态	完全液化	液化时间	30min	黏稠度	<2cm
pH	7.4	温度	37℃	凝集度	1 级
动力学参数分析结果					
分析精子数目	663		曲线速率（VCL）		25.0μm/s
精子浓度	98.2×10^6/ml		直线速率（VSL）		14.9μm/s
精子总数	324.1×10^6		平均路径速率（VAP）		18.3μm/s
前向运动（PR）精子百分率	42%		侧摆幅度（ALH）		1.9μm
非前向（NP）运动精子百分率	15%		直线性（LIN）		0.3
不活动（IM）精子百分率	43%		摆动性（WOB）		0.4
精子活动率（PR+NP）	57%		前向性（STR）		0.3
前向运动精子总数	136.1×10^6		鞭打频率（BCF）		9.0Hz
活动精子总数	184.7×10^6		平均角位移（MAD）		29.1°
圆细胞数	0～2 个/HP		红细胞		未见
形态学参数分析结果					
分析精子数	212				
正常形态精子数	24		正常形态精子百分率		11%
异常形态精子数	188		异常形态精子百分率		89%
精子头部异常数	157		精子头部异常百分率		74%
精子中段异常数	51		精子中段异常百分率		24%
精子主段异常数	10		精子主段异常百分率		5%
过量残留胞质数	5		过量残留胞质百分率		2%
畸形精子指数	1.2		精子畸形指数		1.1
备注					

续表

参考值（WHO5）			
精液量	≥ 1.5ml	前向运动率	≥ 32%
pH	≥ 7.2	精子活动率	≥ 40%
精子浓度	$\geq 15 \times 10^6/\text{ml}$	正常形态率	≥ 4%
一次射精精子总数	$\geq 39 \times 10^6$		
送检医生		检测者	审核者

【注意事项】

1. CASA 分析仪使用前应正确设置和调试，以保证重复性和可靠性。

2. 由于精子运动对温度较为敏感，在分析之前，计数板及载物台上的温度应预热并维持在 37℃。

3. CASA 系统识别精子的准确性易受精液中杂质、细胞碎片及非精子细胞成分的影响，故需要人工校正。只有 CASA 捕捉到的精子数与视野中真实的精子数保持一致时，才能进行下一步分析，否则误差较大。

4. 不同品牌 CASA 系统的分析原理、参数设置、阈值设定、帧率大小及所使用的运算方法都可能存在差异，故分析结果的可比性尚属未知。

5. 用于 CASA 系统的精子计数板有 Macro 计数板、Makler 计数板及一次性计数板等，各类计数板深度不同，充池方法不同，其分析结果可能存在差异。

6. 精子浓度高于 $100 \times 10^6/\text{ml}$ 时，会增加精子间相互重叠及碰撞的频率，从而影响精子浓度和动力学参数的准确性。稀释液最好使用该标本的精浆稀释，如果精液量较少，可选用生理盐水（1：3）稀释。

7. 在使用 CASA 分析仪获取精子运动参数时，所选择的视野应涵盖计数池的各个区域，建议每个计数池应至少分析 6 个视野（总共 12 个视野），每个计数池样本应分析至少 200 个活动精子（总共 400 个活动精子）的运动轨迹。

8. 计算机辅助精子形态学分析仍存在诸多不足，故分析的结果必须通过人工复核后才能发出。

9. CASA 系统的操作应严格按照其说明书要求进行。

【实验讨论】

1. 计算机辅助精子分析的原理是什么？

2. 计算机辅助精子分析应注意哪些事项？

（袁长巍）

第十章

前列腺液检验

实验一　前列腺液理学检查

【实验目的】
掌握前列腺液理学检查的内容和方法。

【实验原理】
通过肉眼观察前列腺液的颜色、性状和 pH 的变化。

【实验材料】
1. 器材　精密 pH 试纸、载玻片。
2. 标本　新鲜前列腺液。

【实验操作】
1. 观察颜色　肉眼观察前列腺液的颜色,包括乳白色、灰白色、(淡)黄色、褐色及(淡)红色等。
2. 观察性状　肉眼观察前列腺液性状,包括稀薄、黏稠、絮状物及有无脓块等。
3. 检测 pH　使用精密 pH 试纸检测前列腺液,记录 pH 并报告。

【参考区间】
正常前列腺液为淡乳白色稀薄液体,pH 为 6.3 ～ 6.5。

【注意事项】
1. 标本采集前患者 3 天内应避免性生活并停用干扰检查的药物。
2. 标本采集如遇疑为前列腺结核、肿瘤、急性炎症且压痛明显者按摩时应慎重。
3. 标本采集容器、器材和载玻片须清洁干燥、无菌、无化学药品或润滑剂。
4. 标本采集时应弃去尿道流出的第一滴液体。
5. 标本采集后应立即送检,以免干涸。
6. 标本采集后肉眼观察时光线应该明亮,当标本颜色或性状改变不明显时,应在明亮灯光下以黑色或白色为背景仔细观察。
7. 血性标本应注意区别是损伤所致的红色还是标本自身为红色。
8. 前列腺液标本应视为具有潜在感染风险的标本,操作过程应严格按照生物安全制度执行,注意自我防护。临床标本使用完毕后行高压灭菌处理再以医疗废弃物进行丢弃。

【实验讨论】
前列腺液理学检查的注意事项有哪些? 有何临床意义?

(高莉莉)

实验二　前列腺液显微镜检查

【实验目的】

掌握前列腺液显微镜检查的方法和内容。

【实验原理】

显微镜下观察前列腺液有形成分的种类和数量。

【实验材料】

1. **器材**　载玻片、盖玻片、显微镜。
2. **试剂**　乙醚乙醇固定液、瑞-吉复合染液、革兰氏染液、HE染液、巴氏染液。

【实验操作】

1. 直接涂片法

（1）制备涂片：将1滴新鲜前列腺液滴于载玻片上，加盖玻片。

（2）观察涂片：①低倍镜观察涂片及有形成分的分布情况。②高倍镜观察至少10个视野内的有形成分的种类、形态和数量。

（3）判断结果：卵磷脂小体按下列标准判断。

（+）：卵磷脂小体平均占高倍镜1/4视野。

（++）：卵磷脂小体平均占高倍镜1/2视野。

（+++）：卵磷脂小体平均占高倍镜3/4视野。

（++++）：高倍镜下卵磷脂小体满视野均匀分布。

（4）报告结果：①卵磷脂小体按"+～++++"方式报告，若未发现卵磷脂小体则报告"未见卵磷脂小体"。②白细胞、红细胞、上皮细胞报告方式同尿液细胞报告方式。③发现精子应报告。

2. 涂片染色法

（1）固定涂片：将常规制备的前列腺液涂片干燥后置于乙醚乙醇固定液中固定10min。

（2）染色涂片：固定后取出晾干，根据不同检查目的，进行相应染色。

（3）观察涂片：①低倍镜观察涂片及有形成分的分布情况。②高倍镜观察至少10个视野内的有形成分的种类、形态和数量并报告。

【参考区间】

1. **卵磷脂小体**　满视野/HP。
2. **白细胞**　<10个/HP。
3. **红细胞**　偶见，<5个/HP。
4. **前列腺液颗粒细胞**　<1个/HP。

【注意事项】

1. 直接涂片法的标本采集后应立即送检并注意室温，以免干涸。

2. 标本采集后涂片应均匀，厚薄适宜。

3. 先用低倍镜浏览全片，再转换高倍镜，至少应观察10个以上高倍视野。

4. 显微镜检查时如发现精子、上皮细胞等其他有形成分应如实报告。如发现形态异常细胞时应进行相应染色检查并报告，防止漏报。

5. 如一次采集前列腺液失败或检查结果阴性而临床指征明确，可隔3～5天复查。

【实验讨论】

前列腺液显微镜检查的内容及临床意义是什么？

（高莉莉）

第十一章
阴道分泌物检验

实验一　阴道分泌物理学检查

【实验目的】

掌握阴道分泌物理学检查的内容和方法。

【实验原理】

通过理学方法检查阴道分泌物的颜色、性状、气味,用精密 pH 试纸检测其 pH。

【实验材料】

1. 器材　洁净玻片、洁净试管、无菌棉拭子、精密 pH 试纸(范围为 3.8～5.4)。

2. 试剂　生理盐水。

3. 标本　新鲜阴道分泌物。

【实验操作】

1. 观察颜色　肉眼观察阴道分泌物的颜色,以"无色""红色""黄色/黄绿色""灰白色""乳白色"等描述并报告。

2. 判断性状　用棉签挑动阴道分泌物,观察其性状,以"无色黏液性""脓性""泡沫状""血性""水样""豆腐渣样""奶油样"等描述并报告。

3. 判断气味　对阴道分泌物气味进行辨别,以"无味""鱼腥臭味""恶臭味""腥臭味"等描述并报告。

4. 检测 pH　使用精密 pH 试纸检测阴道分泌物,记录 pH 并报告。

【参考区间】

1. 颜色　无色/白色。

2. 性状　稀稠状。

3. 气味　无腥臭气味。

4. pH　3.8～4.5。

【注意事项】

1. 标本采集前,停用干扰检查的药物。

2. 检查前 24h 内禁止盆浴、性交、局部用药及阴道灌洗等。

3. 月经期不宜进行阴道分泌物检查。

4. 标本采集容器、器材和载玻片须清洁干燥、无菌、无化学药品或润滑剂。

5. 标本采集后要防止污染。

6. 根据不同的检查目的选择合适的取材部位。一般采用生理盐水浸湿的棉拭子自阴道深部或阴道后穹隆部、子宫颈管口等处取材,并立即送检。

7. 生理盐水应新鲜配制,防止杂菌生长。

【实验讨论】

1. 精液、血液会对阴道分泌物的理学检测造成什么影响?

2. 阴道分泌物颜色、性状有哪些病理改变?其临床意义是什么?

(刘 旻)

实验二 阴道分泌物显微镜检查

【实验目的】

掌握阴道分泌物显微镜检查的内容和方法。

【实验原理】

1. **湿片法** 使用显微镜对阴道分泌物的湿片进行检查,观察其清洁度、结晶及有无阴道毛滴虫、真菌、线索细胞等有形成分。

2. **干片法** 对阴道分泌物的涂片进行染色(常用革兰氏染色),显微镜下判断清洁度,观察阴道细菌、数量、比例,有无阴道毛滴虫、真菌、线索细胞、革兰氏阴性双球菌等有形成分。

【实验材料】

1. **器材** 洁净载玻片、洁净试管、无菌棉拭子、洁净盖玻片、普通光学显微镜、酒精灯。

2. **试剂** 生理盐水、革兰氏染液。

3. **标本** 新鲜阴道分泌物。

【实验操作】

(一)湿片法

1. **湿片制备** 按需向试管内滴加约0.5ml生理盐水,洗脱阴道棉拭子制成悬浊液,或直接滴加1~2滴生理盐水于洁净载玻片上,再将棉拭子放于其中混合后均匀涂片(以能透视纸上字迹为宜),盖上盖玻片。

2. **观察标本** 低倍镜(10×10)快速浏览,评估涂片质量,高倍镜(10×40)仔细辨认,进行涂片观察,镜下观察上皮细胞、杆菌、球菌、白细胞,以进行清洁度分级,同时观察是否存在线索细胞、阴道毛滴虫、真菌等病原微生物,若有发现应在报告单中显示。

3. **判断阴道清洁度** 主要根据杆菌、球菌、白细胞和上皮细胞4项指标(数量),按照阴道分泌物清洁度的标准(表11-2-1)来判断阴道清洁度,以"Ⅰ~Ⅳ"度分级报告。

表 11-2-1 阴道清洁度判定表

清洁度	杆菌	球菌	白细胞(或脓细胞)	上皮细胞
Ⅰ	多	无	0~5个/HP	满视野
Ⅱ	中	少	>5~≤15个/HP	1/2视野
Ⅲ	少	多	>15~≤30个/HP	少量
Ⅳ	无	大量	>30个/HP	无

4. **辨别病原体** 观察有无阴道毛滴虫、真菌、线索细胞和其他病原体。

5. **观察线索细胞** 线索细胞为阴道脱落的鳞状上皮细胞,黏附有大量加德纳菌和厌氧菌,使细胞边缘呈锯齿状、细胞核模糊不清、表面粗糙，有许多大小不等的斑点和大量细小颗粒。当阳性时报告发现线索细胞。

6. 观察结晶　取宫颈管的分泌物直接涂于玻片上，自然干燥，低倍镜视野观察，按照羊齿状结晶分型的标准（表 11-2-2）来判断，并以" I ～ V 型"的方式报告结果。

表 11-2-2　羊齿状结晶的分型标准

分型	羊齿状结晶结构
I 型（+++）	典型结晶。典型的羊齿状结晶，有三级分枝，晶体主干粗硬垂直，分枝垂直、密而长
II 型（++）	较典型结晶。分枝短而少，有二级或不典型三级分枝，晶体主干粗，晶柱与分枝间不互相垂直
III 型（+）	不典型结晶。结晶细小，分枝少，仅有一级分枝或分枝不全，似金鱼草状或苔状，晶体散在分布
IV 型（±）	椭圆形或梭形，长轴沿一方向排列，比白细胞大 2 ～ 3 倍，稍窄，透明而折光
V 型（-）	无结晶。仅有上皮细胞，有不成形的黏液

（二）干片法

1. 干片制备　直接将阴道棉拭子均匀涂布在洁净载玻片上，制成厚薄适宜的涂片，待自然晾干后，用酒精灯快速烘干固定，再进行革兰氏染色（这是细菌和真菌检测常用方法）。

2. 观察标本　低倍镜（10×10）大致浏览全片，油镜（10×100）仔细辨别细菌、真菌、阴道毛滴虫和线索细胞等并报告。

（1）真菌：油镜观察下可发现真菌卵圆形孢子、芽生孢子或管状的假菌丝，革兰氏染色阳性。当镜检发现芽生孢子或假菌丝时，应报告为发现真菌。

（2）滴虫：革兰氏染色阳性，较白细胞略大，形态不规则，内有食物泡，周边有大量的白细胞或上皮细胞碎片，报告发现滴虫。

（3）革兰氏阴性双球菌：油镜检查发现肾形或咖啡豆状，凹面相对，存在于中性粒细胞胞质之内，或散在于白细胞之外的革兰氏阴性双球菌，报告发现革兰氏阴性双球菌。

3. 判断阴道清洁度　检查内容、清洁度判断标准、报告方式等参考湿片法。

4. 判断 Nugent 评分　Nugent 评分是国际通用的较准确诊断细菌性阴道病（bacterial vaginosis，BV）的方法。Nugent 评分 0 ～ 3 分为正常；4 ～ 6 分可诊断中间型 BV；≥ 7 分可诊断 BV，具体评分标准见表 11-2-3。

表 11-2-3　细菌性阴道病的 Nugent 评分标准（10×100）

评分	乳酸杆菌	阴道加德纳菌及其他类杆菌	革兰氏阴/阳性弯曲杆菌
0 分	4+	0	0
1 分	3+	1+	1+ 或 2+
2 分	2+	2+	3+ 或 4+
3 分	1+	3+	-
4 分	0	4+	-

注：评分标准基于 1 个油镜视野下细菌的平均数量；总得分 = 乳酸杆菌评级 + 阴道加德纳菌及其他类杆菌评级 + 弯曲杆菌评级；0 为未见细菌；1+ 为 < 1 个细菌；2+ 为 1 ～ 4 个细菌；3+ 为 5 ～ 30 个细菌；4+ 为 > 30 个细菌；- 为无该等级标准。

5. **计数白细胞**　白细胞在滴虫阴道炎、子宫颈炎及盆腔炎患者阴道分泌物中常常升高,一般认为阴道分泌物白细胞计数＞ 10 个 /HP 时提示可能存在上述炎症。

6. **观察线索细胞**　同湿片法。

【参考区间】

清洁度Ⅰ～Ⅱ度,滴虫、真菌、革兰氏阴性双球菌、致病菌、线索细胞和特殊细胞均为阴性;Nugent评分为 0 ～ 3 分;白细胞计数≤ 10 个 /HP;结晶检查参考区间不适用。

【注意事项】

1. 涂片前应先混匀标本,涂片时均匀平铺,避免标本聚集成滴状。

2. 先用低倍镜观察全片,选择薄厚适宜的区域,再用高倍镜检查,必要时使用油镜检查。滴虫、真菌必须在高倍镜下确认,革兰氏阴性双球菌和其他细菌的检测必须在油镜下确认。

3. 观察细菌时光线应略暗,并反复调节细螺旋,检查时应观察足够多的视野,对有形成分较少或量较少的标本,应扩大观察视野。

4. 临床症状阳性而湿片检查结果阴性时,应作瑞 - 吉或革兰氏染色,一次阴性不能排除诊断。

5. 每次染色时应同时用已知的革兰氏阳性菌和阴性菌进行对照试验,以检查染色液的质量。

6. 检查革兰氏阴性双球菌和阴道毛滴虫时,冬天送检标本应注意保暖;湿片检查阴道毛滴虫时要注意保持制片温度在 37℃左右。

7. 检测所用的所有试剂和器材必须在有效期内。

8. 检查羊齿状结晶时,必须避开阴道口的阴道分泌物的污染,采取宫颈管的分泌物。

【实验讨论】

1. 阴道分泌物的清洁度分几级?清洁度的分级标准是什么?

2. 阴道分泌物标本中真菌、滴虫、线索细胞和革兰氏阴性双球菌在显微镜下的形态特征如何?

（刘　旻）

实验三　阴道分泌物分析仪使用

【实验目的】

掌握阴道分泌物分析仪的基本操作。

【实验原理】

仪器利用人工智能技术和自动控制技术实现阴道分泌物微生态的形态学有形成分镜检项目与功能学、化学、免疫项目的半定量或定性检测,并输出综合显微镜镜检、检测卡检验、性状的图文并茂的报告。采用精密传感技术实现标本的自动吸样、自动混匀、自动制片和显微镜的自动控制;利用人工智能技术,包括图像处理技术,深度学习技术,实现显微图像的扫描存储、有形成分的分割和定位以及有形成分分类识别;利用颜色传感器采集标本在各种检测卡上的检测信息,运用自动分析识别方法实现对阴道分泌物的化学、免疫项目的检测。

【实验材料】

1. **器材**　阴道分泌物分析仪、棉拭子、吸头、计数板。

2. **试剂**　生理盐水、与设备配套的阴道炎联合检测试剂盒、设备所需染液、清洗液等。

3. **标本**　新鲜阴道分泌物。

【实验操作】

不同品牌不同类型的阴道分泌物分析仪操作步骤不尽相同,使用前仔细阅读仪器操作说明书,严格按说明书操作。

1. **开机** 连接好仪器所有电源→按下主机电源→开显示器→启动电脑操作系统。

2. **登录操作软件** 选择用户名称→输入用户密码→登录系统。

3. **试剂和耗材** 检查试剂耗材是否充足，不足则进行添加。

4. **检测项目设置和检查** 进入系统→点击"检测设置"→选择"镜检"和 / 或"检测卡"。

5. **实时检测** 进入系统→进入实时检测→确认在"实时状态监测"无错误信息→点击"启动检测"。

6. **质控检测** 将质控品从冰箱内取出，放置于室温下 20 ～ 30min，按照质控品检测程序进行检测。检测完成后按照质控规则判断结果是否在控，如失控则进行相应处理。

7. **标本准备及检测** 用仪器配套的标本容器采集适量标本置于生理盐水试管中→插入标本架→放入仪器待检区→选择检测项目→启动检测。

8. **结果审核** 仪器完成自动检测后，于控制软件中对检测结果进行人工复核，进行保存并完成结果报告。

9. **关机前保养** 按照设备要求完成关机前保养。

【参考区间】

正常阴道分泌物标本应符合下列特征。

1. 清洁度为Ⅰ～Ⅱ度。

2. 乳酸杆菌为 ++ ～ ++++。

3. 上皮细胞为 ++ ～ ++++。

4. 阴道分泌物中无红细胞、线索细胞，白细胞 ≤ 10 个 /HP。

5. 无真菌、滴虫、加德纳菌、球菌、链球菌等。

6. **功能学分析** pH 为 3.8 ～ 4.5，唾液酸苷酶、白细胞酯酶、过氧化氢酶、脯氨酸氨基肽酶、葡萄糖苷酶、β- 葡萄糖醛酸苷酶阴性。

7. **微生态评价** 菌群密集度、多样性为 ++ ～ ++++，乳酸杆菌比例＞ 60%，Nugent 评分为 0 ～ 3 分。

【注意事项】

1. 常规阴道分泌物检验应避免采集宫颈黏液。

2. 标本采集前患者不应处于月经期，或 48h 内有性交、盆浴、阴道灌洗、阴道内用药、使用阴道润滑剂等。

3. 标本采集容器、器材和载玻片须清洁干燥、无菌、无化学药品或润滑剂。

4. 标本采集后应立即送检。

5. 标本采集后肉眼观察时应该光线明亮，当标本颜色或形状改变不明显时，应在明亮灯光下以黑色或白色为背景仔细观察。

6. 血性标本应注意区别是损伤所致的红色还是标本自身为红色。

7. 阴道分泌物标本应视为具有潜在感染风险的标本，操作过程应严格按照生物安全制度执行，应注意自我防护。临床标本使用完毕后经高压灭菌处理后再按医疗废弃物处置。

【实验讨论】

采用仪器进行阴道微生态成分分析有何优缺点？

（高莉莉）

第十二章

痰液与支气管肺泡灌洗液检查

实验一　痰液显微镜检查

【实验目的】

掌握痰液显微镜检查的方法和内容。

【实验原理】

将痰液制成涂片,显微镜下观察其有形成分变化。

【实验材料】

1. **器材**　载玻片、竹签、盖玻片、显微镜。

2. **试剂**　生理盐水、抗酸染液、革兰氏染液、瑞-吉染液、HE 染液或巴氏染液、固定液(乙醇-乙醚固定液,乙醚 49.5ml、95% 乙醇 49.5ml、冰乙酸 1ml 三者混合于棕色瓶中备用;95% 乙醇固定液)。

3. **标本**　新鲜痰液。

【实验操作】

1. **标本采集**　早晨漱口后,留取用力从肺部深处咳出的新鲜痰液,收集于一次性培养皿式痰盒(直径 7cm 大小)中送检。

2. **直接涂片法**

(1)制备涂片:取可疑部分痰液直接涂片或加少量生理盐水混合后涂片,加盖玻片。

(2)观察涂片:先用低倍镜观察全片,再用高倍镜观察有无白细胞、红细胞、吞噬细胞、心力衰竭细胞、尘细胞、上皮细胞、结晶等有形成分。

3. **涂片染色法**

(1)制备和固定涂片:取可疑部分痰液直接涂片,用固定液固定 10min。

(2)染色标本:根据不同的检查目的,采用不同的染色方法。观察细胞首选 HE 染色或巴氏染色,观察抗酸杆菌用抗酸染色,观察细菌用革兰氏染色。

(3)观察涂片:在低倍镜下查找阳性背景或可疑细胞,再用高倍镜仔细观察其特点。观察时特别注意以下几点:①细胞大小不等;②形态畸形;③成团、成群相互拥挤排列;④核增大 > 20μm,畸形;⑤染色质浓密不均;⑥核分裂增多,异常核分裂;⑦核仁增大、增多;⑧核质比高,胞质偏碱性,有空泡。

4. **报告结果**

(1)寄生虫虫卵、原虫滋养体和包囊的报告:未找到者注明“未找到寄生虫虫卵、原虫滋养体和包囊”,并以“最低~最高 /LP”或“平均值 /LP”报告。

（2）细胞报告：临床报告形式尚未完全统一，常采用五级报告方式。

1）阴性：未见异常细胞；报告所见到的正常细胞和其他成分。

2）轻度不典型增生：核轻度增大；核轻度畸形；核染色较深。

3）中度不典型增生：核中度增大；核中度畸形；核深染。

4）重度不典型增生：高度可疑癌、原位癌、少数癌、癌旁细胞。核明显增大；核畸形；核明显深染。

5）找到癌细胞：典型，数目较多。

【参考区间】

正常情况下，痰液中无红细胞，可见少量上皮细胞、白细胞和肺泡巨噬细胞，无寄生虫虫卵及致病菌，无原虫滋养体和包囊等。

【注意事项】

1. 患者要将唾液及咽、喉部分泌物咳出弃掉，还须反复漱口，以免食物残渣混入痰液内。痰液必须从肺部咳出且新鲜，要求收集后 1h 内送检。为了提高阳性检出率，痰液一般连续送检 3～5 次。若患者痰液很少或没有自然排痰，可采用雾化吸入法诱导排痰。

2. 挑取标本中有脓液、血液等可疑部分进行检查，外观无异常时应从痰液内、外多处取材；涂片应均匀，厚薄适宜；正确熟练使用显微镜，转高倍镜时，注意勿使痰液污染镜头。

3. 先用低倍镜浏览全片，再用高倍镜检查，至少观察 10 个以上高倍镜视野。

4. 直接涂片发现较大、形态异常的细胞应进行 HE 染色或巴氏染色检查，注意有无肿瘤细胞。

5. 直接涂片检查寄生虫卵、原虫滋养体或包囊一般可报告"找到"或"未找到"。涂片进行瑞-吉染色、HE 染色或巴氏染色可报告"发现或未发现 ×× 癌细胞"；革兰氏染色可报告"找到革兰氏 × 性 ×× 菌"，最后确证时须经细菌培养和鉴定；抗酸染色可报告"抗酸杆菌阳性"，用直接荧光抗体染色法可提高抗酸杆菌检出率。

6. 痰液中可能含有多种病原生物，因此痰液检验时应注意个人生物安全防护，全部操作过程最好在生物安全柜中进行，用过的竹签、玻片、痰纸包等务必投入指定的容器内，集中处理，以确保生物安全。

【实验讨论】

1. 在留取痰液标本过程中，应注意哪些问题？

2. 痰液显微镜检查有何临床意义？

3. 某患者高度怀疑肺结核，但痰液显微镜检查中没有发现抗酸杆菌，请思考还有哪些方法可提高抗酸杆菌的检出率？

（陈　宇）

实验二　支气管肺泡灌洗液显微镜检查

【实验目的】

掌握支气管肺泡灌洗液（bronchoalveolar lavage fluid，BALF）的检查方法和计数 BALF 中细胞数量（红细胞、有核细胞）及各类有核细胞所占百分比的方法，掌握 BALF 中各类细胞、寄生虫、结晶的形态，了解细菌或真菌及其他有形成分。

【实验原理】

支气管肺泡灌洗液由临床医生采集，通过纤维支气管镜对支气管以下肺段、亚肺段水平用无菌生理盐水反复灌洗，回收获取的肺泡表面衬液样本。通过手工法或仪器法制成薄片，显微镜下观察其有形成分变化。

【实验材料】

1. **器材**　改良的牛鲍计数板、离心机、恒温摇床。

2. **试剂**　生理盐水、抗酸染液、革兰氏染液、瑞-吉染液、墨汁染色法、铁染色法及其他染色法，0.1g/dl 二硫苏糖醇试剂（DTT）。

3. **标本**　BALF。

【实验操作】

1. 采集合格的 BALF 标本。

（1）回收率要 > 40%。若选择下叶或其他肺叶肺段灌洗，回收率要 > 30%。

（2）不可混入血液，红细胞应 < 10%，上皮细胞应 < 5%。

（3）多部位灌洗时，注明灌洗部位；注明灌洗液或冲洗液；标本较多时弃去第一管。

（4）儿童 BALF 标本采集应严格按相应标准要求施行。

2. **标本预处理**　如标本含有大量黏液，加入 2 倍体积的 0.1g/dl DTT，置于恒温摇床，300r/min，37℃处理 0.5～1h。

3. **理学检查及细胞计数**

（1）外观透明度：正常为无色透明样液体；BALF 呈血性或棕褐色则提示急性弥漫性肺泡出血；BALF 外观呈乳白色或淘米水样，放置 15～20min 后可见絮状颗粒物沉淀提示为肺泡蛋白沉积症。

（2）细胞计数

1）将预处理的 BALF 标本混匀，取 5～10μl 标本充入改良的牛鲍计数板中，静置 1～2min 后，计数细胞总数及有核细胞数；计数结果乘以预处理稀释倍数，以"×10⁶/L"为单位报告。

2）未预处理的 BALF 标本，尽量将标本混匀，取无黏液标本充入改良的牛鲍计数板中，静置 1～2min 后，计数 BALF 中的细胞总数及有核细胞数，以"×10⁶/L"为单位报告。

3）采用自动化分析仪体液模式分析。

4. **离心**　取 BALF 样本 10ml，800～1 500r/min 离心 5～10min，去除上清液，留底部沉淀物约 50μl 用于制片。

5. **制片**

（1）手工法制片：常用的制片方法有推片法、涂抹法、压拉法，一般制作涂片 4～6 张。

1）推片法：适用于沉淀黏液较少或经过预处理的 BALF 标本。离心后留沉淀物 50μl 混匀后按血涂片方式推片。为了提高异常细胞的检出率，须制备无尾厚片两张。

2）涂抹法：适用于有黏液絮状物的标本，标本不易离心沉淀。用长度约 12cm 的洁净小棒将标本均匀涂抹于载玻片上，涂片动作应轻柔利索，同方向涂抹，不要反向涂抹。

3）压拉法：适用于有黏液絮状物的标本，标本不易离心沉淀。选少许黏液絮状物，置于一张载玻片上，取另一张载玻片盖于标本之上，稍加压力均匀压开后，反向水平拉开，即成两张厚薄均匀的涂片。若遇到絮状物不能沉淀的标本可同时采用悬浮絮状物制片和沉淀物制片，可先将离心后仍悬浮于灌洗液上面的絮状物取出，置于载玻片上，采用压拉法或涂抹法制片，再去除上清液，取沉淀物用推片法制片。

（2）仪器法制片：采用细胞离心机（cytospin）甩片，按仪器操作说明书规范操作。待自然干燥后染色。

6. **染色**　常用瑞-吉染色法（同外周血染色方法），根据需要加做其他染色，如瑞-吉染色。涂片检出疑似大量含铁血黄素细胞，须加做铁染色予以确证。待涂片干燥后镜检。

7. **镜检**

（1）湿片直接镜检：将离心后的沉淀物混匀，取混匀标本 10～20μl，滴于载玻片上，盖上盖玻片，避免气泡，观察镜下有形成分，包括体积大的细胞、活体的纤毛柱状上皮细胞、寄生虫及结晶等。

（2）涂片染色镜检：对于染色后的涂片，首先低倍镜观察全片，尤其在尾部观察有无成团、成片或体积较大的异常细胞，油镜下观察细胞结构，鉴定细胞性质；选择细胞分布均匀的部位，分类至少计数200 个细胞（包括中性粒细胞、淋巴细胞、嗜酸性粒细胞、巨噬细胞等），分类结果以百分比报告。注意观察病原微生物及其他有形成分。

（3）涂片染色镜检应正确识别有形成分：成熟红细胞、有核红细胞；中性粒细胞、嗜酸性粒细胞、嗜碱性粒细胞、肥大细胞；淋巴细胞、反应性淋巴细胞、浆细胞；巨噬细胞（包括尘细胞）；恶性肿瘤细胞（原始细胞、淋巴瘤细胞、非造血系统肿瘤细胞等）；鳞状上皮细胞、纤毛柱状上皮细胞、杯状细胞；细菌、真菌、包涵体、寄生虫及结晶等。

8. 报告结果　BALF 常规细胞学报告由常规和细胞学两部分内容组成。可以采用 BALF 常规细胞学检查图文报告。

（1）BALF 常规报告：颜色、透明度、细胞总数、有核细胞计数、细胞分类计数百分比，同时报告异常成分，如噬菌细胞、真菌、包涵体、寄生虫及结晶等。

（2）BALF 细胞学报告：采用分级报告，未查见恶性细胞、查见核异质细胞、查见可疑恶性细胞、查见恶性细胞。如果能够确定是上皮来源恶性细胞则报告为癌细胞；如果能够确定是造血淋巴组织恶性细胞则报告为白血病细胞、淋巴瘤细胞；如果不能确定来源，一律报告恶性细胞。

（3）用图像采集系统在镜下选择涂片细胞分布及染色良好的部位，对有诊断价值的细胞进行拍摄，选择有代表性的图片用以图文报告。

（4）形态学描述要求：肿瘤细胞描述包括细胞分布、细胞大小、胞质量、胞质着色、胞质内容物、核大小、核形、核染色质排列、核仁数量与大小等。其他异常细胞也须进行形态学描述，如中性粒细胞或巨噬细胞吞噬细菌现象等。

（5）让步检验报告：在保证检验质量的前提下，对于纤毛柱状上皮细胞或鳞状上皮细胞＞5%的标本，执行让步检验，细胞分类时不应将此类上皮细胞计入有核细胞百分比，以半定量形式表示（5% ～ 10% 为"+"，11% ～ 20% 为"++"，21% ～ 30% 为"+++"，＞ 30% 为"++++"），同时在报告中注明"取材不佳、上皮细胞明显增多"。对于有核细胞分布不均匀的涂片，报告时选择对诊断疾病有价值的阳性指标（如中性粒细胞、嗜酸性粒细胞等），注明"局灶性分布"。

（6）主动及时报告：检出具有特殊意义的成分以及其他可能影响临床诊疗活动的重要发现，如肺孢子菌、隐球菌、恶性肿瘤细胞等，应立即报告临床。

9. 涂片保存　发出报告后，对涂片进行分类归档，妥善保管，一般保存 3 ～ 5 年。

【参考区间】

有核细胞数为（90 ～ 260）× 10^6/L，肺泡巨噬细胞为85% ～ 96%，淋巴细胞为 6% ～ 15%，中性粒细胞≤ 3%，嗜酸性粒细胞＜ 1%。

【注意事项】

1. 常规细胞学分析须选择硅化的塑料容器或玻璃容器以减少细胞的黏附，采集标本量成人应不少于 10ml，儿童应不少于 3ml。如考虑为大气道疾病时，建议第一管回收液单独处理；非大气道疾病时，可将所有标本混合后送检。

2. 应用仪器制片，细胞分布均匀，结构清晰，利于形态辨识，可提高病变成分检出率。若标本有核细胞数量显著增高，使用生理盐水适当稀释标本，将悬液有核细胞数稀释为（100 ～ 200）× 10^6/L，有的标本可稀释 10 ～ 200 倍。制片时在玻片上标记患者唯一标识信息，制片结束平放在桌面上自然干燥后染色。

3. 注意癌细胞体积较大，常位于细胞涂膜的尾部，因此推片时不要将尾部推出片外。

4. BALF 标本的采集、运送必须符合生物安全要求，防止溢出。如标本溢出后，应立即对污染的环境和设备进行消毒处理。检验人员在处理 BALF 标本时，须做好个人防护，严格执行生物安全管理程序,对有传染性疾病的 BALF 标本按级别进行防护。所有检查过的 BALF 标本及其他废弃物严格执行医疗废物处理流程。

【实验讨论】

1. 如何留取合格的支气管肺泡灌洗液标本?
2. 支气管肺泡灌洗液显微镜检查的临床意义是什么?

（陈　宇）

第十三章

脑脊液检验

实验一 脑脊液理学检查

【实验目的】

掌握脑脊液理学检查的内容和方法。

【实验原理】

通过肉眼观察脑脊液的颜色、透明度及有无凝块、薄膜形成。

【实验材料】

1. 器材 小试管、滴管。

2. 标本 新鲜脑脊液。

【实验操作】

1. 观察颜色 以黑色为背景,肉眼观察脑脊液颜色并报告。脑脊液颜色主要有无色、乳白色、(淡)红色、(淡)黄色、褐色或绿色等。

2. 观察透明度 以黑色为背景,肉眼观察脑脊液透明度并报告。脑脊液透明度主要包括清晰透明、微浑、浑浊三种情况。

3. 观察凝块或薄膜 以黑色为背景,轻轻倾斜试管内脑脊液,肉眼观察有无凝块或薄膜。对于无凝块或薄膜的脑脊液,室温放置 12 ~ 24h 后再次观察。

【参考区间】

正常脑脊液为无色,清晰透明,无凝块或薄膜。

【注意事项】

1. 标本采集后应分装 3 支试管中,每支 1 ~ 2ml。第一支用于生化或免疫检查;第二支用于病原微生物检查;第三支用于理学及显微镜检查,参见《全国临床检验操作规程(第 4 版)》。

2. 标本采集后应立即送检,1h 内及时检查。用于病原菌(如脑膜炎奈瑟菌)检查的标本要特别注意保温送检。细胞计数要尽快检查,以防标本凝固或细胞成团。

3. 肉眼观察时应该光线明亮,当标本颜色或透明度改变不明显时,应在明亮灯光下以黑色或白色作为背景仔细观察。

4. 观察凝块或薄膜时,若标本颜色或透明度影响判断,可用竹签轻轻挑动帮助辨别。

5. 怀疑为结核性脑膜炎时,应将标本在 2 ~ 4℃环境中放置 12 ~ 24h,再观察表面有无薄膜形成。

6. 血性标本应注意区别是穿刺损伤所致的红色还是标本自身为红色。方法:对比三管脑脊液标本,若颜色逐渐变淡,离心后上清液逐渐透明为穿刺出血污染;若三管颜色无区别,离心后上清液呈黄色,隐血试验阳性,则为血性标本,疑为蛛网膜下腔出血或脑室出血。

7. 脑脊液标本应视为具有潜在感染风险的标本,操作过程应严格按照生物安全制度执行,注意自我防护。临床标本使用完毕后经高压灭菌处理后再按医疗废弃物丢弃。

(李云慧)

实验二　脑脊液生化指标检查

◀ 一、脑脊液葡萄糖测定

【实验目的】

了解脑脊液葡萄糖测定的原理及方法。

【实验原理】

脑脊液葡萄糖测定原理为己糖激酶法。葡萄糖和三磷酸腺苷(ATP)在己糖激酶(HK)的催化作用下发生磷酸化反应,生成葡萄糖 -6- 磷酸(G-6-P)和二磷酸腺苷(ADP)。G-6-P 在葡萄糖 -6- 磷酸脱氢酶(G-6-PD)催化下脱氢,氧化生成 6- 磷酸葡萄糖酸(6-PG),同时使烟酰胺腺嘌呤二核苷酸磷酸(NADP$^+$)或烟酰胺腺嘌呤二核苷酸(NAD$^+$)分别还原成还原型烟酰胺腺嘌呤二核苷酸磷酸(NADPH)或还原型烟酰胺腺嘌呤二核苷酸(NADH)。反应式如下:

$$葡萄糖 +ATP \xrightarrow{HK} G\text{-}6\text{-}P+ADP$$
$$G\text{-}6\text{-}P+NADP^+(NAD^+) \xrightarrow{G\text{-}6\text{-}PD} 6\text{-}PG+NADPH(NADH)+H^+$$

反应式中 NADPH 或 NADH 生成的速率与标本中葡萄糖浓度成正比,NADPH 或 NADH 均在 340nm 处有吸收峰,可用紫外分光光度计检测 340nm 处吸光度升高速率,计算葡萄糖浓度。

【实验材料】

1. **器材**　小试管、试管架、刻度吸管、洗耳球、滴管、水浴箱、比色杯、分光光度计、自动分析仪。

2. **试剂**

(1)酶混合试剂:三乙醇胺盐酸缓冲液(pH7.5)50mmol/L;MgSO$_4$ 2mmol/L;ATP 2mmol/L;NADP 2mmol/L;HK ≥ 1 500U/L;G-6-PD 2 500U/L。

(2)葡萄糖标准液:5mmol/L。

3. **标本**　新鲜脑脊液。

【实验操作】

1. **手工操作终点法**　按表 13-2-1 操作:表中各管充分混匀,37℃水浴,放置 10min 后,紫外分光光度计波长调至 340nm,比色杯光径为 1.0cm,用蒸馏水调零,分别读取各管吸光度(A_U、A_C、A_S、A_B)。

表 13-2-1　脑脊液葡萄糖己糖激酶法测定操作步骤　　　　　　　　　　　　　　　　单位:ml

加入物	测定管(U)	校准管(C)	标准管(S)	空白管(B)
脑脊液	0.02	0.02	–	–
葡萄糖标准液	–	–	0.02	–
生理盐水	–	2.00	–	0.02
酶混合试剂	2.00	–	2.00	2.00

$$脑脊液葡萄糖浓度 = \frac{A_U - A_C - A_B}{A_S - A_B} \times 葡萄糖标准液浓度$$

2. 仪器自动分析法 按仪器和试剂说明书要求进行测定。

【参考区间】

腰椎穿刺为 2.5 ～ 4.4mmol/L；脑室穿刺为 3.0 ～ 4.4mmol/L；小脑延髓穿刺为 2.8 ～ 4.2mmol/L。

【注意事项】

脑脊液葡萄糖测定详见《临床生化检验技术》相关章节。

二、脑脊液蛋白质定性检查

（一）潘迪试验

【实验目的】

掌握脑脊液蛋白质定性检查的潘迪试验的原理及方法。

【实验原理】

脑脊液中球蛋白与饱和苯酚结合，形成不溶性蛋白质盐，产生白色浑浊或云雾状沉淀，浑浊程度与球蛋白含量相关。

【实验材料】

1. **器材** 小试管、试管架、刻度吸管、洗耳球、滴管。

2. **试剂** 饱和苯酚溶液：取纯苯酚 10ml，加蒸馏水至 100ml，充分混匀，置于 37℃温箱中数小时，见底层有苯酚析出，取上清液即为饱和苯酚溶液，避光保存于棕色瓶中。

3. **标本** 新鲜脑脊液。

【实验操作】

1. **准备试剂** 取小试管 1 支，加入饱和苯酚溶液 2ml。

2. **加入标本** 用滴管垂直滴入脑脊液 1 ～ 2 滴。

3. **观察结果** 立刻在明亮光线下，衬以黑色背景，观察有无白色浑浊或沉淀形成，并注意浑浊或沉淀的程度，再轻轻摇匀，重复观察。

4. **判断结果** 见表 13-2-2。

表 13-2-2 潘迪试验结果判断标准

结果	观察现象
－	清晰透明，无颜色及浑浊度改变
±	微呈白雾状，在黑色背景下可见
＋	灰白色云雾状
2+	白色浑浊或白色薄雾状沉淀
3+	白色絮状或白色浓雾状沉淀
4+	立即形成白色凝块

【参考区间】

正常脑脊液为阴性或弱阳性。

【注意事项】

1. 所用器材要洁净，否则易出现假阳性结果。

2. 苯酚不纯可引起假阳性。当室温低于 10℃时，应将苯酚试剂保存在 37℃温箱中，否则可致苯酚饱和度降低，出现假阴性结果。

3. 标本浑浊或穿刺出血,混入血浆蛋白或红细胞过多,会引起假阳性,须离心后取上清液进行检查,报告结果时应备注"穿刺有出血"。

4. 滴加脑脊液时,应垂直加入,不要倾斜,滴入后立即观察结果。

5. 本试验灵敏度高,部分正常人也可以出现弱阳性结果,可在正常脑脊液或配制的与正常脑脊液基本成分相似的基础液中加入不同浓度的球蛋白作为阳性对照。

6. 其他 同脑脊液理学检查。

(二)硫酸铵试验

【实验目的】

掌握脑脊液蛋白质定性检查的硫酸铵试验的原理及方法。

【实验原理】

饱和硫酸铵溶液可以沉淀球蛋白,正常脑脊液内因球蛋白含量很少,加入饱和硫酸铵溶液后不会出现白色反应环,为阴性;当脑脊液中球蛋白含量增高,则可在两液交界处出现白色反应环,为阳性,此为罗-琼试验(Ross-Jones test)。去除球蛋白后,用乙酸煮沸法测定清蛋白,此为诺-爱试验(Nonne-Apelt test)。

【实验材料】

1. **器材** 小试管、试管架、刻度吸管、洗耳球、滴管、酒精灯、滤纸。

2. **试剂** 饱和硫酸铵溶液:取硫酸铵 85.0g,加蒸馏水至 100ml。5% 乙酸溶液。

3. **标本** 新鲜脑脊液。

【实验操作】

1. **准备试剂** 取小试管一支,加入饱和硫酸铵溶液 0.5～1ml。

2. **加入标本** 用滴管吸取脑脊液 0.5ml 沿管壁缓缓加入,勿摇动,3min 内观察两液交界处有无白色浑浊出现,此为罗-琼试验。

3. **混合标本** 将两种液体振摇混合,3min 内再观察有无浑浊或沉淀,此为诺-爱试验 I 相。

4. **过滤混合液** 将上述混合液过滤,向滤液内滴加 5% 乙酸溶液少许,使其呈酸性,加热煮沸,3min 内观察有无沉淀,此为诺-爱试验 II 相。

5. **判断结果**

(1)罗-琼试验:两液面交接处出现白色反应环即为阳性,反之则为阴性。

(2)诺-爱试验 I 相:出现白色浑浊或沉淀,表示脑脊液内球蛋白含量增高,若仍清晰或略呈微白色,视为阴性。

(3)诺-爱试验 II 相:出现白色沉淀,即为阳性,表示脑脊液内清蛋白含量增高,若加酸加热煮沸后标本仍清晰,或呈轻微乳白色 / 微白色,均应视为阴性。

【参考区间】

正常脑脊液为阴性或弱阳性。

【注意事项】

1. 硫酸铵不纯可导致假阳性结果。

2. 罗-琼试验加脑脊液时要沿管壁缓缓加入,加入后防止振荡和晃动。

3. 加乙酸量应适宜,太多或太少可引起假阳性。

4. 其他同潘迪试验。

三、脑脊液氯化物测定

【实验目的】

了解脑脊液氯化物测定的原理及方法。

【实验原理】

采用电极分析法,详见《临床生化检验技术》血清氯化物测定。

【参考区间】

成人为 120 ～ 130mmol/L；儿童为 111 ～ 123mmol/L。

【注意事项】

脑脊液氯化物测定详见《临床生化检验技术》相关章节。

（张式鸿）

实验三　脑脊液细胞计数

【实验目的】

掌握脑脊液显微镜细胞总数计数、有核细胞计数及分类计数的原理和方法。

【实验原理】

1. **细胞总数计数**　将脑脊液直接或稀释一定倍数后充入改良牛鲍计数板,在显微镜低倍视野下计数一定范围内的细胞总数(包括有核细胞和成熟红细胞),经换算即可得出每升脑脊液中细胞总数。

2. **有核细胞计数**　将脑脊液用冰乙酸溶解,破坏红细胞或用白细胞稀释液稀释一定倍数后充入改良牛鲍计数板中,在显微镜低倍视野下计数一定范围内的有核细胞数(主要为白细胞),经换算即可得出每升脑脊液标本中有核细胞数。

3. **有核细胞分类计数**　有核细胞计数后将低倍视野转换为高倍视野,依据有核细胞形态特征分别计数单个核细胞(包括淋巴细胞、单核细胞、内皮细胞)和多叶核细胞(成熟粒细胞)两大类,或将标本离心,取沉淀物制成涂片,经瑞氏染色或瑞 - 吉复合染色后,在油镜视野下分类计数。

【实验材料】

1. **器材**　小试管、吸管、微量吸管、洗耳球、改良牛鲍计数板、显微镜、玻片、离心机等。
2. **试剂**　生理盐水或红细胞稀释液,冰乙酸或白细胞稀释液,瑞氏染色液或瑞 - 吉复合染色液。
3. **标本**　新鲜脑脊液。

【实验操作】

1. 细胞总数计数

（1）直接计数法（适用于清晰透明或微浑、细胞总数不高的脑脊液标本）

1）充入计数池:将标本混匀,用微量吸管吸取脑脊液,并直接充入改良牛鲍计数板的上下两个计数池内,静置 2 ～ 3min。

2）计数细胞:低倍视野下计数 2 个计数池四角及中央共 10 个大方格内的细胞数。

3）换算细胞数量:细胞总数 = $N/10 \times 10 \times 10^6 = N \times 10^6$（/L）

式中,N 表示计数 10 个大方格内细胞总数；/10 表示将 10 个大方格细胞总数换算成 1 个大方格细胞数；×10 表示将 1 个大方格细胞数换算成 1μl 脑脊液内细胞数；$\times 10^6$ 表示由 1μl 换算成 1L。

（2）稀释计数法（适用于浑浊、细胞过多的脑脊液标本）

1）稀释标本:根据脑脊液的浑浊程度、细胞含量,用生理盐水或红细胞稀释液对标本进行一定倍数的稀释。

2）充入计数池:将标本混匀,用微量吸管吸取稀释后的脑脊液,并直接充入改良牛鲍计数板的上下两个计数池内,静置 2 ～ 3min。

3）计数细胞:低倍视野下计数 2 个计数池四角及中央共 10 个大方格内的细胞数。

4）换算细胞数量：细胞数 = $N/10 \times 10 \times$ 稀释倍数 $\times 10^6$（/L）。

式中，N 表示计数 10 个大方格内细胞总数；/10 表示将 10 个大方格细胞总数换算成 1 个大方格细胞数；$\times 10$ 表示将 1 个大方格细胞数换算成 1μl 脑脊液内细胞数；$\times 10^6$ 表示由 1μl 换算成 1L。

2. 有核细胞计数

（1）直接计数法（适用于清晰透明或微浑、细胞总数不高的脑脊液标本）

1）溶解红细胞：在小试管中加入冰乙酸 1～2 滴，转动试管，使内壁黏附少许冰乙酸后弃去多余的冰乙酸，滴加混匀的脑脊液标本 3～4 滴，混匀，静置数分钟使红细胞被破坏；或者用微量吸管吸取冰乙酸后，尽可能全部吹出，仅使内壁黏附少许冰乙酸，再将混匀的脑脊液吸入微量吸管，轻压吸头，使脑脊液在微量吸管内来回轻微移动，放置数分钟，使红细胞溶解。

2）充入计数池：将标本混匀，用微量吸管吸取破坏红细胞后的脑脊液，并直接充入改良牛鲍计数板的上下两个计数池内，静置 2～3min。

3）计数细胞：低倍视野计数 2 个计数池四角及中央共 10 个大方格内的细胞数。

4）换算细胞数量：细胞数 /L= $N/10 \times 10 \times 10^6 = N \times 10^6$（/L）

式中，N 表示 10 个大方格内细胞总数；/10 表示将 10 个大方格细胞总数换算成 1 个大方格细胞数；$\times 10$ 表示将 1 个大方格细胞数换算成 1μl 脑脊液内细胞数；$\times 10^6$ 表示由 1μl 换算成 1L。

（2）稀释计数法（适用于浑浊、有核细胞过多的脑脊液标本）

1）稀释、溶解红细胞：根据脑脊液的浑浊程度、有核细胞含量，用白细胞稀释液对标本进行一定倍数的稀释，混匀，静置数分钟破坏红细胞。

2）充入计数池：将标本混匀，用微量吸管吸取稀释后的脑脊液，并直接充入改良牛鲍计数板的上下两个计数池内，静置 2～3min。

3）计数细胞：低倍视野下计数 2 个计数池四角及中央共 10 个大方格内的细胞数。

4）换算细胞数量：细胞数 = $N/10 \times 10 \times$ 稀释倍数 $\times 10^6$（/L）。

式中，N 表示 10 个大方格内细胞总数；/10 表示将 10 个大方格细胞总数换算成 1 个大方格细胞数；$\times 10$ 表示将 1 个大方格细胞数换算成 1μl 脑脊液内细胞数；$\times 10^6$ 表示由 1μl 换算成 1L。

3. 有核细胞分类计数

（1）直接分类法：有核细胞计数后，将低倍视野转为高倍视野，经过冰乙酸处理后有核细胞的核形清晰可辨，可直接根据细胞形态及细胞核特征进行分类，共计 100 个细胞，分别计数单个核细胞（包括淋巴细胞、单核细胞、内皮细胞）和多叶核细胞（成熟粒细胞）的数量，结果以百分率报告。

（2）涂片染色法：若直接分类不易区别细胞或有核细胞数少于 30，可将脑脊液 1 000r/min 离心 5min，取沉淀物 2 滴加正常血清 1 滴，混匀制成涂片，置于室温或 37℃温箱中待干，经瑞氏染色或瑞 - 吉复合染色后油镜下分类计数 100 个细胞。

【参考区间】

1. 细胞总数　正常脑脊液无红细胞，细胞总数即为有核细胞数。成人为（0～8）$\times 10^6$/L；儿童为（0～15）$\times 10^6$/L；新生儿为（0～30）$\times 10^6$/L。

2. 有核细胞分类计数

（1）直接分类法：主要是单个核细胞，以淋巴细胞及单核细胞（巨噬细胞）为主，两者之比约为 7：3，偶见内皮细胞。

（2）染色分类法

1）成人：淋巴细胞为 40%～80%，单核细胞为 15%～45%，中性粒细胞为 0～6%。

2）新生儿：淋巴细胞为 5%～35%，单核细胞为 50%～90%，中性粒细胞为 0～8%。

【注意事项】

1. 标本采集后应及时送检，1h 内进行细胞计数，以免细胞变形、被破坏或因纤维蛋白原转变为纤维蛋白而凝固成块,影响细胞计数或分类计数。

2. 细胞计数应避免标本凝固,必要时可用 EDTA 抗凝剂抗凝。

3. 每一次充入计数池前应先轻摇混匀脑脊液标本,充池要一步到位,断续充池、充池不足、产生气泡、液体外溢、充好后移动盖玻片等均会导致细胞分布不均,影响计数准确性,均需要重新充池。

4. 细胞计数时,要注意鉴别白细胞、新型隐球菌及红细胞。脑脊液标本经白细胞稀释液或冰乙酸处理后,红细胞被溶解破坏,新型隐球菌维持原态不变,而白细胞的核、质则更为明显。新型隐球菌经墨汁复染后在菌体外侧可见光晕样荚膜。

5. 有核细胞计数时,要尽量弃尽管内的冰乙酸,避免残留冰乙酸稀释脑脊液标本使细胞计数偏低。

6. 血性脑脊液有核细胞计数时要去除因混入血液带入的白细胞数。其校正方法为先计数血液红细胞数、血液白细胞数、脑脊液有核细胞及细胞总数,带入如下校正公式。

$$有核细胞校正数 = 未校正有核细胞数 - \frac{脑脊液红细胞数 \times 血液白细胞数}{血液红细胞数}$$

7. 若脑脊液标本陈旧、细胞变形或数量太多时,不易区分细胞形态,应改为染色涂片分类法。

8. 有核细胞分类计数时,离心力不宜过大,转速以 1 000r/min 为宜,以免破坏细胞形态,有条件可采用离心甩片机涂片。

9. 分类计数若结果不足 100 个,直接写出单个核细胞和多叶核细胞具体个数;若有核细胞总数小于 30 个,可不做分类计数。

10. 染色涂片若发现内皮细胞、室管膜细胞,应计入分类百分比中;若发现较多皱缩或肿胀红细胞,应如实报告以利于临床判断是否陈旧性或新鲜出血;若发现分类不明细胞,应单独备注说明,如白血病细胞或肿瘤细胞。

【实验讨论】

1. 一工作人员送检脑脊液标本做常规检查、生物化学、微生物检查时,忘记了三管编号,觉得都是同一个患者同一次采集的标本,随便怎么送都不影响检查结果,你觉得呢?

2. 脑脊液总数计数时,发现低倍视野下有不同的微白色球状物质,直径为 6 ～ 20μm,可能是什么? 怎么鉴别?

3. 当前很多血液自动分析仪均有体液模式,据说可以直接计数脑脊液、胸腔积液、腹水等标本,你觉得脑脊液标本是否可以直接上机检测? 请说明理由。

4. 一脑脊液标本送常规检查,结果显示蛋白质定性阴性,而同时送生化测定的检查,结果显示脑脊液蛋白质含量增高,这两个结果是否相互矛盾? 是否其中一个结果出错了?

（张式鸿）

实验四　脑脊液有形成分染色检查

【实验目的】

掌握脑脊液中各种有形成分的形态和细胞比例的变化,分析脑脊液细胞学反应类型,并结合临床表现、影像学检查和实验室相关检查结果等进行综合分析,为中枢神经系统疾病的诊断、鉴别诊断、治疗效果和预后评估提供检验诊断依据。

【实验原理】

用显微镜或其他图像采集设备对脑脊液有形成分进行形态学分类和性质判断,通过识别脑脊液中细胞、细菌、真菌等各种有形成分,对神经系统疾病进行辅助诊断、定位、鉴别诊断及预后判断。

【实验材料】

1. 器材　细胞离心涂片机（细胞甩片机）、显微镜、载玻片等。

2. 试剂　瑞氏染液或瑞-吉复合染液、抗酸染液、革兰氏染液、普鲁士蓝染液等。

3. 标本　新鲜的脑脊液。

【实验操作】

1. 制片

（1）无色透明或无明显混浊的脑脊液：宜使用细胞离心涂片机制备涂片，进行细胞形态学检查。每次制片取混匀后的脑脊液约 500µl（细胞数较多时，可适当减少用量），离心速度为 800r/min，离心时间为 8～10min。滴加标本前先向细胞离心涂片机的标本室中加入 1 滴 22% 白蛋白溶液（无菌），可增强细胞对载玻片的黏附性。涂片制备后应置于室温条件自然晾干。

（2）混浊或脓性脑脊液：可以直接涂片。

2. 染色　瑞-吉染色为脑脊液细胞形态学检验的常规染色方法，必要时加做其他染色法，如墨汁染色、革兰氏染色、抗酸染色、普鲁士蓝染色等。

3. 阅片　低倍镜下快速浏览全片，结合常规细胞计数结果，判断涂片细胞收集效果是否满意。如收集效果不满意，应重新制片。低倍镜下观察有无异常细胞或病原成分，发现异常成分时转油镜进行下一步识别和确认。应正确识别成熟红细胞、有核红细胞、中性粒细胞、嗜酸性粒细胞、嗜碱性粒细胞、肥大细胞、淋巴细胞、反应性淋巴细胞、浆细胞、单核细胞、巨噬细胞、脑室内衬细胞、柔脑膜细胞、恶性肿瘤细胞（原始细胞、淋巴瘤细胞、非造血系统肿瘤细胞等）、细菌、真菌和寄生虫等。

4. 有核细胞分类计数　在油镜下进行有核细胞分类，包括各类造血细胞、内衬细胞、肿瘤细胞和非典型细胞，结果以百分比形式描述。如全片有核细胞数不足 50 个，可以"全片可见有核细胞多少个，其中 ×× 细胞多少个"的形式进行描述。细胞类型无法确定时，可将其归入"非典型细胞"，并在报告中加以描述。

5. 结果报告　包括图像和形态学描述。

（1）用图像采集系统在镜下选择 2～4 幅有代表性的图片进行报告。

（2）对细胞学表现进行必要的形态描述，包括细胞分布、细胞大小、胞核大小、核形、核染色质特点、核仁大小与数量、胞质颜色及内容物等。

（3）报告其他异常成分，如细菌、真菌及菌丝、寄生虫、结晶等。

（4）实验室提示，根据细胞学表现，结合患者临床表现、影像学检查及实验室检查相关结果综合分析，向临床提供合理性提示和建议。

6. 涂片保存　报告发出后，对涂片进行分类归档，妥善保管，保存时限按各实验室标准操作规程进行处置，一般保存 3～5 年。

【参考区间】

1. 淋巴细胞　正常脑脊液中有少量的淋巴细胞，占有核细胞总数的 60%～70%。受抗原刺激后，淋巴细胞形态和功能可发生改变，按形态学特征分为小淋巴细胞、大淋巴细胞、激活淋巴细胞等。

2. 单核细胞　正常脑脊液中有少量的单核细胞，形态与外周血中单核细胞相似，占有核细胞总数的 30%～40%，与淋巴细胞的比例为 4∶6 或 3∶7。疾病状态下，单核细胞受到抗原或各种理化因素的刺激时，形态会发生变化，表现为胞体、胞核增大，胞膜不规整，可有瘤状突起，胞质着色加深，胞质出现多个空泡，称为激活单核细胞。

3. 红细胞　正常脑脊液中不存在红细胞。脑脊液中出现红细胞，见于各种原因引起的出血，如脑出血（病理性）、蛛网膜下腔出血（病理性）及腰椎穿刺损伤出血（非病理性）等。

4. 浆细胞　正常脑脊液中不存在浆细胞。浆细胞的出现提示体液免疫反应的存在。

5. 中性粒细胞　正常脑脊液中不存在中性粒细胞，但外周血中的中性粒细胞可因腰椎穿刺损伤带入脑脊液,应予识别。中性粒细胞的出现提示机体存在炎症反应,常见于各种中枢神经系统感染,无诊断特异性;也可见于颅脑外伤、颅脑术后、肿瘤、脑出血、蛛网膜下腔出血等。

6. **嗜酸性粒细胞** 正常脑脊液中不存在嗜酸性粒细胞。嗜酸性粒细胞的数量或比例明显增多时,提示机体存在过敏反应或寄生虫感染的可能。

7. **嗜碱性粒细胞** 正常脑脊液中不存在嗜碱性粒细胞,它的出现提示存在过敏反应,可见于各种炎症、异物反应、寄生虫感染等,无诊断特异性。

8. **吞噬细胞** 正常脑脊液中不存在吞噬细胞。红细胞吞噬细胞、含铁血黄素吞噬细胞及胆红素吞噬细胞的出现提示陈旧性出血。吞噬细胞吞噬功能强大,可吞噬各种异物,包括变性的白细胞、吞噬细胞和病原体等。

9. **脱落细胞** 各种原因导致脑室中的室管膜细胞、脉络丛细胞及蛛网膜下腔中的蛛网膜细胞脱落时,可在脑脊液中偶然发现,无诊断特异性。

10. **肿瘤细胞** 脑脊液中的肿瘤细胞来源于中枢神经系统原发性肿瘤和继发性肿瘤。前者可见于恶性程度较高的髓母细胞瘤、胶质瘤、生殖细胞瘤、室管膜瘤和脑膜瘤等;后者常见于肺癌、乳腺癌、黑色素瘤、胃癌、白血病及淋巴瘤等向中枢神经系统转移。

11. 出现细菌、隐球菌和寄生虫以及其他不能识别的细胞均属异常。

【注意事项】

1. 标本采集后应分装于 3 支试管中,每支 1～2ml。第一支用于生化或免疫检查;第二支用于病原微生物检查;第三支用于理学及显微镜检查,参见《全国临床检验操作规程（第 4 版）》。

2. 标本采集后应立即送检,1h 内及时检查。以免细胞变形、被破坏或因纤维蛋白原转变为纤维蛋白而凝固成块,影响细胞形态。如标本不能及时送检,可置于 4～8℃冰箱中暂时保存,2h 内送检。若超过 4h,结果报告时宜标注"细胞分类计数结果可能不可靠"。用于病原菌（如脑膜炎奈瑟菌）检查的标本要特别注意保温送检。

3. 使用腰椎穿刺包内带盖的无菌塑料试管作为采集容器,避免使用真空采血试管或痰杯等容器送检导致脑脊液标本污染。

4. 脑脊液标本应视为具有潜在感染风险的标本,操作过程应严格按照生物安全制度执行,注意自我防护。临床标本使用完毕后经高压灭菌处理后再按医疗废弃物进行丢弃。

（张　娟）

第十四章

浆膜腔积液检验

实验一 浆膜腔积液理学检查

【实验目的】

掌握浆膜腔积液理学检查的内容和方法。

【实验原理】

通过肉眼观察浆膜腔积液的颜色、透明度及有无凝固；采用比重计测定浆膜腔积液比重。

【实验材料】

1. **器材** 试管、试管架、比重计、比重筒。
2. **标本** 新鲜浆膜腔积液。

【实验操作】

1. **观察颜色** 以黑色为背景，在白色光下肉眼观察浆膜腔积液颜色并如实报告。颜色报告方式主要有"淡黄色""黄色""红色""白色"或"乳白色"等。

2. **观察透明度** 以黑色为背景，轻摇标本，在白色光下肉眼观察浆膜腔积液的透明度并如实报告。透明度报告方式分"清晰透明""微浑"或"浑浊"三级。

3. **观察凝固性** 倾斜试管，肉眼观察浆膜腔积液有无凝块形成并如实报告。可按"有凝块"或"无凝块"方式报告。

4. **测定比重** 将充分混匀的浆膜腔积液缓慢倒入比重筒中，标本量以能悬浮起比重计为宜。将比重计轻轻放入比重筒中并加以捻转，待其静置并自由悬浮于浆膜腔积液中（勿使其接触比重筒壁），水平方向读取与液体凹面最低点相重合的比重计上的刻度数值。

【参考区间】

1. **外观** 漏出液呈淡黄色，清晰透明，不凝固；渗出液呈深浅不同的红色、黄色、乳白色等颜色，不同程度的浑浊，可自行凝固或有凝块产生。

2. **比重** 漏出液＜ 1.015；渗出液＞ 1.018。

【注意事项】

1. 保持器材洁净干燥，比重计刻度准确。使用比重计后应立即浸泡并清洗干净，以免蛋白质凝固影响比重计的准确性。若标本量少，可使用折射仪测定比重。

2. 为防止浆膜腔积液凝固，采集标本时应加入 100mg/ml EDTA 钠盐或钾盐抗凝，每 0.1ml 抗凝剂可抗凝 6ml 标本；还须另留一管不加抗凝剂的标本，用以观察有无凝固现象。

3. 当标本外观改变不明显难以判断时，可借助灯光，在白色背景下观察颜色，在黑色背景下观察透明度。

（张　娟）

实验二　浆膜腔积液显微镜检查

【实验目的】

掌握浆膜腔积液细胞计数及分类的方法。

【实验原理】

1. 细胞总数计数　将浆膜腔积液直接或稀释一定倍数后充入改良牛鲍计数板,在显微镜低倍视野下计数一定区域内的细胞数目(包括有核细胞和成熟红细胞),经换算即可得出每升浆膜腔积液中细胞总数。

2. 有核细胞计数　将浆膜腔积液用冰乙酸溶解,破坏红细胞,或用白细胞稀释液稀释一定倍数后充入改良牛鲍计数板中,在显微镜下计数一定范围内的有核细胞数,经换算即可得出每升浆膜腔积液中的有核细胞数。

3. 有核细胞分类计数　有核细胞计数后由低倍视野转到高倍视野,依据有核细胞形态特征分别计数单个核细胞和多叶核细胞两大类,或将标本离心取沉淀物制成涂片,经瑞氏或瑞-吉染色后,在油镜视野下分别计数各种有核细胞的数量并计算出百分比。

【实验材料】

1. 器材

（1）试管、试管架、吸管、洗耳球、微量吸管、乳胶吸头。

（2）改良牛鲍计数板、盖玻片、绸布。

（3）载玻片、推片。

（4）显微镜、擦镜纸。

2. 试剂

（1）冰乙酸、白细胞稀释液、生理盐水或红细胞稀释液。

（2）瑞氏或瑞-吉染液。

（3）香柏油、95% 乙醇。

3. 标本　新鲜浆膜腔积液 8 ～ 10ml,可用标本专用管送检。

【实验操作】

（一）细胞总数计数

1. 手工法细胞计数　采用改良牛鲍计数板进行细胞计数,包括有核细胞和成熟红细胞计数。

（1）外观清晰透明或微浑的浆膜腔积液无须稀释,浑浊或血性标本须进行 10 ～ 200 倍稀释。

（2）细胞计数按以下程序进行

1）标本混匀:将标本充分混匀,充池前可用旋转式搅拌器混匀(时间不能超过 5min)或手工颠倒混匀 10 ～ 15 次,避免过度振荡造成细胞破损及气泡产生。

2）充入计数池:分别吸取少量充分混匀的标本,充入计数板两侧的计数池,静置 5 ～ 10min。

3）计数细胞:使用低倍镜(10×)浏览细胞分布情况,细胞分布应均匀(每个大方格内细胞数量相差宜不超过 10 个),细胞应无重叠,否则应重新充池。在高倍镜(40×)下选择合适的区域尽快进行细胞计数。每个计数池计数区域的确定原则:若初步估计 9 个大方格中细胞数少于 200 个,则计数 9 个大方格;若估计 9 个大方格中细胞数大于 200 个,则计数 4 个角的大方格;若估计 1 个大方格中细胞数大于 200 个,则计数中央大方格内 4 个角和中央 1 个中方格。计数压线细胞时,应遵循"数上不数下，数左不数右"的原则。

4）换算细胞数量：细胞总数 $/L = N \times 10 \times 10^6 (/L)$

式中，N 表示根据不同计数区域细胞数量换算成 1 个大方格细胞数；$\times 10$ 表示将 1 个大方格细胞数换算成 1μl 浆膜腔积液细胞数；$\times 10^6$ 表示由 1μl 换算成 1L。

（3）红细胞计数和有核细胞计数宜在同一计数池中完成，取两个计数池计数结果的均值进行报告；经稀释的标本细胞总数要乘以稀释倍数。

2. 仪器法细胞计数 实验室应选择具有体液细胞分析功能的仪器进行体液标本的检测，并确认仪器已获监管机构批准的检测标本类型、可进行计数的细胞类型以及报告参数能够满足实验室的需求。

（二）有核细胞计数

1. 手工法细胞计数 采用改良牛鲍计数板进行有核细胞计数。

（1）外观清晰透明或微浑的浆膜腔积液无须稀释，浑浊或血性标本须进行 10～200 倍稀释。

（2）裂解红细胞：取小试管 1 支，加入冰乙酸 1～2 滴，转动试管，使试管内壁黏附冰乙酸后倾去。滴入混匀的浆膜腔积液 3～4 滴，轻轻摇匀，并静置 2～3min 以破坏红细胞。

（3）细胞计数按手工法细胞总数计数程序进行。

（4）有核细胞计数宜在同一计数池中完成，取两个计数池计数结果的均值进行报告；经稀释的标本细胞总数要乘以稀释倍数。

2. 仪器法细胞计数 实验室应选择具有体液细胞分析功能的仪器进行体液标本的检测，并确认仪器已获监管机构批准的检测标本类型、可进行计数的细胞类型以及报告参数能够满足实验室的需求。

（三）有核细胞分类

1. 直接分类法 有核细胞计数后，由低倍视野转到高倍视野，经过冰乙酸处理后有核细胞的核形清晰可辨，可直接根据细胞形态及细胞核特征进行分类，共分类 100 个细胞，分别计数单核细胞和多叶核细胞的数量，结果以百分率报告。

2. 涂片染色法 可将浆膜腔积液以相对离心力 400g 离心 5～10min，将离心后的标本缓慢拿出，避免颠倒或晃动，用一次性塑料吸管缓慢吸出多余上清液，如底部沉淀量多或比较黏稠，可适当增加上清液残留量。将底部沉渣混匀，取大约 10μl 标本滴加在载玻片一端，用推片向另一端推，制成 2～4cm 长的涂片，推片角度为 30°～45°。涂片自然干燥，经瑞氏或瑞-吉染色后油镜下分类计数 100 个有核细胞，结果以百分率报告。

【参考区间】

漏出液 $< 100 \times 10^6/L$；渗出液 $> 500 \times 10^6/L$。

【注意事项】

1. 所用器材须保持清洁、干燥。

2. 有凝块的标本不能用于细胞计数和分类计数，但可用于细胞病理学检查，须先轻轻搅动凝块释出细胞并进行洗涤处理。为防止标本凝固，可加 100mg/ml EDTA 盐抗凝，每 0.1ml 抗凝剂可抗凝 6ml 标本。

3. 标本采集后及时送检，以免积液凝固或细胞破坏影响结果准确性。

4. 取标本前须充分混匀，以免影响计数结果。

5. 有核细胞直接计数时，应尽量弃去试管中的冰乙酸，否则会稀释标本，造成计数结果偏低。

6. 有核细胞分类计数时，若有核细胞不足 100 个，可直接写出单个核细胞和多叶核细胞的具体数量。

7. 涂片染色分类时，离心速度不能太快，否则会影响细胞形态；可采用细胞涂片离心机制片，以提高细胞分类计数的准确性。

8. 涂片染色分类时,至少制备 3 张涂片,以备查找癌细胞,必要时制备厚片。涂片干燥前可用乙醚、乙二醇等量混合,固定 30min,注意固定时间不能太长,不能高温固定,以免细胞皱缩。

9. 若发现间皮细胞和不能分类的异常细胞应另行描述,并作苏木精 - 伊红（HE）或巴氏染色查找癌细胞。

10. 因穿刺造成的血性浆膜腔积液,有核细胞计数结果必须校正,以排除因穿刺出血带来的白细胞的影响。

【实验讨论】

影响浆膜腔积液细胞计数的因素有哪些? 如何控制?

（张　霞）

实验三　浆膜腔积液黏蛋白定性检查

【实验目的】

掌握浆膜腔积液黏蛋白定性试验的原理和方法。

【实验原理】

当受到炎症等因素刺激时,浆膜腔上皮细胞分泌大量黏蛋白。黏蛋白是一种等电点为 3 ～ 5 的酸性糖蛋白,可在稀乙酸中生成白色雾状沉淀,即浆膜腔积液黏蛋白定性试验阳性。

【实验材料】

1. **器材**　100ml 量筒、滴管、乳胶吸头。

2. **试剂**　冰乙酸、蒸馏水。

3. **标本**　新鲜浆膜腔积液。

【实验操作】

1. **制备稀乙酸**　取 100ml 量筒,滴加 0.1ml 冰乙酸,再加入 100ml 蒸馏水,充分混匀（pH 3 ～ 5）,静置数分钟。

2. **加入标本**　吸取浆膜腔积液,在靠近量筒液面处,垂直逐滴滴下 1 ～ 3 滴。

3. **观察结果**　在黑色背景下观察有无白色雾状沉淀生成及其下降速度等。

4. **判断结果**　见表 14-3-1。

【参考区间】

漏出液为阴性,渗出液为阳性。

【注意事项】

1. 所用器材须保持清洁、干燥。

表 14-3-1　浆膜腔积液黏蛋白定性试验结果判断及报告方式

结果	报告方式
清晰不显雾状	阴性（-）
渐呈白色雾状	可疑（±）
加入标本即出现白色雾状	阳性（+）
呈白色薄云状	阳性（++）
呈白色浓云状	阳性（+++）

2. 加入的冰乙酸须适量并且与蒸馏水充分混匀,以保证 pH 在 3～5,否则将导致稀乙酸 pH 偏离黏蛋白的等电点而呈假阴性。

3. 按要求选取量筒及添加蒸馏水,以保证足够的观察高度。

4. 血性及浑浊的浆膜腔积液应先离心,取上清液进行测定。

5. 因球蛋白不溶于水,积液中球蛋白含量高时也可呈云雾状浑浊。可将积液滴加至纯蒸馏水中,如有白色云雾状沉淀,则为球蛋白不溶于水所致。

6. 白色浑浊不明显,下降缓慢,并较快消失者应判断为阴性。

7. 浆膜腔积液黏蛋白定性试验是一种筛检试验,对鉴别渗出液和漏出液意义不大。

【实验讨论】

黏蛋白定性试验的影响因素有哪些? 如何控制?

（张　霞）

第十五章
关节腔积液检验

实验一　关节腔积液理学检查

【实验目的】

掌握关节腔积液理学检查的内容和方法。

【实验原理】

肉眼观察关节腔积液的量、颜色、透明度、黏稠度及有无凝块等。

【实验材料】

1. 器材　刻度吸管、洗耳球、注射器、白色衬纸、黑色衬纸、试管、试管架等。

2. 标本　新鲜关节腔积液。

【实验操作】

1. 测定积液量　用刻度吸管或其他量器测定关节腔积液的体积。

2. 观察颜色　自然光下肉眼直接观察关节腔积液的颜色，以"无色""乳白色""红色""黄色""绿色""褐色""黑色"等文字如实报告。

3. 观察透明度　在黑色背景下肉眼直接观察透明度，以"清晰透明""微浑""浑浊"等文字如实报告。

4. 观察黏稠度　用注射器吸取标本，再从针头滴出，观察是否有线状拉丝形成及其拉丝长度，报告拉丝长度及黏稠度程度（高、正常、低）。

5. 观察有无凝块　轻轻倾斜试管，肉眼观察有无凝块及凝块所占积液体积的比例。结果报告：凝块占试管中积液体积的 1/4 为轻度；凝块占试管中积液体积的 1/2 为中度；凝块占试管中积液体积的 2/3 为重度。

【参考区间】

①量：0.1～2.0ml。②颜色：无色或淡黄色。③透明度：清晰透明。④黏稠度：高黏稠度，拉丝长度可为 2.5～5.0cm。⑤凝块：无凝块。

【注意事项】

1. 正常情况下，关节腔内仅少量液体，病理情况下，可有 3～10ml，因检查项目的不同，事先应准备好相关盛装容器。

2. 关节腔积液标本采集后，应分装在 3 支无菌试管中，第 1 管用于理学和微生物检查；第 2 管加适量肝素抗凝用于细胞学和化学检查；第 3 管不加抗凝剂用于观察凝固性。

3. 积液标本采集后，应立即送检，及时检查，否则应先分离细胞后再保存。以免因细胞内酶的释放而改变积液成分。

4. 颜色最好在白色背景下观察,透明度应以黑色为背景,且光线明亮,混匀后观察。

【实验讨论】

关节腔积液理学检查与浆膜腔积液理学检查有什么异同?

（刘　艳）

实验二　关节腔积液显微镜检查

【实验目的】

掌握关节腔积液显微镜检查的内容和方法。

【实验原理】

显微镜下计数一定体积关节腔积液的细胞数;将标本染色,根据细胞形态特点进行分类计数,并观察结晶。

【实验材料】

1. **器材**　试管、微量吸管、改良牛鲍计数板、载玻片等。
2. **试剂**　瑞氏(瑞 - 吉)染液、生理盐水等。
3. **标本**　新鲜关节腔积液。

【实验操作】

1. **细胞计数**

（1）直接计数法:清晰透明或微浑的关节腔积液,可直接充池计数。

（2）稀释计数法:外观明显浑浊的标本,可用生理盐水稀释后按直接计数法计数。

2. **细胞分类计数**

（1）直接涂片染色:外观明显浑浊的关节腔积液可直接涂片,干燥后经瑞氏或瑞 - 吉染色,油镜下分类计数 100 个有核细胞。

（2）离心涂片染色:外观清晰透明或微浑的关节腔积液,可离心后取沉淀物涂片,干燥后经瑞氏或瑞 - 吉染色,油镜下分类计数 100 个有核细胞。

3. **特殊细胞检查**

（1）类风湿细胞(RA 细胞):中性粒细胞质中含 10～20 个直径为 0.5～1.5μm 的黑色颗粒,主要分布在细胞边缘。

（2）红斑狼疮细胞(LE 细胞)。

（3）赖特细胞(Reiter 细胞):吞噬了退化变性中性粒细胞的吞噬细胞。

4. **结晶检查**　混匀关节腔积液,直接涂片或离心取沉淀物涂片,加盖玻片后镜检。

【参考区间】

①细胞计数:白细胞为(200～700)×10^6/L,无红细胞。②细胞分类计数:单核 - 吞噬细胞为 65%,淋巴细胞为 15%,中性粒细胞为 20%;偶见软骨细胞和组织细胞。③特殊细胞:无。④结晶:无。

【注意事项】

1. 关节腔积液标本宜用生理盐水或白细胞稀释液稀释。

2. 显微镜检查宜采用肝素抗凝标本,以免人为形成晶体,干扰镜检。

3. 若积液标本黏稠度高,细胞计数和分类计数前可用透明质酸酶处理,降低黏稠度;细胞量少时,应增加细胞计数区域;红细胞大量存在时,可用 0.1mol/L 盐酸或含 10g/L 白皂素的氯化钠溶液稀释,以破坏红细胞。

4. 结晶检查最好采用偏振光显微镜;结晶检查所用的载玻片和盖玻片应用乙醇处理并清洁后再

用擦镜纸仔细擦干,以消除外来颗粒杂质的影响。

5. 关节腔积液常见结晶及其形态、临床意义见表 15-2-1。

表 15-2-1　关节腔积液常见结晶特征及临床意义

结晶名称	光强度	形状	大小 /μm	临床意义
尿酸钠	强	细针状、短棒状	5 ～ 20	痛风
焦磷酸钙	弱	棒状、菱形	1 ～ 20	假性痛风,骨性关节炎
磷灰石	—	六边形,成簇光亮钱币形	1.9 ～ 15.6	急性或慢性关节炎,骨性关节炎
草酸钙	弱,不定	四方形,哑铃形	2 ～ 10	慢性肾衰竭,草酸盐代谢障碍
胆固醇	弱	盘状,少数棒状	5 ～ 40	类风湿关节炎,骨性关节炎
类固醇	强	针状、菱形	1 ～ 40	注射皮质类固醇
滑石粉	强	十字架形	5 ～ 10	手术残留

【实验讨论】

常见关节腔积液中病理性细胞和结晶有哪些,有什么特点及临床意义?

（刘　艳）

第十六章

临床脱落与穿刺细胞学检验

实验一 脱落细胞检查常规标本制备

【实验目的】

掌握细胞病理学常见标本的制作方法及应用。

【实验原理】

将各种细胞病理标本采集后,选择其具有病理意义的部分进行制片、固定和染色,制备成能用于显微镜下观察、诊断的涂片标本。

【实验材料】

1. **器材** 载玻片（厚度为 0.95～1.06mm）、推片、标本盒、10～50ml 离心管、塑料吸管、竹签、刮勺、标本架、振荡仪、离心机。

2. **试剂**

（1）黏附剂:用于蛋白含量少、黏附力差的液体标本。

1）Mayer 清蛋白黏附剂:购买商品化产品或自行配制。配制方法:将新鲜蛋清（1g 清蛋白加 20ml 蒸馏水）和纯甘油按 1:1 充分搅拌混合,在 55～58℃条件下用粗滤纸过滤,最后加入少量麝香草酚或樟脑等防霉剂,装入试剂瓶中,4℃贮存。

2）明胶铬明矾黏附剂:明胶 1.0g,铬明矾 0.1g,溶解于 100ml 蒸馏水中,再加入 10% 麝香草酚溶液 1ml。

3）多聚赖氨酸黏附液:商品化 0.1% 多聚赖氨酸贮存液,用去离子水按 1:10 稀释,多用于科研试验中。

4）Shaklee Basic H 和 Surgipath Staon 混合黏附剂:商品化 Shaklee Basic H 和 Surgipath Staon 按 1:9 混合为贮存液,该贮存液可至少保存 1 年,使用时将贮存液 20ml 加入 480ml 去离子水中,可保存 1 周。

（2）固定液

1）乙醚乙醇固定液:乙醚、乙醇按 1:1 混合,冰乙酸 10ml/1 000ml。

2）95% 乙醇固定液。

3）Carnoy 固定液:用于含血多的标本,由 95% 乙醇 60ml、氯仿 30ml 和冰乙酸 10ml 组成。

4）Saccomanno 固定液:用于痰标本固定,多用于痰细胞 DNA 提取,由蒸馏水 434ml、95% 乙醇 526ml 和聚乙二醇 1 540 贮存溶液 40ml 组成。

前两种是细胞病理标本常规涂片固定液,任选其中一种即可,对血性标本、细胞特殊检查标本则可以根据需求,选择相应的固定液。

（3）黏液液化剂：DTT 溶液，由 0.2% DTT 2g、60% 乙醇 600ml、3% 聚乙二醇贮存液 60ml、蒸馏水 340ml 组成。

（4）聚乙二醇 1 540 贮存溶液：在 1 000ml 量筒中加入蒸馏水或 50% 乙醇 500ml，加入聚乙二醇 1 540 固体试剂在 56℃孵育箱中溶化后的溶液 500ml，充分混匀后，贮存于带螺纹盖的试剂瓶中备用，用于配制与之相关的试剂。

（5）2% 聚乙二醇 50% 乙醇溶液：常用于尿液标本初固定，对尿液中不易溶解的固体物质有分散作用。由聚乙二醇贮存液 40ml、蒸馏水 435ml 和 95% 乙醇 525ml 组成。

（6）液基薄层细胞制片仪的配套试剂：如消化液、保存液、DTT 溶解液（1.0g DTT +10ml 消化液，避光冷藏保存）等。

3. 标本　细胞病理学标本必须新鲜，标本采集后，必须及早处理。如临床业务繁忙，不同种类的标本在以下规定时间内必须完成制片。

（1）富含黏液的标本：如痰液、呼吸道吸出物、宫颈分泌物或黏液囊肿液等，在 4 ～ 8℃冷藏，可以保存 12 ～ 24h。

（2）富含蛋白质的标本：如浆膜腔积液，在室温条件下可以保存 12 ～ 48h。

（3）蛋白含量低的标本：如尿液和脑脊液，不加保存液应在 2h 内完成制片。

（4）pH 低的标本：如胃液，应在数分钟内完成制片。

【实验操作】

1. 宫颈脱落细胞涂片制备

（1）取材：宫颈上皮移行区为子宫颈管的柱状上皮与子宫颈阴道部的鳞状上皮交界处，该处为子宫颈癌好发部位。采集细胞时必须充分暴露子宫颈外口，以无菌干棉签轻轻擦净宫颈口黏液，然后用宫颈毛刷在移行区（转化区）旋转 3 ～ 5 圈拭刮。将所得标本制成涂片，立即固定。

（2）制片

1）传统涂片法：直接涂抹法，即从载玻片的一端开始，与玻片平行涂抹，沿一个方向，一次涂抹而成，不要重复，涂布至玻片的 1/2 ～ 2/3 范围，一般涂抹的宽度要比盖玻片稍微窄些。

2）液基薄层制片：将装有细胞样本的保存液小瓶充分摇匀后，倒入离心管中，2 000r/min 离心 5min；取出离心管倒掉上清液，加入 5ml 清洗液摇匀，2 000r/min 离心 5min；吸取沉淀物，待上机制片（各仪器操作方法有所不同）。

（3）固定：将涂片立即放入固定液中或者喷洒固定液覆盖样本，固定 15 ～ 30min，备用，以防空气干燥而影响细胞形态，进而干扰阅片判读。

2. 痰脱落细胞涂片制备

（1）取材：用竹签挑取有诊断价值的痰液 1ml 左右置于干净的玻璃片上，然后用竹签将痰的多余液体部分刮去，剩余黏稠痰液约 0.2ml（黄豆粒大小），用竹签慢慢铺开，涂片厚度为 1 ～ 2mm，一般涂片 4 张。注意用竹签或镊子将痰液牵引开，首选血丝及其附近痰液、鲜血旁的黏液、灰白及细丝线样痰液。有组织块常提示有癌细胞，应送病理组织检查。血块、脓块、灰黑色胶冻痰、泡沫痰等常无癌细胞。

（2）制片

1）DTT 黏液液化法：在标本中加入 2 倍体积的 DTT 溶液（如 5ml 痰液加入 10ml DTT 溶液），充分混匀后，置于室温下 30 ～ 60min，并不断混匀，最后离心制片。

2）压拉涂片法：将标本挑取到载玻片约 1/3 交界处，用另一张清洁的载玻片盖在痰液上，轻轻旋转，然后在水平位置边压边拉，快速分开两张涂片。

3）传统涂片法：①转圈涂抹法，将痰液平铺在玻璃容器中，用竹签或镊子挑送带血丝及血丝旁的痰液、灰白色痰丝，尤其是含有乳白色颗粒状物、呈螺旋卷曲状的痰丝。选材时注意观察有无脱落的组织小块。挑取的可疑标本，从载玻片中心点开始，以顺时针方向，由内向外转圈涂抹，切忌重复或反向涂抹。②直接涂抹法,即从载玻片的一端开始,与玻片平行涂抹,沿一个方向,一次涂抹而成,不要重复,涂布至玻片的 1/2 ～ 2/3 范围,一般涂抹的宽度要比盖玻片稍微窄些。

4）液基薄层制片:即将装有标本的细胞保存液瓶置于振荡仪中振荡 10min,分离标本中的血液和打散黏液,静置 15min 后,待上机制片(各仪器操作方法有所不同)。

（3）固定:将涂片立即放入固定液中或者喷洒固定液覆盖样本,固定 15 ～ 30min,备用,以防空气干燥而影响细胞形态,进而干扰阅片判读。

3. 浆膜腔积液脱落细胞涂片制备

（1）取材:肉眼观察送检积液的物理性状很重要,可提示某些有关的疾病。应详细记录,以供观察涂片时参考。漏出液蛋白质含量低,细胞数量少,肉眼观察常为淡黄色水样清亮液体,主要由心力衰竭、肝硬化等引起。渗出液蛋白质含量高,细胞数量较多,肉眼观呈混浊状,主要由炎症或肿瘤引起,若积液中含较多红细胞,则呈淡红色或暗红色,含大量白细胞时,积液常呈黄白色。若积液凝固则说明有较多的纤维蛋白成分,含大量癌细胞时可见细小颗粒,有沙粒感。

（2）制片

1）液态标本:推片为首选方法,要求片膜的头、体、尾层次清晰,薄厚适度;有核细胞数量较少时,可制作 2 张无尾片,以提高阳性检出率。①将标本上部液体轻轻倒去,留底部 20 ～ 40ml,摇匀后分装于离心管中,以 600g 离心 10min。②倾去上清液,留底部 0.5ml 涂片,每管涂 1 ～ 2 张。③将标本滴在载玻片一端,左手平执载玻片(标本在载玻片右端),右手持推片从前方靠近标本,使标本沿推片边缘展开成适当的宽度,推片与载玻片呈 30° ～ 45°,立即推制成厚薄适宜的涂片(同血涂片制备法)。也可将吸出的标本滴在玻片一端,用吸管将其均匀摊开。浆膜腔积液也可使用液基薄层制片。

2）凝块标本:含高蛋白或血液的标本如果没有做抗凝处理则容易凝固,凝块通常黏附在容器一侧,须用敷药棒取出凝块制成细胞块(将凝块放入离心管中,加入 10% 中性甲醛溶液固定 30min 以上,然后脱水、石蜡包埋、切片、HE 染色),剩余液体需要用含黏附剂的载玻片按照方法 1）制片。

3）血性标本:为了提高脱落细胞浓缩比率,多于溶解红细胞后再按照方法 1）制片。常用的溶解红细胞方法:①制片前溶解红细胞,在 50ml 标本中加冰乙酸 1ml、溶血剂几滴或 0.1mol/L 盐酸几滴,红细胞溶解后,形成棕色外观的液体,但此法有可能引起脱落细胞形态改变。商品化 CytoRich Red 和 CytoLyte 试剂不仅能溶解红细胞,还能固定相关细胞成分,操作时,在 25 ～ 50ml 标本中加入试剂 1ml。②制片后溶解红细胞,在涂片制备后,加入 CytoRich Red 溶液几滴或浸入 CytoRich Red 溶液中 30s,再浸入固定液中。或将涂片放到 Carnoy 固定液中,Carnoy 固定液能溶解涂片上已经染色或未染色的红细胞。③染色时溶解红细胞,将染色或未染色涂片在 95% 乙醇中固定 5min 后,浸入 2mol/L 尿素溶液(将尿素 120g 加入蒸馏水 1 000ml 中)中 20 ～ 30s,再浸入固定液中。对已经染色封片的标本,须先将涂片浸入二甲苯、乙醇和水中,取下盖玻片后浸入尿素溶液中 20 ～ 30s,再将标本重新固定、复染、封片。

（3）固定:涂片制备完后,待其自然干燥或用电吹风冷风风干后立即放入固定缸内固定 15min,备用;血性标本可用 Carnoy 固定液固定 3 ～ 5min,直到涂片无色,然后放入 95% 乙醇固定液中固定 15min,备用。

4. 尿液脱落细胞涂片制备

（1）取材:①自然尿,留取新鲜晨尿,以中段尿为佳,一般不少于 50ml,连续检测 3 天。②导尿,如怀疑有肾盂或输尿管肿瘤,可在膀胱镜下做输尿管导尿。此法尿液中细胞成分较多,形态保存完整,并能提示肿瘤发病部位,留取输尿管和肾盂尿液不少于 10ml。③膀胱冲洗液,用 50 ～ 100ml 生理盐水或 Ringer 液,由尿道做膀胱冲洗,反复注入和抽吸 5 ～ 10 次,获得膀胱冲洗液。此法对膀胱鳞癌、原位癌及憩室内癌效果较好。④细胞刷片,在内镜直视下,可对膀胱、输尿管及肾盂等可疑部位采用特制小刷子来刷取细胞成分,细胞刷取后,直接制片,并立即放入 2% 聚乙二醇 50% 乙醇混合液中固定;若不能立即制片,也可将刷子直接固定在 70% 乙醇溶液中。切勿直接浸入甲醛或 Bouin 液中,防止细胞粘在刷子上不易制成涂片。

（2）制片

1）离心沉淀法：一般采用二次离心浓集法处理效果较好。①将全部尿液标本摇匀后，倒入 4～6 支离心管内，以 600g 离心 10min。②倾去上清液，如细胞成分较多，即可直接涂片；如沉淀很少，则将各管内沉淀再集中于 1 支试管内，以同样条件离心 5～10min，倾去上清液，将沉淀混匀，在载玻片上推成薄片或用竹签涂开，厚度以略能流动为佳。

2）Bales 法：此法制片细胞丰富、平铺、单层，细胞形态和结构保存好，可用于细胞图像分析。①取 50ml 尿液，以 600g 离心 10min。②倾去上清液，用滤纸吸去多余水分。③加入 3～5ml 2% 聚乙二醇 50% 乙醇固定液，固定 10min。④再同上法离心、去上清液，取沉渣混匀后涂片。⑤自然干燥 10～30min，用 95% 乙醇滴片固定 10min。

3）细胞离心法：按照 Bales 法步骤①、②处理标本后再进行下面的操作。①用移液枪准确吸取沉淀物 3μl，放入含 400μl 2% 聚乙二醇 50% 乙醇溶液的试管中。②用涡旋混匀器充分振荡，并防止细胞聚集。③取 2 支细胞离心管，用移液枪各加入 200μl 沉淀物，放入细胞离心机中离心 5min。④倾去上清液，将沉淀混匀，在载玻片上推成薄片或用竹签涂开，厚度以略能流动为佳，自然干燥 10～30min。

（3）固定：上述标本制片后均在 95% 乙醇或其他固定液中固定 10min，备用。

【注意事项】

1. 宫颈脱落细胞涂片制备

（1）取材与制片：①标本要新鲜，以棉签拭净黏液，注意不可用力擦拭，以免将诊断细胞大量擦除。用木制宫颈小刮板和宫颈毛刷在移行区（转化区）做 360° 旋转拭刮。最佳的样本应包含宫颈表面和宫颈管内细胞。重点在宫颈原始鳞柱交界和新鳞柱交界之间的区域进行取材。该区域为宫颈的转化区，是宫颈癌和宫颈癌前病变好发区。此外，若部分肉眼观察可疑病变区域在常规取材所不能采集到的部位，常规采集标本后还应在可疑异常的区域进行取材。②取样过程中宫颈出血明显时立即停止。③涂片时刷子应转动，尽量将所有标本涂于玻片上，并尽量多涂片，以提高异常细胞检出率，或用于特殊染色检查。④标本内的血、脓、黏液等会遮盖有效细胞成分，降低阳性细胞检出率，应尽可能除去，选材时，应注意检取标本的各个部位，以减少漏诊。⑤若为液体标本，要迅速将标本放入保存液中，并快速旋转（不低于 10 次），使宫颈黏液尽量留在保存液中。⑥涂片操作须轻巧，以免损伤细胞或造成细胞变形。涂片厚薄应适宜、均匀，玻片一端应留有贴标签处，涂片四周均应留有间隙。⑦标本要做好标记。

（2）固定：①标本制片后应立即固定，以免细胞被破坏和污染细菌。②黏液多的标本固定时间应大于 30min。③标本最好在固定缸内固定，滴片法固定标本易挥发，致固定效果不佳。④使用过的固定液必须过滤后才能再次使用，以防止细胞交叉污染，当乙醇浓度低于 90% 时应及时更换新液。⑤含血多的标本需要用溶解红细胞的固定液，否则易掉片或病理细胞被红细胞遮盖。

2. 痰脱落细胞涂片制备 ①痰液必须从肺部咳出，标本黏稠、可牵拉成丝，镜下有尘细胞、纤毛柱状上皮细胞方为合格标本。②痰液必须新鲜，收集后 1h 内送检，每次咳痰 2～3 口，总量为 2～3ml。痰液的性状与阳性率有密切的关系，因此挑送痰液中有价值的部分，可大大提高其阳性率。将痰液平铺在玻璃容器中，用竹签或镊子挑送带血丝及血丝旁的痰液、灰白色痰丝，尤其是含有乳白色颗粒状物、呈螺旋卷曲状的痰丝。选材时注意观察有无脱落的组织小块，以保证对痰性状的判断准确。③首先，晨痰在体内停留的时间较长，细胞往往发生不同程度的退变；其次，老年人，尤其是有慢性咽炎的人，清晨的第一口痰往往是上呼吸道的分泌物，使诊断的准确性降低。因此，主张最好在早晨排痰后，留取上午 8～9 时的新鲜痰，痰多者可以随时收集。④做纤维支气管镜检查者，在检查后当天或第 2 天留痰，痰中含有的癌细胞最丰富。⑤脓痰者应使用抗生素和祛痰药后再检查。⑥仔细挑选痰中不同部位的标本对提高阳性检出率非常重要，涂片时不宜太重、太厚。⑦如果痰液较稀薄，可用痰液细胞浓集法。将痰液直接收集至盛有 50% 乙醇 40 ～ 60ml 的瓶中,固定半小时后,用电磁搅拌打碎,然后离心沉淀,取沉淀物涂片。也可用胰蛋白酶消化法,但此法应用较少。⑧涂片操作须轻巧,以免损伤细胞或造成细胞变形。涂片厚薄应适宜、均匀,玻片一端应留有贴标签处,涂片四周均应留有间隙。⑨标本要做好标记。

3. 浆膜腔积液脱落细胞涂片制备

（1）取材与制片:①标本要新鲜,抽出后 1h 内必须送检。②标本量一般以 100 ～ 200ml 为宜,过少则阳性检出率低。③一般不加抗凝剂,有凝固者离心后取纤维蛋白凝块与红细胞之间的一层白膜涂片,复查时可加标本量 1/10 的 3.8% 枸橼酸钠抗凝。④液体标本离心速度不宜太快、时间不宜过长,以免人为造成细胞聚积成团,不利于形态观察。⑤液体标本由于容易出现退化变性,用瑞 - 吉复合染色效果比较好,染色后核结构疏松,染色质结构清晰,但细胞及核体积大于用巴氏和 HE 染色后的细胞。⑥蛋白含量少的积液标本须使用含黏附剂的载玻片,制作时可在载玻片上加 Mayer 黏附剂或明胶铬明矾黏附剂 1 滴,用玻璃棒均匀涂布,待干后备用。也可将载玻片浸入多聚赖氨酸黏附液或 Shaklee Basic H 和 Surgipath Staon 混合黏附剂中 5min,取出后待干备用。⑦将离心后的标本管缓慢拿出,避免颠倒或晃动,用一次性塑料吸管缓慢吸出上清液,靠近底部沉淀时可用加样器吸取多余上清液,如底部沉淀量多或比较黏稠,可适当增加上清液残留量。将底部沉渣混匀,取大约 10μl 标本滴加在载玻片一端,用推片向另一端推,制成 2 ～ 4cm 的涂片,推片角度为 30° ～ 45°,推片时根据沉渣的浊度或黏稠度调整推片角度和速度,浊度或黏稠度较大时,适当降低推片角度和速度;浊度或黏稠度较小时,适当增加推片角度和速度。注意多份标本制片时,推片不能重复使用或清洗后使用,避免交叉污染。⑧涂片操作须轻巧,以免损伤细胞或造成细胞变形。涂片厚薄应适宜、均匀,玻片一端应留有贴标签处,涂片四周均应留有间隙。⑨标本要做好标记。

（2）固定:①液体标本因不含黏液,细胞渗透好,固定 10 ～ 15min 即可。②涂片须干燥后固定,否则易掉片。③风干时,不推荐空气干燥、热风干燥、烘烤、加温等处理方法,以免细胞变形影响染色效果,造成错误诊断。④在沉淀物含量很低的情况下,涂片后立即固定细胞脱落量极少,可以在很大程度上提高制片染色质量而又不影响诊断结果。⑤其他同宫颈涂片。

4. 尿液脱落细胞涂片制备

①多喝水促进排尿以提高检出率,建议留取晨起第二次尿的中段尿或留存体内 2h 以上的尿液,女性患者应清洁外阴后留取,尿量不少于 200ml。②若不能及时送检可置于 4℃暂存,于 2h 内送达;若标本需要运输 2h 以上,可置于冰袋中（2 ～ 8℃）,常温放置较长时间会导致细胞退变、自溶,影响结果的准确性。③前列腺疾病、手术中、插尿管或部分无法留足 200ml 以上尿液的患者,标本可置于 4℃暂存,分段收集尿液至 200ml 以上送检。④如果泌尿系有炎症,应在炎症控制后再做此项检查,以免影响结果的准确性。⑤带尿袋的患者应在留尿前更换尿袋,尽量收集在体内留存 2 ～ 4h 的尿液。如果是晨尿中血尿很严重的患者,尽量避免收集血尿很严重时段的尿液。⑥尿液排出后在 1h 内完成制片固定。⑦可在标本瓶内放入聚乙二醇保存液 50ml（500g/L 聚乙二醇水溶液 50ml,乙酸 20ml,95% 乙醇 430ml）,让患者排尿在瓶中,送检,3 天之内细胞不会退变。⑧每份标本至少涂 4 张,制片厚度以略能流动为度,待晾干后即可浸入固定液中固定。⑨尿液标本中蛋白含量较少,通常使用含黏附剂的载玻片。⑩如果标本含大量蛋白质,会干扰染色反应,需要用平衡盐溶液洗涤沉淀物 1 ～ 2 次。⑪如果标本含大量血液,离心后应取黄褐色层细胞,或溶解红细胞后再操作。⑫涂片操作须轻巧,以免损伤细胞或造成细胞变形。涂片厚薄应适宜、均匀,玻片一端应留有贴标签处,涂片四周均应留有间隙。⑬标本要做好标记。

【实验讨论】

1. 如何针对不同标本采取相应的标本处理方法?
2. 如何评价液基细胞学制片方法?
3. 对血性标本如何溶解其中的红细胞?

4. 一张满意的涂片应有哪些特征？

（高　勇）

实验二　液基薄层细胞制片技术

【实验目的】

掌握液基薄层细胞制片的制作方法及应用。

【实验原理】

采集阴道或宫颈分泌物，获得脱落细胞后浸入液基细胞处理试剂中进行处理，试剂中的裂解成分能对红细胞进行裂解，去除红细胞对检验结果造成的干扰；同时试剂中的固定成分能保存固定白细胞、脱落上皮细胞等有价值的细胞；并使包裹在黏液中的有效细胞充分分离出来，防止有价值的细胞丢失。将有效细胞制备成细胞悬液，最后通过过滤离心方法清除黏液对制片的干扰，制成脱落细胞薄片。可用 HE 染色、巴氏染色或其他免疫组织化学染色等方法使细胞着色，再通过人工观察分析来检查阴道或宫颈的细胞形态，诊断子宫颈癌及其癌的前期变化、人乳头瘤病毒和单纯疱疹病毒感染。液基细胞学还可用于胸腔积液及腹水脱落细胞、尿沉渣、痰液脱落细胞、支气管刷片细胞检查等。

【实验材料】

专用保存细胞液的塑料瓶、转送细胞过滤膜、妇科专用滤膜（微孔 7～8μm）、非妇科滤膜（5μm）。

【实验操作】

1. **细胞混匀**　仪器旋转瓶内的过滤柱状桶在液体中产生强大的切力，分离随机聚合在一起的材料，将黏液分散开，而细胞簇保持完整。

2. **细胞收集**　轻微的负压作用在滤膜上，使细胞收集在滤膜表面上。当滤膜上的细胞密度正合适时，仪器停止过滤，然后过滤柱状桶从样品瓶中自动出来，稍倾斜，把滤液倒入废瓶中。

3. **细胞转移**　把过滤柱状桶再转移到玻片上，由于细胞的自然吸附性和玻片的静电作用，细胞对玻片比对滤膜的亲和力大，轻微的气压作用于滤膜上，使细胞从滤膜转送到玻片上。一旦转送完成，玻片就与滤膜分开，自动放入固定液容器中。

4. **制片前期处理**

（1）妇科标本的前期处理：用采集器采集标本后，将其置入保存液的小瓶中刷洗，一般是上、下、左、右充分刷洗，不可用采集器沿着一个方向搅动，避免含有细胞的黏液附着在采集器上。

大部分妇科标本不需要重新处理，直接置入保存液小瓶中即可。有 10%～15% 的标本因血或黏液过多影响阅片，需要再处理。

1）方法一：①将标本瓶内的标本全部倒入离心管内。②离心（2 500r/min，5min）。③弃去上清液。④取 25～30ml 含 DDT 的消化液加入剩下沉淀物的离心管中。⑤放在振荡仪上振荡（1 500～2 000r/min）。⑥第二次离心（2 500r/min，5min）后弃去上清液。⑦将样本与 20ml 保存液混合，移至标本瓶。⑧静置 15min 后，制片。

2）方法二：①将标本瓶内的标本全部倒入离心管内。②离心（1 000r/min，离心 5～20min）。③弃去上清液。④取 30ml 清洗液（含有冰醋酸）。⑤放在振荡仪上振荡（1 000r/min，运行 15～20min）。⑥再次 1 000r/min，离心 5～20min。⑦弃去上清，留下约 2ml 的沉淀物。⑧加入 20ml 的保存液，倒入原小瓶中，静置 20min 后，制片。

（2）非妇科标本的前期处理：非妇科标本包括穿刺液（FNA）、尿液、胸腔积液、渗出液以及呼吸道、胃肠道、乳腺等分泌物、各种体腔刷取物的标本；处理操作流程如下。

1）表层刮取标本：采集标本后直接放入盛有细胞保存液的标本瓶中，轻轻振荡标本瓶，使内容物混匀,静置 15min 后制片。

2）体液性标本

尿液、脑脊液（标本细胞量少）：①收集适量标本,离心（1 500～2 000r/min,5～10min）,弃去上清液。②将沉淀倒入盛有细胞保存液的标本瓶中。③将标本瓶静置 15min 后,制片。

胸腔积液、心包积液、腹水等浆膜积液：①收集适量标本放入离心管内,1 500～2 000r/min,离心 5～10min,弃去上清液。②取 30ml 清洗液（如果标本带血,可用 30ml 消化液取代清洗液）。③放在振荡仪上振荡,1 500～2 000r/min,10min。④以 1 500～2 000r/min,离心 5～10min。⑤弃去上清液（如果样本仍带有血或黏液,重复步骤③至④）。⑥将沉淀倒入盛有细胞保存液的标本瓶中。⑦将标本瓶静置 15min 后,制片。

胸腔积液、腹水标本应在取样时加入抗凝剂,若标本量较多,在前期处理时应取标本自然沉淀后底部的 10～15ml,离心沉淀后（1 000～1 500r/min,10min）弃去上清,取沉淀物,继续按步骤②操作。要进行手工涂片对照。

3）黏液性标本（如痰液标本）：①取适量标本（黄豆粒大小）,放入有 30ml 清洗液（若所取标本含血较多,可加入含 10% 冰醋酸的消化液 20～30ml）离心管内,并加入适量 DTT 溶解液,1 500～2 000r/min,振荡 10min。②1 500～2 000r/min,离心 5～10min,弃去上清液（观察细胞层,若肉眼仍可见血或黏液则重复步骤①）。③弃去上清后将沉淀倒入盛有细胞保存液的标本瓶中。④将标本瓶静置 15min 后,制片。

【注意事项】

1. 制片过程中更换滤膜时避免污染。

2. 标本的量应适宜,避免过量造成制片效果不佳。

3. 标本从离心管置入保存液瓶时,需要用保存液反复冲洗离心管。尤其是部分标本离心后肉眼观察不到的沉淀,更需要反复冲洗。

4. 标本在保存液瓶中需要静置 20min 方可制片。

5. 所有非妇科标本在标本量够的情况下,应制作常规涂片,进行对比镜检。

6. 如果用转速 1 000r/min,应运行 15～20min。

7. 标本用消化液清洗后,离心沉淀物控制在 2ml 内,带有过多消化液的标本制片会影响染色,尤其是重新处理的妇科标本。

【实验讨论】

1. 妇科标本的前期处理和非妇科标本的前期处理有何不同？

2. 影响制片效果的因素有哪些？

3. 标本移至细胞保存液瓶中,有哪些注意事项？

（高　勇）

实验三　脱落细胞检查基本染色技术

◀ ## 一、巴氏染色法

【实验目的】

掌握巴氏染色的操作方法、注意事项及标本中各种细胞的着色特点。

【实验原理】

细胞染色是使染料透入被染物,并被收留于其内部的一种过程。细胞成分对各种染料的反应取决于其化学结构对染料的吸附与亲和力，因而在染色后可以看到不同的着色，从而区分各种细胞或成分。巴氏染色主要染料有苏木精、伊红、淡绿及橘黄 G 等，可以和细胞不同的化学成分结合而具有多色性染色效能，具有染色透明性好、细胞核结构清晰及可显示细胞分化程度等特点。适用于对来自鳞状上皮组织的标本染色及观察阴道涂片中雌激素水平对上皮细胞的影响。

【实验材料】

1. 器材 载玻片、盖玻片、染液缸、镊子等。

2. 试剂

（1）赫氏（Harris）苏木精染液：用于染细胞核。将 1.0g 苏木精溶解于 10ml 无水乙醇或 95% 乙醇中。另将 20g 研碎的硫酸铝钾（钾明矾）放入 1 000ml 容积的烧杯中，加入蒸馏水 200ml，加热使其完全溶解，当温度达到 90℃时，加入苏木精乙醇溶液，边加边搅拌并迅速加热至沸腾，离开火源。再将 0.5g 黄色氧化汞粉末徐徐加入其中，并随时搅拌，注意防止沸溢，再继续加热至溶液呈紫色为止。立即置于冷水中冷却，以免溶液过度氧化变为棕色沉淀。次日过滤，置于棕色试剂瓶中备用。此为苏木精原液，至少放置两周后才能使用，也可存放数月或数年。用时将苏木精原液加等量蒸馏水混合后即可使用。在每 100ml 苏木精染液中加冰醋酸 5ml，则核的染色效果较佳。

（2）橘黄 G（OG）染液：用于染角蛋白。橘黄 G 是一种小分子染料，染料配制方法见表 16-3-1。配制后储存在深棕色瓶子中，使用前过滤。

表 16-3-1　橘黄 G 染液配制方法（1 000ml）

成分	改良 OG	OG-6
10% 橘黄 G*/ml	20	50
95% 乙醇 /ml	980	950
磷钨酸 /g	0.15	0.15

注：* 10g 橘黄 G 染料溶解于 100ml 蒸馏水中，贮存于棕色瓶内，过滤后使用。

（3）乙醇伊红（eosin-alcohol，EA）染液：EA 染液配制方法见表 16-3-2，用于染胞质。

表 16-3-2　EA 染液配制方法（1 000ml）

成分	EA36（用于妇科标本）	EA65（用于非妇科标本）	改良 EA（用于涂片标本）
淡绿	E 液 450ml	E 液 225ml	C 液 10ml
俾士麦棕	F 液 100ml	F 液 100ml	–
磷钨酸 /g	2.0	6.0	2.0
饱和碳酸锂	10 滴	–	–
伊红	G 液 450ml	G 液 450ml	D 液 20ml
95% 乙醇 /ml	225	225	700
无水甲醇	–	–	250ml
冰乙酸	–	–	20ml

注：1）EA 水溶性贮备液的配制（均把染料溶解在 100ml 的蒸馏水中）：A 液为 2% 淡绿，B 液为 10% 俾士麦棕，C 液为 3% 淡绿，D 液：20% 伊红。

2）EA 乙醇溶性贮备液的配制：E 液为 0.1% 淡绿（50mlA 液 + 95% 乙醇 950ml），F 液为 0.5% 俾士麦棕（5ml B 液 + 95% 乙醇 95ml），G 液为 0.5% 伊红（5g 伊红 + 95% 乙醇 1 000ml）。

（4）0.5% 盐酸乙醇溶液：用于分色，脱去吸附过多的苏木精染液。70% 乙醇 1 000ml 加浓盐酸 5ml。

（5）稀碳酸锂溶液：用于碱化，纠正盐酸对细胞核的褪色作用。1 000ml 蒸馏水加 100ml 饱和碳酸锂或 3% 氨水。

（6）乙醇溶液：用于脱水，50%、70%、80%、95%、无水乙醇溶液。

（7）乙醇乙醚：用于固定，乙醚 495ml，95% 乙醇 495ml，冰乙酸 10ml。

（8）二甲苯：用于封片前的透明。

（9）光学树脂胶：用于封片，加入 1g 丁羟甲苯可防止标本褪色。

3. **标本** 脱落细胞涂片。

【**实验操作**】

1. **入水** 将固定好的标本在自来水中来回浸洗 3～5min，以去掉多余乙醇，使核在水溶性苏木精染液中易着色。

2. **染细胞核** 浸入苏木精染液中 6min，取出后用自来水漂洗，洗去多余的颜色。

3. **分色** 浸入 0.5% 盐酸溶液中数秒钟，以涂片变成淡红色为宜，立即放入自来水中轻轻漂洗。

4. **碱化** 浸入稀碳酸锂溶液中碱化 1～2min，直至涂片转为蓝色，用自来水漂洗。

5. **脱水** 依次浸入 50%、70%、80% 和 95% 乙醇中浸洗，各 2min。

6. **染细胞质** 浸入橘黄 G 染液中 1～2min，然后在 95% 乙醇中浸洗（2 次）。再浸入 EA 染液中 2～3min，然后在 95% 乙醇中浸洗（3 次）。

7. **脱水透明** 在无水乙醇中浸洗 2～3 次，二甲苯中浸洗 2～3 次，各 2min。

8. **封片** 在盖玻片上加 1～2 滴光学树脂胶进行封片，用小镊子挤出气泡。

【**染色结果**】

上皮细胞核呈深紫蓝色或深紫色，核仁呈红色。鳞状上皮底层、中层细胞胞质呈深蓝色，角化前细胞胞质呈淡蓝色或淡绿色，角化细胞呈粉红色，过度角化细胞呈橘黄色。柱状上皮细胞胞质呈淡绿色。红细胞呈红色，白细胞胞质呈淡蓝色或绿色，核呈深蓝黑色；黏液呈淡蓝色或粉红色。

【**注意事项**】

1. 标本应新鲜、立即固定。

2. 苏木精染细胞核的时间长短可随室温和染料情况而定。放置过久的染液或夏季容易着色，染色时间可略短；新配制的苏木精染液、应用已久较稀释的苏木精染液或冬季不易着色，染色时间可稍长。一般苏木精染液可以使用较长时间，每天增加少量新鲜染液即可。

3. 苏木精染液放置后，表面常浮有一层带金属光泽的染料膜，因此在染色前应将染液过滤，以免染料膜黏附在标本表面妨碍镜检。

4. 因分色作用在瞬间完成，时间切勿过长。分色完毕后，立即用自来水彻底清洗干净，以免细胞核褪色。若苏木精染色太深可适当延长分色时间。盐酸乙醇溶液须每天更换新液。

5. 细胞核着色不佳原因

（1）细胞核着色过浅：①盐酸分色时间过长或苏木精染液使用时间过长；②在固定之前涂片已干燥，因此对巴氏染色的涂片需要严格遵守湿固定的原则；③在放入苏木精之前，未在水中浸足时间，染料不能穿透全涂片；④自来水的 pH 偏酸性。

（2）细胞核着色过深：①盐酸溶液浓度不够；②血液多和蛋白质多的液体标本容易造成细胞核染色过深，可先处理之后再制备标本。

6. 碱化后要充分清洗才不会妨碍细胞质着色及标本制成后颜色的保存。稀碳酸锂溶液须每天更换新液。

7. EA 染液和橘黄 G 染液性质不太稳定，最好每周更换新液。

8. Harris 苏木精染液中加入冰醋酸，可使核的染色效果较佳。冰醋酸的加入量（2%～3%）会影响苏木精的着色能力和清晰度，量少会导致核质共染，背景不清晰；量多可抑制苏木精和铝离子的结合，使着色成分减少、着色力下降。

9. 细胞质着色不佳原因

（1）全片内胞质都淡染：需要延长染色时间或更换新液。

（2）巴氏染色胞质不分色，均为浅红色，提示：①涂片在固定前已干燥；②涂片内有大量球菌样细菌，影响胞质染色；③EA染液的pH不恰当所致，如染色均为红色，可以加少许磷钨酸溶液纠正，如染色均为蓝色或绿色，可以加少许饱和碳酸锂溶液纠正。对于改良EA染液，每100ml染液加入2ml冰乙酸后染色效果更佳，染液使用更持久。

（3）胞质染成灰色或紫色：苏木精染色时间过长或盐酸分色效果不佳。

（4）使用含有碳蜡或油脂固定液固定的涂片，在染色之前，应放入95%乙醇中充分浸泡30min以上甚至过夜，否则会影响染色效果。

（5）对不同的标本应该使用不同的EA染液。一般认为，EA36用于妇科标本，而EA65或改良EA用于非妇科标本。

10. 用浸入法固定涂片，固定液要每天过滤或经常更换新液，以防污染。

11. 加水、脱水、透明用的乙醇溶液要每天过滤，定期测其浓度，适时更换新液。

◀ 二、苏木精-伊红染色法

【实验目的】

掌握苏木精-伊红染色法（HE）标本中各种细胞的着色特点、染色方法及注意事项。

【实验原理】

苏木精染细胞核，伊红染细胞质，试剂配制及染色过程与巴氏染色法相似。本法染色透明度好，核与胞质对比鲜明，染色效果稳定，且方法较简便，易掌握，染液渗透性强，被广泛用于各种脱落细胞染色。

【实验材料】

1. **器材**　载玻片、盖玻片、染液缸、标本杯、镊子等。

2. **试剂**

（1）苏木精染液、0.5%盐酸乙醇、稀碳酸锂溶液、各种浓度的乙醇溶液等，均同巴氏染色法。

（2）0.5%伊红溶液：将5g伊红Y完全溶解于1000ml蒸馏水中，加入10滴冰乙酸和少许麝香草酚，可以增强染色效能和防腐。

3. **标本**　脱落细胞涂片。

【实验操作】

（1）入水、染细胞核、盐酸分色、碱化等方法同巴氏染色法。

（2）染细胞质：浸入伊红染液中1min，用自来水漂洗，除去多余伊红。

（3）脱水透明：依次浸入50%、70%、80%、95%乙醇和二甲苯（2次）中浸洗，各2min。

（4）封片：同巴氏染色法。

【染色结果】

上皮细胞核呈深紫蓝色，细胞质呈淡玫瑰红色；红细胞呈淡朱红色，白细胞核呈深蓝黑色，胞质呈淡红色，黏液呈粉红色。

【注意事项】

本法胞质染色多彩性不及巴氏染色法，故不宜做鳞状上皮细胞分化情况的观察。其他同巴氏染色法。

◀ 三、瑞-吉复合染色

【实验目的】

掌握瑞-吉复合染色的各种上皮细胞的着色特点、操作方法及注意事项。

【实验原理】

同血涂片染色。本法常用于血液及骨髓细胞标本、胸腔积液、腹水、穿刺标本等,尤其适于恶性淋巴瘤的诊断及分型。操作简单,对胞质中颗粒与核染色质结构显示较清晰。

【实验材料】

1. **器材**　蜡笔、染色架、洗耳球。

2. **试剂**

（1）瑞氏染液:瑞氏粉 1g,加入甲醇（AR 级以上）500ml,充分混匀,密封瓶口,在室温暗处存放 7 天后即可应用,染液放置越久则染料溶解、分解就越好,其染色效果也越好,一般储存 3 个月以上为佳。

（2）吉姆萨染液:吉姆萨粉 0.5g 加入 33ml 丙三醇（甘油,AR 级以上）中混匀,放在 56℃水浴箱中 3h 以上,中间混匀 3～5 次,取出后冷却至室温,再加入 33ml 甲醇（AR 级以上）中,混匀后放于棕色瓶内,室温下静置 7 天,过滤后再使用。染色放置越久,其染色效果越好。

（3）磷酸盐缓冲液（pH6.4～6.8）:配制方法同血涂片染色。

（4）吉姆萨 - 磷酸盐缓冲液混合液:吉姆萨染色液 2～3ml,加磷酸盐缓冲液 30～40ml,混匀即可使用。试剂要求新鲜,每天上午、下午可各配制 1 次。

3. **标本**　脱落细胞涂片。

【实验操作】

将脱落细胞涂片在瑞氏染色液中染 2～3s,取出后立即放入吉姆萨 - 磷酸盐缓冲液混合液中染色 15～25min（根据涂片质量和细胞数量适当调整染色时间,如穿刺物涂片染 15min,体液细胞涂片染 20min）,取出,用流水从玻片一侧冲洗,自然晾干或用干净滤水纸吸干后镜检。

【染色结果】

①涂片外观为淡紫红色,低倍视野下细胞分布、着色均匀。②成熟粒细胞胞质染淡粉红色并可见颗粒,幼稚阶段粒细胞胞质染蓝色并可见颗粒,淋巴细胞胞质染天蓝色,单核及吞噬细胞胞质染灰蓝色。③红细胞呈粉红色双凹圆盘状。④分化好的鳞癌细胞胞质多染淡粉红色,分化差的鳞癌细胞胞质染深蓝色,腺癌细胞胞质多染深蓝色,并可见囊状大空泡,间皮细胞胞质染淡蓝或深蓝色。⑤细胞核呈紫红色,染色质和副染色质清晰,粗细松紧可辨。由于瑞 - 吉复合染色没有脱水过程,各种细胞核体积比前两种染色法都大一倍左右,核染色质清楚,固缩现象少见。

【注意事项】

同血涂片染色。

【实验讨论】

1. 三种染色法各有何特点,影响染色结果的因素有哪些?

2. 简述三种染色方法中各种细胞的着色特征。

3. 瑞 - 吉复合染色后上皮细胞的形态与其他两种染色法最大的区别是什么?

（孙玉鸿）

实验四　宫颈脱落细胞病理学观察

◀ **一、阴性（无上皮内病变或恶性病变）**

【实验目的】

掌握宫颈鳞状上皮、柱状上皮细胞正常形态特征,掌握萎缩性阴道炎、放疗反应的涂片特征,掌握常见病原体感染的涂片特征。

【实验原理】

将标本制片、染色后，在显微镜下观察脱落细胞形态，寻找病变细胞。

【实验材料】

1. **器材** 显微镜。
2. **标本** 宫颈良性病变的传统巴氏涂片或液基涂片。

【实验操作】

以低倍视野为主，结合高倍视野或油镜视野观察并诊断。

1. **镜下特点** 在阴性涂片中主要观察正常上皮细胞成分、非肿瘤性细胞变化和反应性细胞变化。阴性病变见于健康人群或有明确病原体感染（尖锐湿疣除外）、炎症反应性改变、放疗相关改变、萎缩性改变、放置宫内节育器、激素治疗的人群。

2. **诊断标准**

（1）正常：涂片以大量表层鳞状上皮细胞为主，柱状上皮细胞少见，细胞形态、大小、结构正常，涂片背景干净，细胞成分单纯。

（2）炎症反应性改变：急性炎症主要由病原体感染或其他致炎因子所致。上皮细胞表现为变性坏死，涂片背景污秽，有大量的中性粒细胞，可找到病原体。慢性炎症时上皮细胞分布、数量明显增多，细胞出现多形改变，出现核肥大、核固缩、核碎裂、核异形等改变。常有鳞状化生，细胞核增大为正常中层细胞的 1.5～2 倍或更大，但深染不明显，可出现双核或多核，核形整齐光滑，大小较为一致，核染色质呈细颗粒状均匀分布，有时出现小核仁。柱状上皮细胞表现为分泌功能亢进，呈高柱状或杯状，内含大量黏液，胞质呈透明样，核可增大到更大。

（3）修复细胞改变：常呈单层片状平铺，细胞边界清楚，很少出现单个细胞的改变，核大小不等，呈椭圆形或圆形，染色质呈均匀细颗粒状，核仁明显是其特征，胞核极性一致，可见核分裂象，胞质较丰富，呈嗜碱性。

（4）放疗相关改变：①细胞明显增大，出现畸形，但核质比例无明显失常；②胞质中出现空泡或多彩染色；③胞核增大伴退变，核染色质淡染，可固缩或呈污状，出现空泡；④核大小不一致，双核和多核常见；⑤放疗引起组织修复细胞出现时，可见明显核仁或多个小核仁；⑥无分化差的恶性细胞。

（5）萎缩性阴道炎：①大量底层细胞占涂片 2/3 以上，形态大小不一，多为圆形或卵圆形，表层细胞极少见；②基底细胞增生及化生，可见星形等变形底层细胞，核大、深染；③出现萎缩细胞、早熟角化细胞，胞质呈嗜酸性，出现核固缩、核碎裂、核致密深染及核变形等退行性变；④常伴组织细胞出现，有大量炎性细胞；⑤丰富的炎性渗出物和嗜碱性颗粒状背景。

【注意事项】

1. 要求阅全片，有顺序、依次移动视野。在移动视野时须与前一视野有相互重叠部分，以免漏诊。

2. 低倍视野观察是脱落细胞学诊断主要使用的镜检手段，扫视范围大，阅片速度快，所以要求掌握低倍视野下各种脱落细胞的形态、大小。当低倍视野下发现异常细胞时，再转高倍视野（巴氏染色标本或 HE 染色标本）或油镜（瑞-吉复合染色标本）进行确诊，仔细观察和比较细胞核、细胞群的细微结构、形态及涂片背景等。

3. 对涂片标本作诊断时须按照正确的报告方法报告结果，恶性标本尽量做到确诊→分型→分化程度（不硬性要求）。

4. 实验报告要求绘制一张对该片诊断具代表意义的集中视野图，注明标本来源和所绘细胞名称，标明放大倍数，写出诊断依据（根据镜下细胞特征描述）及最后结论。

5. 宫颈阴道部被覆复层鳞状上皮，宫颈管被覆柱状上皮，故在宫颈涂片中鳞状上皮细胞、黏液柱状上皮细胞、纤毛柱状上皮细胞均可见到，以鳞状上皮细胞多见。

6. 子宫颈外口是柱状上皮与鳞状上皮交界处,在炎症等因素影响下易产生鳞状化生及非典型化生。这种形态改变易与鳞癌混淆,鉴别诊断的关键是核的形态结构,前者不具有恶性特征。

7. 宫颈涂片常以中层细胞核大小为诊断标尺,也可用完整中性粒细胞为诊断标尺。

【实验讨论】

请分别描述各层鳞状上皮细胞、柱状上皮细胞的形态特征。

二、非典型鳞状细胞

【实验目的】

掌握意义不明确的非典型鳞状细胞(ASC-US),不除外高级别鳞状上皮内病变(ASC-H)涂片特征及诊断标准,绘出视野图,并写出诊断依据。

【实验原理】

同上。

【实验材料】

1. 器材 显微镜。

2. 标本 宫颈非典型鳞状细胞(ASC)的传统巴氏涂片或液基涂片。

【实验操作】

以低倍视野为主,结合高倍视野或油镜视野观察并诊断。

1. 镜下特点 育龄期女性以中、表层细胞为主,老年妇女以底层细胞为主,底层细胞或化生细胞增多,有鳞化及非典型化生改变,宫颈柱状上皮细胞增多,核稍深染,呈蜂窝状排列。绝经期女性可见萎缩细胞、角化不良细胞,细胞成分增多,显脏。

2. 诊断标准

(1)ASC-US:①核增大,比正常中层细胞核大 2.5～3 倍,核质比增高。②核和细胞形态轻度不规则。③可以见到双核、多核细胞。④细胞核轻度深染,染色质呈块状,分布均匀。⑤核轮廓光滑、规则,少见不规则的核轮廓。

ASC-US 包括:①诊断 HPV 证据不足,又不除外者。②非典型化生细胞。③非典型修复细胞。④与萎缩有关的非典型鳞状细胞。⑤角化不良(异常角化)。

(2)ASC-H:①涂片中异常细胞较少,细胞改变发生在不成熟化生细胞或副基底层细胞中,常单个出现,或呈少于 10 个细胞的小片状,也可成串排列在黏液中。②核增大为正常中层细胞的 1.5～2.5 倍,核质比增高,接近高级别鳞状上皮内病变(HSIL)。③细胞群中核拥挤、重叠、极性紊乱或难以辨认,细胞呈多角形。④细胞改变符合 HSIL,但数量太少。

ASC-H 包括:①重度非典型未成熟化生细胞。②储备细胞重度非典型增生;有少数非典型小细胞,诊断 HSIL 证据尚不充足。③非典型修复细胞与癌难鉴别时。④不规则形状的组织碎片,细胞排列紧密,极性紊乱,核增大(液基涂片中胞核为中性粒细胞的 2～3 倍),染色质稍深染,胞质较少,或有角化。⑤放疗后不能分辨出是 HISL 还是癌时。⑥裸核较多,难以肯定为 HSIL 时。

【注意事项】

① ASC 反映的是检查者对这些标本无法做出精确和可重复性判读的状况,因此,其诊断比例不应超出鳞状上皮内病变的 3 倍。② ASC-H 可能有癌前病变,应行阴道镜下活检,如为阴性,亦应该追踪随访。

【实验讨论】

1. 请描述非典型化生细胞、萎缩细胞、角化不良细胞的形态特征。

2. 诊断为 ASC 须具备哪些基本特点?

三、低级别鳞状上皮内病变

【实验目的】

掌握低级别鳞状上皮内病变（LSIL）涂片特征及诊断标准，绘出LSIL视野图，并写出诊断依据。

【实验原理】

同上。

【实验材料】

1. **器材** 显微镜。

2. **标本** 宫颈LSIL的传统巴氏涂片或液基涂片。

【实验操作】

以低倍视野为主，结合高倍视野或油镜视野观察并诊断。

1. **镜下特点** ①LSIL细胞体积大。②核异常仅限于中层或表层细胞。③细胞单个散在或呈单层片状排列，细胞呈多角形。④巴氏染色胞质嗜伊红或蓝染，胞界清楚。⑤可以显示或不显示HPV感染特征。

2. **诊断标准** ①核异常仅限于中层或表层细胞，单个散在或呈单层片状排列，细胞边界清楚。②核增大至少3倍，核质比轻度增高。③核大小、形态中度不一致，常见双核或多核。④核深染，染色质细颗粒状，分布均匀。⑤无核仁或不明显，核膜清楚，可轻度不规则，也可模糊不清。⑥表现为HPV感染时，出现特征性挖空细胞，核周空晕，边缘胞质浓染，并有上述核异常，但只有核周空晕而无核异常则不能诊断，同时还可出现大量非典型异常角化细胞及体积大的多核细胞。

【注意事项】

①LSIL相当于宫颈上皮内瘤变1级（CIN1）、轻度非典型增生，三者之间可以互换使用。②诊断为LSIL须做阴道镜活检，由临床处置。

【实验讨论】

LSIL涂片的镜下特点有哪些？

四、高级别鳞状上皮内病变

【实验目的】

掌握高级别鳞状上皮内病变（HSIL）的涂片特征及诊断标准，绘出HSIL视野图，并写出诊断依据。

【实验原理】

同上。

【实验材料】

1. **器材** 显微镜。

2. **标本** 宫颈HSIL的传统巴氏涂片或液基涂片。

【实验操作】

以低倍视野为主，结合高倍视野或油镜视野观察并诊断。

1. **镜下特点** ①以底层非典型细胞为主，常见异常角化细胞。②可见成片底层细胞或底层非典型细胞。③储备细胞增生，原位癌时可见异型储备细胞和底层型/储备细胞型癌细胞，散在或成群分布。

2. **诊断标准** ①细胞单个、成片或聚集成团。②细胞核异常主要见于未成熟细胞或致密化生型的鳞状细胞。③核增大与LSIL相同或稍小，核质比明显增高。④无核仁，核深染明显，染色质呈细颗粒状或块状，但分布均匀。⑤核膜轮廓不规则，常有凹陷或核沟。⑥胞质形态多样，易见异常角化细胞。⑦原位癌时可见异型储备细胞和底层型/储备细胞型癌细胞。

【注意事项】

HSIL 包括中度及重度非典型增生、CIN2 及 CIN3、原位癌,诊断中若能鉴别出应尽量指明,比如"不能除外早期浸润癌"等。因局部病变大小和病变程度不同,正常和异常上皮细胞的成分及数量多少可不等。

【实验讨论】

1. HSIL 包括哪些病理改变?
2. 试述 LSIL 与 HSIL 诊断的不同点。

五、鳞癌

【实验目的】

掌握宫颈鳞癌细胞的诊断标准,非角化型、角化型鳞癌细胞的形态特征及涂片背景特征,注意鳞癌与非典型细胞的鉴别。绘出宫颈鳞癌视野图,并写出诊断依据。

【实验原理】

在细胞学涂片上,根据细胞的大小、形态、细胞群的分布、细胞核和细胞质等特征来识别肿瘤细胞的起源和类型。一般来说,细胞核的改变是区别良恶性细胞的标准,胞质的改变是鉴别肿瘤类型和分化程度的标准。

【实验材料】

1. **器材**　显微镜。
2. **标本**　宫颈鳞癌的传统巴氏涂片或液基涂片。

【实验操作】

以低倍视野为主,结合高倍视野或油镜视野观察并诊断。

1. **镜下特点**　①癌细胞具有恶性细胞一般特征,具有鳞癌的特点,常有成团脱落的癌细胞群。癌细胞的大小、形态显著不一致,呈多形性。②核畸形明显,核增大且大小不一,深染明显,有明显增大的单个或多个核仁。③核质比明显失调,常嗜伊红。④涂片背景污浊,常有细胞碎屑、坏死和出血。

2. **诊断标准**

（1）非角化型鳞状细胞癌:①细胞散在或成团排列,多为底层细胞大小,也可见中表层癌细胞。②核增大,多数细胞核质比重度失调,核仁易见,核形不规则,染色质增多,呈块状或粗颗粒状,分布不均匀。③多数细胞胞质量少,嗜碱性,巴氏染色呈蓝色。④涂片背景易见炎性细胞、红细胞和颗粒状蛋白质退变物、坏死细胞碎片等,即癌性背景明显。液基涂片中癌性背景和侵袭性特点不如传统巴氏涂片明显。

（2）角化型鳞状细胞癌:①细胞多单个散在或松散排列,癌细胞大小和形状相差悬殊。②核增大明显,大小不一、畸形、深染,核染色质分布不均,呈粗颗粒或煤块状,核仁比非角化型少见。③胞质量多,表现为多形性,呈梭形、船形、多边形、蝌蚪形、纤维形、癌珠等。④胞质有角化嗜酸性,巴氏染色呈红色或橘红色,涂片易见早熟角化细胞。⑤癌性背景没有非角化型明显,但易见嗜酸性红染坏死细胞碎片。液基涂片中癌细胞稀少,单个或成团的癌细胞呈圆形时,易误判为腺癌,癌性背景不如传统涂片明显,坏死物常集中在细胞团的周围,称为"黏附的肿瘤素质"。

【注意事项】

1. 凡染色过深的成团细胞,或形态结构不清晰的重叠细胞,退化变性、褪色的细胞等均不能用于诊断。

2. 角化型与非角化型鳞癌主要表现为胞质的改变(巴氏染色可呈现出特有的颜色变化)和细胞排列分布上的变化(前者多散在,后者多成群、成团分布),两者都可见分化好和分化差的细胞。角化型和非角化型可存在于同一涂片中,鉴别困难时不必勉强。若与腺癌鉴别困难,可归入不能分类中,只报告"发现癌细胞"。

3. 宫颈鳞癌要注意与滴虫性阴道炎、成团脱落的基底层细胞或柱状细胞、退化变性的柱状细胞裸核、萎缩性阴道炎等鉴别。

【实验讨论】

1. 简述宫颈细胞学报告方式。

2. 简述宫颈鳞癌的形态特征。

（孙玉鸿）

实验五　痰脱落细胞病理学观察

◀ ## 一、痰脱落细胞良性病变涂片

【实验目的】

掌握各种柱状上皮细胞、鳞状化生细胞、非典型化生细胞的形态特征，掌握背景细胞，特别是吞噬细胞的形态特征。绘出视野图，写出诊断依据。

【实验原理】

将痰液标本制片、染色后，在显微镜下观察脱落细胞形态，寻找病理细胞。

【实验材料】

1. 器材　显微镜。

2. 标本　肺良性病变的痰涂片、灌洗液涂片或支气管刷片。

【实验操作】

以低倍视野为主，结合高倍视野诊断，瑞－吉复合染色涂片用油镜诊断。

1. **镜下特点**　涂片除见大量正常上皮细胞外，可以见到下列改变的细胞：柱状上皮细胞核增大、多核、乳头状增生细胞团、储备细胞增生、鳞状上皮化生及非典型鳞化细胞等。背景炎症细胞增多，全片未见异常上皮细胞。

2. **诊断标准**

（1）痰涂片

1）鳞状上皮细胞：表层细胞多来自咽喉、口腔，无意义，底层细胞常鳞化。痰涂片内鳞化与宫颈涂片有所不同，多数核常有固缩、深染，或成排、成片、呈条状分布。当其发生非典型改变时要注意核染色质结构、核质比、核异形及细胞排列极性等。

2）纤毛柱状上皮细胞：成群或散在分布，炎症时常见到小锥形或三角形细胞，核固缩、深染，有轻度畸形的纤毛柱状上皮细胞。慢性增生性病变可见多核纤毛柱状上皮细胞和乳头状增生细胞团。

3）储备细胞：正常不易见到储备细胞，慢性增生性病变常成团脱落，若旁边附有纤毛柱状细胞或鳞化细胞可协助辨认。细胞呈小圆形或略呈立方形，胞质少，核偏位或居中，圆或卵圆形，直径为 $8\mu m$（巴氏或 HE 染色），染色质较均匀，可见染色质集结点。

4）涂片背景：可见大量痰片内特有的尘细胞，当胞质内充满了灰尘颗粒、染色很深时，易误认为恶性细胞。未吞噬异物的组织细胞、小组织细胞也易见到。中性粒细胞成群、成片出现，常无胞质，呈分叶状结构，淋巴细胞散在其中。黏液较多，少数可见植物细胞。

（2）支气管刷片：①细胞成分较单纯，主要是纤毛柱状上皮细胞、黏液柱状上皮细胞，易见到增生的储备细胞（基底细胞）。②细胞保存较好，退变较轻，上皮细胞更常成团脱落。③纤毛柱状上皮细胞核比痰涂片大，染色质呈细颗粒或细网状，核膜薄而光滑，细胞形态完整，纤毛保存较好。④炎性病变时,可见大量成群柱状上皮细胞的裸核。⑤因局部有机械性损伤,故涂片常见红细胞,淋巴细胞和中性粒细胞不像痰涂片中大片出现。

【注意事项】

1. 呼吸道被覆假复层柱状上皮,但因常有鳞化现象,且痰液经过口腔,故痰涂片中柱状上皮细胞、鳞状上皮细胞均有,细胞成分较多。支气管刷片或灌洗液成分比较单一,主要是柱状上皮细胞,而鳞状上皮细胞则多来源于鳞状化生。

2. **痰涂片中易造成误诊的细胞**　①鳞状化生及非典型化生细胞,常有核固缩现象,核深染,有畸形,易误诊为鳞癌。②尘细胞(吞噬细胞)是证明痰液标本来自肺深部、痰标本合格的特征细胞,涂片中形态多样,因其有核偏位,胞质有空泡,易与腺癌、多核癌细胞混淆。又因尘细胞胞质中灰尘颗粒较多,低倍视野下常呈深黑色,易误判为恶性细胞,应注意用高倍视野鉴别。③小组织细胞体积小,核常有畸形,胞质含量少,淋巴细胞大小不一,深染,易与分化差的癌细胞、未分化癌细胞混淆,观察时要特别注意上述细胞的形态特征。

3. 痰涂片中常以副基底层细胞核或完整的中性粒细胞作为诊断标尺。

【实验讨论】

请分别描述痰涂片、灌洗液涂片和支气管刷片的基本特征。

二、痰脱落细胞鳞癌涂片

【实验目的】

掌握鳞癌细胞形态、涂片背景特征及与非典型细胞的鉴别要点。绘出视野图,写出诊断依据。

【实验原理】

将痰液标本制片、染色后,在显微镜下观察脱落细胞形态,寻找病理细胞。

【实验材料】

1. **器材**　显微镜。

2. **标本**　肺鳞癌病变的痰涂片、灌洗液涂片或支气管刷片。

【实验操作】

以低倍视野为主,结合高倍视野诊断,瑞-吉复合染色涂片用油镜诊断。

1. **镜下特点**　①具有癌细胞一般恶性特征。②具有鳞癌细胞特点。③癌细胞单个散在比较常见,少成团。④由于细胞常有角化,涂片背景除易见较多炎症细胞外,可见大量呈嗜酸性坏死组织碎屑,在这些坏死组织中常能找到癌细胞。

2. **诊断标准**

(1)痰涂片

1)角化型:①癌细胞散在,可成群但少成团分布。②核增大,畸形、深染明显,常呈煤块状,核大小不一,形态不一,核质比失调不明显。③胞质丰富,常表现为多形性。④胞质有角化,不同体积大小的细胞均可见,巴氏染色呈红色或橘黄色,HE染色呈鲜红色,瑞-吉复合染色呈淡红色,可见影细胞。⑤背景有大量炎症细胞及呈嗜酸性的坏死组织碎片或颗粒状物质。

2)无角化型:①癌细胞散在或成团分布,细胞分化好或分化差,以后者多见。②核增大,多为圆或不规则圆形,染色质呈粗颗粒状,可见核仁,核质比失调明显。③胞质无角化,巴氏染色呈淡绿色,HE染色呈深红色,瑞-吉复合染色呈淡蓝或深蓝色。④背景有大量炎症细胞及坏死组织碎片。

(2)支气管刷片:以分化差的癌细胞多见,癌细胞多成群、成团分布,核结构清楚,染色质呈粗网状,比痰涂片显柔和,核固缩不明显,"印度墨汁"样的核少见,核仁常见,易见大核仁,核膜薄,胞质角化不明显或无角化,有时癌细胞易误诊为腺癌,须特别注意。涂片呈血性背景,比痰片干净。

【注意事项】

1. 根据痰细胞学的特点,痰片中的癌细胞常来自肿瘤表面脱落的癌细胞,角化或角化趋势较明显,易诊断为高分化鳞癌,若多次咳痰,肿块松动,或标本中有组织块,也可见深部癌细胞。因此,实际鳞癌分化程度可能与组织学不一致,在诊断中须提请临床注意。同时衰老的或坏死、变性的癌细胞易见。

2. 支气管刷片是由于机械摩擦而人为脱落的细胞,至少其中一部分是生长、繁殖活跃的癌细胞。因此,易出现核仁,细胞成群,分化程度一般比痰片低,背景比较干净。

3. 角化型、非角化型和低分化鳞癌细胞可同时存在。有时偶见鳞癌和腺癌混合存在,称为腺鳞癌。

【实验讨论】

请描述不同标本中鳞癌的形态特点。

◀ 三、痰脱落细胞腺癌涂片

【实验目的】

掌握腺癌细胞形态特征及与吞噬细胞、非典型细胞的鉴别要点,掌握腺癌与鳞癌的鉴别要点。绘出视野图,并写出诊断依据。

【实验原理】

将痰液标本制片、染色后,在显微镜下观察脱落细胞形态,寻找病理细胞。

【实验材料】

1. **器材**　显微镜。

2. **标本**　肺腺癌病变的痰涂片、灌洗液涂片或支气管刷片。

【实验操作】

以低倍视野为主,结合高倍视野诊断,瑞-吉复合染色涂片用油镜诊断。

1. **镜下特点**　①具癌细胞的一般恶性特征。②具有腺癌特点。③癌细胞可散在分布,但成团癌细胞易见,并常有特殊排列。④背景有较多炎症细胞及吞噬细胞,初学者易将后者与腺癌混淆,应注意从核染色质结构、核胞质比及胞质的特点来鉴别。

2. **诊断标准**

（1）痰涂片：①癌细胞散在,但多成群、成团分布,可见如腺腔样、菊花样、小血管样、乳头状等特殊排列,成团的癌细胞大小不一、形态不一。②细胞体积为底层到外底层细胞大小,圆或卵圆形。③核增大,圆或不规则圆形,少数核畸形,核偏位,常与胞膜重叠,核染色质增多、增粗、分布不均,核膜增厚,核仁易见,增大、增多;④胞质内常见大小不一的黏液空泡,可见印戒样癌细胞,有的癌细胞不见黏液空泡,但在标本中总能找到分化稍好的腺癌细胞,应注意与吞噬细胞鉴别。⑤背景有大量黏液、炎症细胞、吞噬细胞及坏死组织碎屑。

（2）支气管刷片：以分化差的癌细胞多见,癌细胞常成群、成团出现,可见腺样结构。细胞核呈细颗粒状,比鳞癌柔和,可见染色质呈离心性分布,使整个核空化。核仁易见,大而明显,呈红色,核膜厚。胞质多少不一,可见半透明样。涂片呈血性背景,比痰片干净。

【注意事项】

支气管肺泡细胞癌与腺癌细胞形态很相似,由于癌细胞沿肺泡壁生长,易脱落随痰排出,故其痰检阳性率比一般腺癌高。其主要特点：①癌细胞常成群脱落,常为圆形或卵圆形细胞团,一般由 10～20 个细胞构成,极少超过 50 个细胞,核互相堆叠。②癌细胞大小较一致,核畸形性不明显,巨大核仁少见,胞质稍多,染色较浅。③癌细胞常与大量肺泡吞噬细胞混杂在一起,这是癌细胞来自肺泡腔的一个间接证据。支气管刷片诊断价值不大,肺泡灌洗液则对本癌的诊断有一定的价值。

【实验讨论】

1. 请描述各种标本中腺癌的特点。

2. 痰片中腺癌要注意与哪些背景细胞鉴别?

四、痰脱落细胞未分化癌涂片

【实验目的】

掌握小细胞未分化癌的形态特征及与淋巴细胞的鉴别要点,掌握三种癌细胞的鉴别要点。绘图,写出诊断依据。

【实验原理】

将痰液标本制片、染色后,在显微镜下观察脱落细胞形态,寻找病理细胞。

【实验材料】

1. 器材 显微镜。

2. 标本 肺未分化癌病变的痰涂片、灌洗液涂片或支气管刷片。

【实验操作】

以低倍视野为主,结合高倍视野诊断,瑞 - 吉复合染色涂片用油镜诊断。

1. 镜下特点 癌细胞体积小,仅比淋巴细胞大 1/2 到 1 倍,是三种癌细胞中体积最小者,胞质含量少,多呈裸核样,常成堆、成群分布,可有特殊排列。

2. 诊断标准

(1)痰涂片:①细胞常成堆或呈带状、线条状、镶嵌状排列。②细胞体积小,且大小不一,核比淋巴细胞大 0.5～1 倍。③核呈圆形或卵圆形,也可见畸形、多角形、瓜子仁形(此形称肺燕麦细胞癌)。④染色质可呈粗颗粒样、细颗粒样、粗细颗粒混合或墨水滴样,分布可均匀或不均匀。⑤染色深浅不一,核仁罕见。⑥胞质含量少,常呈裸核样。

(2)支气管刷片:癌细胞成群、呈疏松团块状或镶嵌状分布,几乎为裸核状,胞核比痰片中大,核畸形或呈圆形、卵圆形,核染色虽深但比痰片柔和,染色质呈粗块状或粗颗粒状,核仁少见,核膜薄,胞质偶可见到,涂片呈血性背景,比痰片干净。

【注意事项】

肺小细胞未分化癌分为燕麦细胞型、中间细胞型和混合燕麦细胞型。中间细胞型的细胞胞质较多,细胞可为梭形或多角形,外形比燕麦细胞型更不规则。混合燕麦细胞型是指除燕麦细胞外,尚有鳞癌或腺癌成分。细胞学一般将形态典型者注明为燕麦细胞癌,形态不典型者均列入小细胞未分化癌。

【实验讨论】

1. 试述三种癌细胞的形态特征及鉴别要点。

2. 痰涂片、支气管刷片、灌洗液在各种良恶性病变中,细胞形态有哪些相同和不同点?

(陈 宇)

实验六 浆膜腔积液脱落细胞病理学观察

一、浆膜腔积液良性病变涂片

【实验目的】

掌握良性间皮细胞、异形间皮细胞、退化变性细胞的形态特征,掌握淋巴细胞、中性粒细胞的形态特征。绘出视野图,并写出诊断依据。

【实验原理】

同本章实验四的"一、阴性"。

【实验材料】

1. **器材**　显微镜。

2. **标本**　浆膜腔积液良性病变的涂片。

【实验操作】

以低倍视野为主,结合高倍视野诊断,瑞-吉染色涂片用油镜诊断。

1. **镜下特点**　漏出液涂片比较单一,成分较少,间皮细胞大小比较一致,其间散在排列淋巴细胞。渗出液间皮细胞增多,可见核异质间皮细胞,涂片中炎症细胞、吞噬细胞明显增多。全片未见异常上皮细胞。

2. **诊断标准**

（1）正常间皮细胞:①似鳞状上皮底层细胞大小,形态与其相似,呈扁平卵石样疏松排列;②核居中或偏位,核直径为 $6 \sim 8\mu m$,比同一涂片中小淋巴细胞大0.5到1倍;③胞质丰富,核质比为1:（1～2）,胞质均实、红染（HE染色）。

（2）核异质间皮细胞:①核增大,核直径为 $8 \sim 10\mu m$,个别可达 $12\mu m$;②核染色质增多,增粗,深染;③有轻至中度核畸形,核质比稍增大,为1:（0.5～1）;④常数个细胞集结成团,平铺、无立体结构感,细胞边界尚清;⑤可出现多核;⑥同一涂片内可见到中间过渡型。

（3）退化变性的间皮细胞:①细胞体积大小不一,胞质内有大小不等、多少不一的空泡;②可见退化变性的不同阶段细胞核,结构清楚或不清楚;③呈印戒样退化变性的细胞易与印戒样腺癌细胞混淆,但前者核大小与良性间皮细胞核相同,不具有恶性特征。

【注意事项】

1. 积液涂片中间皮细胞、核异质间皮细胞、吞噬细胞、退化变性细胞是与癌细胞鉴别的重点也是难点。

2. 由于浆膜腔积液中以转移癌最常见,间皮细胞恶变后成为肉瘤,因此,在浆膜腔积液涂片中将间皮细胞也归入背景细胞。

3. 涂片中以正常间皮细胞、完整的中性粒细胞或淋巴细胞（ $3 \sim 4\mu m$ ）作为诊断的标尺。

【实验讨论】

1. 为什么浆膜腔积液中要对退化变性的细胞注意识别?

2. 简述不同程度核异质间皮细胞的形态特点。

二、浆膜腔积液腺癌涂片

【实验目的】

掌握浆膜腔积液中典型腺癌细胞的形态特征,掌握印戒癌细胞与印戒样间皮细胞的区别,掌握癌细胞与核异质间皮细胞的鉴别。绘出视野图,并写出诊断依据。

【实验原理】

同本章实验四中的"五、鳞癌"。

【实验材料】

1. **器材**　显微镜。

2. **标本**　浆膜腔积液转移腺癌病变的涂片。

【实验操作】

以低倍视野为主,结合高倍视野诊断,瑞-吉染色涂片用油镜诊断。

1. **镜下特点** 癌细胞形态多样,不同种类的腺癌涂片可显示出不同的特征,主要表现在两大方面,一是细胞的分布,以单个散在细胞为主和以成团细胞为主,二是细胞大小差别。按细胞大小分为:①核径＞12μm 以上者,见于分化好的腺癌。②核径 =12μm 者,与间皮细胞大小相同,此型是核异质间皮细胞与癌细胞鉴别的难点,应特别注意细胞核的恶性特征、染色质结构、核质比及成团细胞的排列特点。③核径＜12μm 者,见于分化差的腺癌。

2. **诊断标准**

（1）单个散在的癌细胞分化较好,细胞大小不一,核具有腺癌典型特征,核增大,多核,核偏位,染色质增多且分布不均,核膜不规则,核仁增大增多,核质比失调,病理性核分裂象易见。胞质呈深红色,若有黏液,可见大小不等的黏液空泡,有三维结构外观,有的黏液空泡较大,将核挤向一侧,呈印戒样。

（2）成团癌细胞中,分化较好的排列较疏松,细胞团大小不一,形态不一,胞质中有大小不一的空泡,有立体感。癌细胞分化愈差,排列愈紧密,细胞愈小,黏液空泡难见。

（3）成团癌细胞可见特殊排列,如腺腔样、气球样、菊花团样、桑椹样、乳头状、小血管样等。

（4）分化好与分化差腺癌可在同一涂片中出现。

【注意事项】

1. 在各种良恶性病变中,间皮细胞在长期慢性炎症、肿瘤等刺激下可发生反应性增生,由于这种细胞形态很像恶变细胞,在积液中大量出现时,易造成细胞学鉴别诊断困难。

2. 浆膜腔积液是良好的培养基,脱落的良、恶性细胞均可在积液内继续繁殖,可以见到分化至不同时期的细胞,核分裂象可见,退化变性易见,细胞形态变化的范围很大,可以形成各种特殊形态,故认识浆膜腔积液中肿瘤细胞的基本形态十分重要。

3. 常以间皮细胞大小为标准将肿瘤分为大、中、小三型。

【实验讨论】

从细胞形态、细胞核、细胞质、细胞团 4 方面总结各种不同形态的间皮细胞与腺癌细胞的鉴别要点。

（张　霞）

实验七　尿液脱落细胞病理学观察

【实验目的】
掌握尿路上皮癌的形态特征和分级标准,绘出视野图,写出诊断依据。

【实验原理】
将尿液标本制片、染色后,在显微镜下观察脱落细胞形态,寻找病理细胞。

【实验材料】

1. **器材** 显微镜。

2. **标本** 尿路上皮癌的尿液涂片。

【实验操作】
以低倍视野为主,结合高倍视野诊断,瑞 - 吉复合染色涂片用油镜诊断。

1. **镜下特点** 由乳头状瘤逐渐演变而来的膀胱移行上皮细胞癌,涂片中以细胞团为主,细胞的恶性特征可以不明显。由原位癌发生者,不见乳头状生长的细胞团,浸润癌时,可见癌细胞散在,无乳头形成,细胞的恶性特征明显,涂片常见大量坏死细胞碎片及炎性细胞。

2. **诊断标准** 采用巴黎尿液细胞学报告系统。

（1）标本不能诊断或不满意标本（non diagnostic or unsatisfactory examples）:与其他细胞学检查

相同,如果尿液中细胞数量很少、制片效果不满意、炎症细胞或红细胞因遮盖而无法评估、尿量少于30ml 等,称为不满意标本,临床可根据具体情况重新收集尿液。如有非典型细胞或者肿瘤细胞,即使整个尿液的细胞数量很少,也不能称为不满意标本,而应称为满意标本。

（2）高级别尿路上皮癌阴性（negative for high-grade urothelial carcinoma, NHGUC）：无恶性细胞,仅发现正常尿路上皮细胞、退变尿路上皮细胞、反应性尿路上皮细胞、病毒感染的尿路上皮细胞、受治疗影响的尿路上皮细胞,可诊断为阴性。细胞簇、细胞团在尿液中很常见,如果没有真正的血管纤维轴心,见到这些细胞群也可诊断为阴性。

（3）非典型尿路上皮细胞（atypical urothelial cells, AUC）：非表浅的尿路上皮细胞或者退行性变的尿路上皮细胞,如果检查结果满足以下任何一条,即可诊断为非典型尿路上皮细胞或 ASC-US。①核质比 > 0.5。②核染色质深染（与尿路上皮细胞或中层鳞状上皮细胞的细胞核相比）,颗粒粗糙。③核膜轻度不规则。

（4）可疑高级别尿路上皮癌（suspicious for high-grade urothelial carcinoma, SHGUC）：非表浅的尿路上皮细胞或者退变尿路上皮细胞,如果核质比超过 0.7,细胞核深染（与尿路上皮细胞或中层鳞状上皮细胞的细胞核相比）,且符合不规则的粗颗粒或块状的染色质、不规则的核膜中的任意一条标准,可诊断为"非典型的尿路上皮细胞、不除外高级别尿路上皮癌"。细胞核质比超过 0.7,细胞核深染,有不规则的块状染色质和不规则的核膜,但是这样的细胞数少于 10 个,也可诊断。

（5）低级别尿路上皮肿瘤（low-grade urothelial neoplasm, LGUN）：细胞学特点是细胞数量增多,细胞大小、形态一致,乳头状细胞团可见纤维血管轴心和单个细胞,核有轻度异型,染色质呈颗粒状,有时可见小核仁。尿液细胞学检查的目的是诊断 HGUC,诊断 LGUN 的灵敏度和特异度均很低,唯一能做出明确诊断的是查见血管纤维轴心的乳头状结构。

（6）高级别尿路上皮癌（high-grade urothelial carcinoma, HGUC）：符合可疑高级别尿路上皮癌标准,瘤巨细胞及病理性核分裂象有时可见;可见松散的细胞团和单个细胞;细胞大小、形态差异明显;细胞数量增多,核质比增大;细胞核深染（与伞细胞或中层鳞状上皮细胞的细胞核相比）;核染色质呈不规则的粗颗粒状或块状;不规则的核膜。如果涂片有超过 10 个符合上述形态的细胞,即可以诊断为 HGUC。HGUC 有浸润肌肉的危险,可导致远处转移,危及生命。

（7）其他原发性或转移性恶性肿瘤（other: primary and secondary malignancies and miscellaneous lesions）：其他原发的膀胱肿瘤包括鳞状上皮细胞癌、腺癌、小细胞癌;膀胱内常见的转移性肿瘤包括转移性结肠癌和转移性前列腺癌。临床原发癌的病史对实验室诊断有很大帮助,有时这些转移癌的细胞形态和高级别上皮细胞癌的鉴别诊断比较困难,需要做细胞块和免疫组化染色。

【注意事项】

1. 尿液标本对膀胱癌的早期诊断不是以细胞的恶性程度来衡量的,而是依据细胞脱落的形态结构特点来诊断。良性病变时尿液中无乳头状增生细胞团,当排除了机械刺激或外伤,在自然排尿标本中出现乳头状生长的细胞团,无论其细胞形态多么显良性,都应诊断为恶性。

2. 尿细胞学检查对高分化癌细胞与正常尿路上皮细胞不易鉴别,常须辅以其他检查,而对低分化癌的灵敏度相对要高,癌细胞容易在尿中被发现,且假阳性率低。

3. 尿液标本因有形成分多,也受结晶等影响,尿液涂片背景脏、杂质多。

【实验讨论】

1. 简述尿路上皮癌的形态特征。

2. 尿液标本对膀胱癌的诊断需要注意哪些问题?

（陈　宇）

第十七章

综合设计性实验

实验一 贫血疾病红细胞参数及细胞形态学观察的综合性实验

【病例】

待检者,女性,25 岁,因面色苍白、头晕、乏力 1 年余,加重伴心慌 1 个月来就诊,平时挑食,其他无特殊病史。大小便正常,无便血、黑便、尿色异常、鼻衄和齿龈出血。睡眠好,体重无明显变化。既往体健,无胃病史,无药物过敏史,结婚半年。月经初潮为 12 岁,行经期为 7 天,月经周期为 27 天,末次月经在半月前,近 1 年来月经量多。

查体:体温 36.6℃,脉搏 104 次/min,呼吸 18 次/min,血压 120/70mmHg,一般状态好,贫血貌,皮肤黏膜无出血点,浅表淋巴结不大,巩膜无黄染,口唇苍白,舌乳头正常,心肺(−),肝脾肋下未触及。

实验室检查:血常规示 HGB 60g/L,RBC 3.0×10^{12}/L,HCT 0.21,MCV 70fl,MCH 25pg,MCHC 300g/L,RDW 22%,PLT 260×10^9/L,WBC 6.5×10^9/L,网织红细胞 1.5%,中性粒细胞 70%,淋巴细胞 27%,单核细胞 3%。

【讨论】

1. 根据血常规的结果,按贫血的形态学分类判断,该待检者可能属于哪种类型?若对该待检者的外周血用显微镜进行细胞形态学检查,镜下所见的红细胞应该呈现何种特征?

2. 结合该待检者的临床资料,其诊断可能是什么?病因可能有哪些?应进一步做哪些检查以明确诊断?

3. 对该待检者进行口服铁剂治疗后,应进行哪些实验室检查以及如何根据结果来辅助判断治疗是否有效?

(岳保红)

实验二 发热患者血细胞检验

【病例】

待检者,男性,17 岁,学生。因近两天发热,头痛,全身肌肉酸痛,食欲减退来院就诊。门诊以"发热待查"收入院。体格检查:体温 39.4℃,脉搏 100 次/min,呼吸 20 次/min,血压 100/70mmHg,咽部充血,两肺呼吸音稍粗,但未闻及啰音,心律齐,腹软,肝脾未触及。

【讨论】

1. 下一步应对该待检者进行哪些检查以明确病因?

2. 该待检者的血常规检查结果显示：WBC19.3×10⁹/L，中性粒细胞83%。大便呈黄色糊状，未发现蛔虫卵。尿量减少，其他检查未见异常。胸透无异常发现。若进一步对该待检者进行外周血涂片检查，可能见到的白细胞异常有哪些？请分析该待检者可能的病因。

3. 对该待检者进行输液及抗生素治疗，3天后体温降至37℃，除感觉乏力外，无自觉不适。住院6天后痊愈出院。讨论是否所有的发热待检者都可应用抗生素进行治疗？应如何鉴别细菌感染和病毒感染？

（岳保红）

实验三　术前止凝血功能筛查的综合性实验

【病例】

待检者，女性，55岁，3天前患者无明显诱因出现上腹部隐痛不适，呈阵发性发作，约10h后疼痛转移并固定于右下腹部，呈持续性疼痛，阵发性加剧，无腰背部及会阴部放射痛，伴恶心、乏力、食欲减退，呕吐数次，呕吐物为胃内容物。无心悸、憋喘，无寒战、高热、黄疸，无腹胀、腹泻、脓血便及里急后重，无抽搐、昏迷。门诊以"急性腹痛待查"收入院。患者无高血压、糖尿病、心脏病等基础疾病史。之前有多次外科手术史，包括胆囊切除术、乳腺切除术等。体格检查：体温36.7℃，脉搏80次/min，呼吸20次/min，血压115/70mmHg。营养中等，神志清醒。皮肤黏膜无黄染、皮疹及出血点，眼睑水肿，睑结膜无苍白，浅表淋巴结无肿大。双肺呼吸音清，未闻及干湿性啰音，无胸膜摩擦音。心界不大，心音有力，心律齐，心率80次/min，无杂音。腹平，肝脾肋下未触及，右下腹麦氏区压痛、反跳痛、肌紧张，肾区叩痛阴性，腰大肌、闭孔内肌试验阴性。肠鸣音3次/min，双下肢不肿。

【讨论】

1. 该待检者可能的诊断是什么？请说明原因。

2. 该待检者还需要做哪些基本检查？

3. 结合该待检者的症状体征和基本检查结果，若其需要进行下一步外科手术，应进行哪些止凝血功能筛查试验，来帮助临床医生评估其是否存在出血风险，并进行相应的预防措施？

4. 每种止凝血功能筛查试验的临床意义是什么？

（张　娟）

实验四　肾病患者尿液分析的综合性实验

【病例】

待检者，女性，50岁，因"眼睑及下肢浮肿，血压升高2月余"入院。高血压病史6年，血压最高达220/130mmHg，服用降压药后血压一般波动在140/90mmHg左右。有2型糖尿病史3年，间断服用"格列喹酮、格列齐特"治疗，空腹血糖一般在9～10mmol/L。体格检查：体温36.7℃，脉搏96次/min，呼吸20次/min，血压180/90mmHg。营养中等，神志清醒。皮肤黏膜无黄染、皮疹及出血点，眼睑水肿，睑结膜无苍白，表浅淋巴结无肿大。双肺呼吸音清，未闻及干湿性啰音，无胸膜摩擦音。心界不大，心音有力，心律齐，心率96次/min，无杂音。腹软，无压痛，未触及包块，肝脾肋下未触及。双下肢Ⅱ度凹陷性水肿。

【讨论】

1. 该待检者可能的诊断是什么？为明确诊断下一步应进行哪些实验室检测项目？

2. 应对该待检者的尿液进行哪些项目的检测？请简要说明该待检者尿液各项检测项目所需的器材、试剂、操作步骤及质量控制要点。

3. 该待检者留取尿液标本应注意哪些事项？

（岳保红）

实验五 尿蛋白定性试验方法学评价的设计性实验

尿蛋白定性试验是尿液分析最基本、最常用的检验方法之一。目前常用的尿液蛋白定性试验主要有加热乙酸法、磺基水杨酸法和干化学分析试带法等，由于其检测原理和操作各不相同，因此各种方法的灵敏度、特异度、准确性、操作难易及成本等均有所不同，临床适用范围也不同。实验室工作人员应根据不同的检验对象和目的，选择合适的方法。

【实验内容】
对加热乙酸法、磺基水杨酸法和干化学分析试带法这三种尿蛋白定性试验进行方法学评价。

【实验目的】
掌握尿蛋白定性试验方法学评价的设计原理和基本操作方法，增强检验方法的优选意识，为正确选择、评价和改进试验方法打下基础。

【实验用品】
1. 器材 玻璃试管、试管架、试管夹、吸管、滴管、刻度吸管、洗耳球、pH 试纸、酒精灯、尿干化学试带、尿干化学分析仪。
2. 试剂 200g/L 磺基水杨酸溶液、5% 乙酸溶液。
3. 标本 不同蛋白含量的新鲜尿液标本。

【实验步骤】
1. 分组讨论确定要进行评价的内容、指标和方法，并进行实验设计，写出初步方案。
2. 预测可能出现的问题，并提出解决办法和预期结果。
3. 执行实验，收集数据。
4. 对实验数据进行统计、分析、处理。
5. 最后对这三种尿蛋白定性试验分别作出评价。

【实验讨论】
1. 这三种尿蛋白定性试验的临床应用范围有何不同？
2. 每种方法的优缺点各是什么？

（岳保红）

实验六 不同尿糖检测方法灵敏度比较的设计性实验

尿糖定性试验是尿液分析最基本、最常用的检验项目之一。尿糖主要指葡萄糖，也有微量乳糖、半乳糖、果糖、核糖、戊糖、蔗糖等。目前常用的尿糖定性试验主要有干化学分析试带法、班氏法、薄层层析法等，由于其检测原理和操作各不相同，因此各种方法的灵敏度、特异度、准确性、操作难易及成本等均有所不同，临床适用范围也不同。检验人员应根据不同的检验对象和目的，选择合适的方法。

【实验内容】
主要对干化学分析试带法、班氏法两种尿糖定性试验进行灵敏度评价。

197

【实验目的】

掌握尿糖试验方法学评价的设计原理和基本操作方法,增强优选意识,为正确选择、评价和改进试验方法打下基础。

【实验用品】

1. **器材** 大玻璃试管、试管架、试管夹、一次性塑料吸管、一次性塑料试管、刻度吸管、洗耳球、滴管、酒精灯、尿干化学试带、尿干化学分析仪、天平。

2. **试剂** 葡萄糖干粉、班氏试剂。

3. **标本** 新鲜正常尿液(要求葡萄糖为阴性,可用纯净水模拟代替标本)。

【实验步骤】

1. 分组讨论,查阅相关文献,初步大致确定两种尿糖检测方法的检测范围,并配制适宜梯度浓度的含葡萄糖的尿液标本。

2. 预测可能出现的问题,并提出解决办法和预期结果。

3. 执行实验,收集数据。

4. 评价这两种尿糖定性试验的灵敏度。

【实验讨论】

1. 这两种尿糖定性试验的临床应用范围有何不同?

2. 每种方法的优缺点各是什么?

(岳保红　毛红丽)

实验七　腹水性质及可能产生原因鉴别的设计性实验

【病例】

待检者梁某某,男性,50岁,因"乏力、食欲减退2年,腹胀3月,加重3天"入院。待检者有"乙型病毒性肝炎"病史10年;否认长期饮酒史,否认疫水疫区接触史;2年前待检者无诱因出现乏力、食欲减退,当时无腹痛、腹胀、腹泻,无呕血、黑便、黄疸不适,未引起注意,自觉上述症状逐渐加重;3月前待检者自觉腹胀,四肢浮肿,曾到当地中医诊所就诊,取中药水煎服,具体不详,效果欠佳。近3天自觉上述症状加重,故来医院就诊,发病以来,胃纳差,尿量稍许减少,日均600～700ml,大便一天两次,量约200g,颜色黄,质软,非陶土样,夜间睡眠差,体重近期少许增加。查体:体温36.5℃,脉搏100次/min,呼吸20次/min,血压140/90mmHg,体重75kg,腹围110cm,神志清,无扑翼样震颤,肝病面容,四肢见色素沉着,前胸面颈部见数枚蜘蛛痣,双手见肝掌,全身皮肤黏膜巩膜黄染,全身浅表淋巴结未及肿大,唇无发绀,颈静脉无怒张,双肺呼吸音清,未闻及干湿性啰音,心率100次/min,律齐,各瓣膜听诊区未闻及杂音。待检者直立时下腹部饱满,仰卧时腹部两侧膨隆呈蛙腹状,见脐疝,无腹型及胃肠蠕动波,见腹壁静脉曲张,脐以上腹壁静脉血流方向向上,脐以下腹壁静脉血流方向向下,脐周静脉呈海蛇头样,脐周静脉可闻及静脉连续性营营声,剑突下轻压痛,无反跳痛,肝肋下3cm可触及,质硬,表面欠光滑,脾脏轻度肿大,墨菲征阴性,液波震颤阳性,移动性浊音阳性,肝上界位于右侧锁骨中线第五肋间,肝区轻叩痛,双肾区无叩痛,肠鸣音3次/min。四肢轻度凹陷性水肿。四肢肌力正常,肌张力不高,生理反射存在,病理、影像结果未出。检验结果:ALT 400IU/L, AST 400IU/L。

【讨论】

1. 请分析该待检者可能的临床诊断及病因,说明理由。

2. 请设计并完成必要的实验室检验项目,帮助临床医生明确该待检者腹水的性质,鉴别病因。

(岳保红　毛红丽)